闽派郭氏中医儿科

学术思想与临证治验

郑健　编著

人民卫生出版社

·北　京·

图书在版编目（CIP）数据

闽派郭氏中医儿科学术思想与临证治验 / 郑健编著. 北京 : 人民卫生出版社, 2025. 6. -- ISBN 978-7-117-38165-9

Ⅰ. R272

中国国家版本馆 CIP 数据核字第 20251T8D68 号

人卫智网	www.ipmph.com	医学教育、学术、考试、健康，购书智慧智能综合服务平台
人卫官网	www.pmph.com	人卫官方资讯发布平台

闽派郭氏中医儿科学术思想与临证治验

Minpai Guoshi Zhongyi Erke Xueshu Sixiang yu Linzheng Zhiyan

编　　著：郑　健
出版发行：人民卫生出版社（中继线 010-59780011）
地　　址：北京市朝阳区潘家园南里 19 号
邮　　编：100021
E - mail：pmph @ pmph.com
购书热线：010-59787592　010-59787584　010-65264830
印　　刷：北京印刷集团有限责任公司
经　　销：新华书店
开　　本：710 × 1000　1/16　**印张：**15
字　　数：246 千字
版　　次：2025 年 6 月第 1 版
印　　次：2026 年 1 月第 1 次印刷
标准书号：ISBN 978-7-117-38165-9
定　　价：60.00 元

打击盗版举报电话：010-59787491　E-mail：WQ @ pmph.com
质量问题联系电话：010-59787234　E-mail：zhiliang @ pmph.com
数字融合服务电话：4001118166　E-mail：zengzhi @ pmph.com

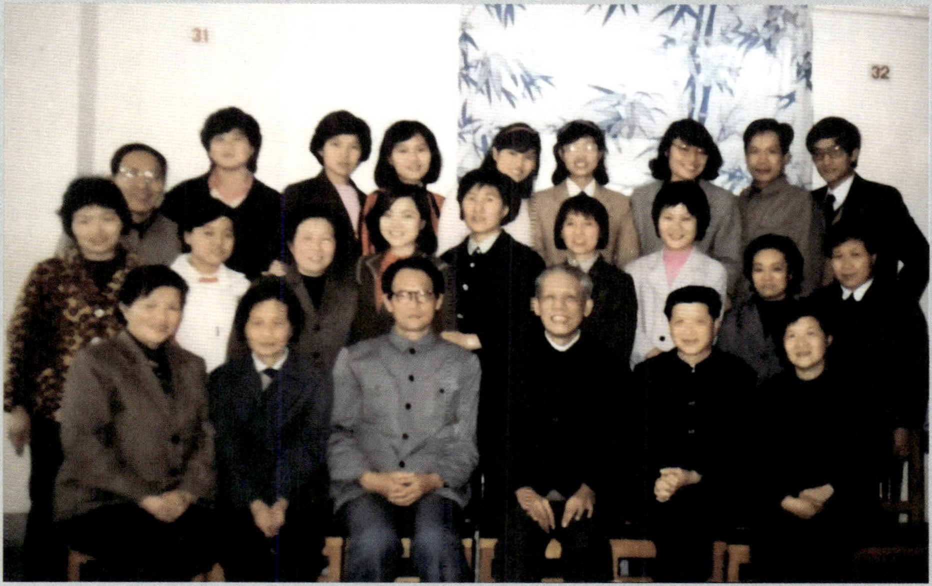

王著础带领下的儿科团队

注：第一排左 3 为王著础，第三排左 1 为郑健。

作者简介

郑健，二级教授，主任医师，博士生导师，享受国务院政府特殊津贴专家，福建省省级高层次人才，福建省“百千万人才工程”人选，福建省高等学校教学名师，福建省名中医，全国首届优秀中医临床人才，全国老中医药专家学术经验继承工作指导老师，师承福建省名中医、闽派郭氏中医儿科第五代代表性传承人王著础主任医师，为闽派郭氏中医儿科第六代代表性传承人。曾兼任中国人体健康科技促进会儿童中西医结合诊疗专业委员会主任委员、中华中医药学会儿科分会副主任委员、中国中西医结合学会儿科分会副主任委员、福建省中医药学会儿科分会主任委员等职。承担厅级以上科研课题30余项，发表专业学术论文200余篇，主编或参编教材及专著30余部，荣获部（局）省级和厅级科技成果奖20项。

序

闽派中医，人才辈出，家学渊源，世医显赫。南宋朱端章为福建长乐人，是闽派中医儿科的创始者，著有《卫生家宝小儿方》等。南宋时期福州名医杨士瀛对儿科颇有建树，著有《仁斋小儿方论》《仁斋直指方论》等，其中《仁斋小儿方论》是一部专论儿科临床证治的医书，对后世中医儿科学的发展具有促进作用。此外，还有明代闽派中医儿科医家聂尚恒，著有《活幼心法》《痘疹心法》《痘疹论》等多部医学著作；清代的周士祢、邓旒、洪泽秋，近代的陈燮藩、林景堂、李子光、郭云团、陈建桐、张贞镜、郑起英、余勉堂等。由此可见，福建中医儿科流派云集，在近代医学史上产生过重大影响，一大批社会公认的中医儿科流派都曾名噪一时、独树一帜，特色突出，疗效显著，共同促进了近代中医药学术的繁荣和临床优势的发挥。

郭氏中医儿科是闽派中医儿科的重要学术流派，福建中医药大学附属人民医院儿科主任医师王著础是闽派郭氏中医儿科第五代代表性传承人。福建中医药大学附属人民医院儿科是福建省中医儿科医学中心和全国中医儿科区域医疗中心的建设单位，作为福建省中医儿科龙头单位，对福建的中医儿科流派进行梳理和传承是一件非常有意义的工作。

郑健教授早年毕业于福建中医学院（福建中医药大学前身），曾先后担任福建中医药大学副校长和附属医院院长等职，为闽派郭氏中医儿科第六代代表性传承人。郑健教授长期从事中医儿科学的教学、科研和临床工作，在专业领域有很深的造诣，是福建省中医儿科的学术带头人，也是国内中医儿科的著名学者，在师生和患者中享有盛誉。《闽派郭氏中医儿科学术思想与临证治验》是其系统整理闽派中医儿科医家学术经验及其创新发展的一部专著。本人有幸先睹为快，获益良多。相信这对于中医儿科专业人士和广大中医药工作者而言，将是一部非常有价值的参考书！故谨予推荐，简言为序！

福建中医药大学附属人民医院

国医大师陈民濬主任医师 2024 年撰于福州

前　言

八闽雄都，人杰地灵，历史悠久，文化昌盛，名医佳士，术业专攻，底蕴深厚。扬传统医药之学，传岐黄救人之术，如一代名医董奉、苏颂、杨世瀛、郑樵、蔡元宝、朱瑞章、李迅、宋慈、陈修园等。闽医多有“诗书世其家，岐黄游其艺”的深厚文化底蕴，常有援儒入医，杏林文苑，一脉相通，彰显特色。

中医儿科自北宋钱乙始列为专门。闽派中医儿科初始于南宋朱端章，郭氏中医儿科是闽派中医儿科的重要学术流派之一，是福建省非物质文化遗产代表性项目。郭氏儿科始祖郭有良，号心斋，闽县（现福州市闽侯县）人，为清代名医。闽派郭氏中医儿科世代相传，享誉榕城数百年，对时疫温病尤有专长。闽派郭氏儿科第四代代表性传承人郭云团医术精湛，医德高尚，曾任福州中医师公会理事长等职，在当地医界享有崇高威望。闽派郭氏儿科第五代代表性传承人王著础师从郭氏儿科，潜心钻研温病及儿科专著，有一二剂立起沉疴之奇绩而名播榕城，不但医术精湛、医德高尚，且博学多才，诊余好于诗词字画，擅长竹兰国画，儒雅之风油然而生。

本书分为郭氏儿科传承篇、学术思想篇、临证医案篇、医话医论篇及附篇。学术思想篇主要介绍闽派郭氏中医儿科的注重脏腑论辨证，善遣经方奏捷效；倡行化瘀疗痼疾，用药轻灵巧祛邪；巧用草药治顽症，善用虫药解难症；擅长温病疗时疫，病证结合求精准等学术思想。临证医案篇介绍了中医儿科常见的 40 个郭氏中医儿科临床病案，并加按语，以阐析病机和方义。医话医论篇介绍了 30 篇郭氏中医儿科的医话医论，阐释了闽派郭氏中医儿科的主要临床论述，充分体现了闽派郭氏中医儿科的传承和发展。

本书旨在传承和发扬郭氏中医儿科的学术特点和临床经验，促进闽派中医儿科的传承创新、发扬光大。本人才疏学浅，虽认真编写，统稿再三，修改不少，仍难免有疏误不周之处，恳请同道、读者多提宝贵意见。

郑健撰于 2024 年元月

目　录

绪言……1

郭氏儿科传承篇

学术思想篇

一、推崇钱乙重脾胃……10
二、勤研修园精辨证……11
三、四诊合参问诊先……12
四、望诊尤须重舌诊……13
五、注重脏腑论辨证……14
六、善遣经方奏捷效……18
七、倡行化瘀疗痼疾……19
八、用药轻灵巧祛邪……19
九、巧用草药治顽症……21
十、善用虫药解难症……23
十一、擅长温病疗时疫……23
十二、病证结合求精准……24

临证医案篇

一、小儿弄舌……28
二、阴暑感冒……28
三、变应性鼻炎……29
四、肺炎喘嗽……31
五、哮喘……34

六、烂喉丹痧…………37
七、腹痛腹泻…………38
八、肾病…………41
九、血尿…………48
十、过敏性紫癜…………51
十一、荨麻疹…………54
十二、小儿惊风…………55
十三、小儿虫症…………64

医话医论篇

一、论闽派中医儿科发展与特色优势…………68
二、论病证结合的中医临床思维…………77
三、论“小儿稚阴稚阳之体”学说…………81
四、论钱乙巧用经方，创小儿脾胃学说之先河…………85
五、郭氏儿科论修园…………89
六、功过悬殊话附子…………92
七、穿破石合剂疗肾炎…………92
八、话说野麻草…………93
九、话说乌柏木根皮…………94
十、话说胎黄…………95
十一、效法张锡纯，顽病得福音…………96
十二、辨证施治话厌食…………97
十三、论小儿痿证…………98
十四、从异病同治谈加味麻杏石甘汤的应用…………100
十五、论小儿麻疹之舌诊…………103
十六、论小儿咳嗽的分型论治…………106
十七、话说钱乙白术散治疗小儿久泻…………108
十八、论小儿虫症…………109

十九、论小儿肾病综合征的中医临证思维……112
二十、益肾活血法论治儿童血尿（附：左肾静脉压迫综合征）…131
二十一、论中草药对肾脏毒性的损害……136
二十二、气道变应性疾病的中西医防治思路……150
二十三、论疏风化饮法治疗儿童变应性鼻炎……158
二十四、从痰瘀论治儿童哮喘……162
二十五、儿童过敏性疾病“异病同治”的中医临床思路……164
二十六、祛风化痰法论治儿童抽动障碍……170
二十七、论清热凉血法治疗儿童紫癜……172
二十八、疏风凉血法论治小儿湿疹……175
二十九、从《黄帝内经》谈小儿养生保健……178
三十、论“秋咳”的中医防治……186

附　篇

一、福州民间小儿病名与简易疗法……192
二、小儿常见传染病中草药处方……196

绪　言

八闽雄都，人杰地灵，历史悠久，文化昌盛。闽派中医，代有名家，人才济济，家学渊源，底蕴深厚，特色鲜明，著述浩瀚，世医显赫。据俞慎初主编的《闽台医林人物志》统计，自三国至清代时期，福建医家共有641人。从各朝代医家人数分布来看，宋代出现了古代闽派中医药繁荣的第一个高峰时期，这也是八闽文化形成的鼎盛时期。在福建古代四大名医中，宋代闽派医家的苏颂、宋慈、杨士瀛就占了3位。远自三国时期，董奉与张仲景、华佗并称“建安三神医”，因其医精德诚被后世尊为“杏林始祖”，照耀千秋；北宋林士元善治蛊毒，名闻京畿；何希彭的《圣惠选方》成为医门传之以立业，病者持之以活命的宝典；南宋杨士瀛的《伤寒类书活人总括》和《仁斋直指方》等名著，剖前贤未言之蕴，摘诸家已效之方，扬家世之传而独树一帜，金元明清各代医家多宗其说；清代陈梦雷《古今图书集成》，卷帙浩繁，贯穿古今，堪称我国现存规模最大的古代百科全书，其中《医部全录》为方书之渊海，证治之津梁；陈修园的《南雅堂医书全集》和《医学三字经》等，著书以阐前人之旨，为业医者之瓠觚。历代闽派名医灿若繁星，但从历代成名医家及传承著述来看，闽派中医以妇、儿科见长。

郭氏儿科传承篇

闽派中医儿科初始于南宋朱端章。朱端章为福建长乐人，是闽派中医儿科的创始者，著有《卫生家宝方》和《卫生家宝产科方》。南宋时期福州名医杨士瀛对儿科殊有建树，著有《仁斋小儿方论》等。《仁斋小儿方论》是一部专论儿科临床证治的医书，宋代闽派中医儿科在中医儿科学发展中具有重要学术地位。此外，闽派中医儿科医家，明代有聂尚恒、郑大忠、齐德成，清代有周士祢、邓旒、洪泽秋，近代有陈燮藩、林景堂、李子光、郭云团、陈建桐、张贞镜、郑起英、余勉堂等。由此可见，闽派中医儿科融汇临床，著书立说，传承创新，流派云集，一大批社会公认的中医儿科流派都曾名噪一时，独树一帜，特色突出，疗效显著，共同促进了近代中医学术繁荣和临床优势的发挥。

郭氏中医儿科是闽派中医儿科的重要学术流派，是福建省非物质文化遗产代表性项目。郭氏儿科始祖郭有良，号心斋，闽县（今福州市闽侯县）人，清代名医。其医学传承郭永淦（郭秋泉），再传方澎桐。郭云团（1855—1945 年），号鸿搏，福州人，累世业医，家学渊源，先师从其父郭永淦，后师从方澎桐。郭云团再传其女郭小团和学生王著础、陈明生、叶冠峰等。王著础传其儿子王立卓、孙女王美聪及学生郑健；郑健传学生艾斯、王菊霞、辛晓卉、赵爱萍、邱彩霞、陈婧婧等。

闽派郭氏儿科第三代代表性传承人方澎桐，号珊珂，清末福州名医。曾任福建省全闽医药学会会长、三山医学传习所所长、福州中医师公会会长。方澍桐从小勤奋好学，智力过人，先后师从甘雨卿、张正浚、林乡波等名医。当时福州郭永淦医术高明，声名卓著，方澍桐虽已成名，但他仍然虚心求教，拜郭永淦为师，并逐步获得郭氏真传，名声更为远扬。郭永淦去世后，方澍桐把医术传授给老师之子郭云团，使其克绍家业而成名。

闽派郭氏儿科第四代代表性传承人郭云团，年轻时不求仕途，发奋攻读中医经典著作及各家学说，并绍先人衣钵，精于儿科，对时疫温病尤其擅长。26 岁悬壶，名噪榕城。郭云团治疗温病时疫的方法，师古不泥，多以《伤寒论》《金匮要略》《温病条辨》互参应用，临床治疗方法多参考清代名医叶桂的《临证指南医案》及《南雅堂医案》等医著，并配合民间青草药、单验方治疗，疗效显著。郭云团临床善于把握证候传变，断病之危否，由于当时时疫、温病猖獗，经郭氏诊治者获救无数。郭云团总是毫无保留地把医术传授给门人，对人常说："梓匠造舆能使人规矩，不能使人巧。”每在诊余他都会讲解患者的病情、脉象，以及某病当用某方、应用其药等等。郭云团行医三十余年，医术精湛，医案简洁，在当地医界威望甚高，曾任福州市中医师公会理事长等职，又与同辈老中医陈笃初、孙石溪、柳镜新、萧治安等二十余人组成意社，每月集会一次，交流经验。郭云团由于诊务繁忙，仅撰有《医诀》《杏林山馆启蒙问答》两书，可惜在抗日战争期间散佚不存。

闽派郭氏儿科第五代代表性传承人王著础，字明堂，号东野，福州鳝溪人。15 岁在老师林朝尧指导下初探医籍，17 岁师事福州名医郭云团，并就读于福建省国医班，从此涉足杏林，矢志岐黄。王著础从其师门后潜心钻研温病及儿科专著，故临证尽得其旨，更进博采医家各派之长，擅长问诊，重视舌诊，精于辨证，巧用经方，随证加减，变化无穷。他广搜民间单验方，善用地方草药，临证取其精华，灵活应用，借鉴现代医学理论，临证与方药能丝丝入扣，处方用药简便效著。王著础对于温热病和儿科疾病尤为特长，因有一二剂立起沉疴之奇效而名播榕城，每日求医者达数十之众，厅堂常形拥塞。更为可贵的是，他心中素来只计患者之安危，从不计较诊资之有无。王著础著有《中医预防医学概说》《王著础临床治验选编》等书，并发表专业学术论文 40 多篇。20 世纪 70 年代王著础曾任福州鼓山中心医院副院长，后调入福建中医学院附属人民医院任儿科主任医师，兼任福州市第七届人大代表、中华全国中医学会福建分会理事、福建省中医妇幼科学术委员会常务委员，福建省中医药学会儿科分会顾问、福建省福州市中医学会常务理事、福建省陈修园学说研究会编委、福建省中医药研究促进会理事等职。王著础不但医术高明，医德高尚，且博学多才，诊余好于诗词书画，留有《东野诊馀诗钞》等诗词字画。

闽派郭氏儿科第六代代表性传承人郑健，二级教授，主任医师，博士生导师，享受国务院政府特殊津贴专家，福建省级高层次人才、福建文史研究馆馆员、福建省卫生系统有突出贡献中青年专家、福建省“百千万人才工程”人选、福建省高等学校教学名师、福建省名中医、国家级和省级老中医药专家学术经验继承工作指导老师。郑健 1983 年自福建中医学院毕业后，师从王著础主任，学术上遵循其临床诊治特点，特别是对小儿肾病的诊治，传承王著础主任善用活血化瘀、巧佐疏风利湿的学术思想和临床经验，临床疗效显著。自 20 世纪 80 年代，郑健开始从事小儿肾脏病的临床研究，坚持突出中医药特色优势，旨在探讨如何提高小儿肾病的缓解率，降低复发率，减轻副作用。创新性地提出了应用中医益肾活血法治疗小儿原发性肾病综合征的方法，并创制了疗效显著的院内制剂。郑健曾历任福建中医药大学副校长，福建中医药大学附属人民医院、附属第二人民医院、附属第三人民医院院长、书记等职，曾兼任中国人体健康科技促进会儿童中西医结合诊疗专业委员会主任委员、中华中医药学会儿科分会副主任委员、中国中西医结合学会儿科分会副主任委员、世界中医药联合会儿科专业委员会副会长、福建省中西医结合学会副会长、福建省中医药学会儿科分会主任委员、国家自然科学基金课题评审组成员，以及中华中医药学会和中国中西医结合学会科技成果奖评审专家、科技部重大课题项目评审专家，《福建中医药》副主编，《中国中西医结合儿科》《中医儿科杂志》编委等职务。曾先后承担国家自然基金科研项目 9 项及省级课题 20 余项，发表专业学术论文 200 余篇，主编专著和教材 10 余部，参编教材和专著 20 余部，荣获省部级及厅级科技成果奖 20 项。先后被授予全国首批优秀中医临床人才、中华中医药学会科技之星、全国中医医院优秀院长等光荣称号。

闽派郭氏儿科第七代代表性传承人艾斯，医学博士，主任医师，博士研究生导师，师从福建省名中医郑健教授。兼任中国中西医结合学会儿科分会青年委员会副主任委员、中华中医药学会儿科分会青年委员会副主任委员、全国中医药高等教育学会儿科研究会常务理事等职，发表国家级学术论文 20 篇，其中 SCI 论文 5 篇，参与编写教材或专著 6 部。

附：闽派郭氏中医儿科传承表（表 1）

表1 闽派郭氏中医儿科传承表

郭氏中医儿科	代表性传承人	传承人
创始人	郭有良	
第二代	郭永淦	郭永淦
第三代	方澎桐	方澎桐
第四代	郭云团	郭云团
第五代	王著础	王著础、郭小团、陈明生、叶冠峰

续表

郭氏中医儿科	代表性传承人	传承人
第六代	郑健	郑健、王立卓、王美聪、王国忠、陈子清、郑仁松等
第七代	艾斯	艾斯、王菊霞、辛晓卉、赵爱萍、邱彩霞、陈婧婧等

近年来，闽派郭氏儿科以名中医工作室为平台，以闽派郭氏儿科第六代代表性传承人郑健教授为主导，积极开展闽派郭氏儿科的传承及研究发展工作。通过国家级和省级老中医药专家学术经验继承工作指导老师的教学工作，以及名中医工作室的中医传承教学，来指导闽派郭氏中医儿科的传承工作。举办国家级中医药继续医学教育项目“闽派中医儿科学术经验传承学习班”（项目编号：T20221319020）以推进闽派郭氏儿科的传承。从承担学校首批中医师承班教学任务至今，以师带徒的方式共培养出了十余名师承学生，同时还培养了 15 名博士研究生，60 余名硕士研究生。闽派郭氏儿科蓬勃发展，临床科研成果累累，影响力显著，极大地促进了闽派中医儿科的传承发展、发扬光大。

郑健名中医工作室在传承发展闽派郭氏中医儿科的基础上，对小儿肾病和哮喘、紫癜、鼻炎等过敏性疾病的中西医结合治疗进行深入研究。对小儿肾病的研究，坚持突出中医药优势，旨在探讨如何提高小儿肾病的缓解率，降低复发率，减轻副作用，在国内率先提出小儿肾病中医辨证的两型分类法，在临床中简便实用，疗效显著，易于推广和普及。并创新性地提出肾虚血瘀是小儿肾病的重要病机，贯穿于疾病病理发展的始终，提出应用中医益肾活血法治疗小儿原发性肾病综合征，经临床总结并精心筛选出治疗小儿原发性肾病综合征的有效验方，同时，对中医药治疗小儿肾病的作用机制，及其与临床免疫学、分子生物学、蛋白质组学和代谢组学的关系进行深入的研究探讨，开展中西医结合治疗小儿肾病综合征的临床研究和动物实验，不断创新理论，努力提高疗效，研发出肾康灵冲剂系列制剂（包括清解肾康灵、健脾固肾灵等），成为福建中医药大学附属人民医院院内特色制剂，临床应用多年，并在省内外十余家医院进行推广，疗效显著。对于小儿变应性鼻炎，以中药剂型优化为特色，以提高临床疗效为目的，以中药醒鼻凝胶滴鼻剂治疗为主线，探索醒鼻凝胶滴鼻剂治疗儿童变应性鼻炎的应用及临床研究。从细胞免疫学、分子生物学、药理药效学等多层次、多靶点、多环节地深入研究信号通路、炎症介质与变应性鼻炎的关系，阐明醒鼻凝胶滴鼻剂的干预机制及药物治疗靶点。根据小儿变应性鼻炎的中医生理病理特点，提出“风饮袭肺”为变应性鼻炎关键病机，疏风宣肺、醒鼻通窍是变应性鼻炎发作期重要治则的新观点。自主研制的中药醒鼻凝胶滴鼻剂（荣获国家发明专利）辛开苦降，寒温并用，具有药物简单、组方科学、剂型先进、疗效显著的特点，能显著改善变应性鼻炎患儿的鼻塞、喷嚏、流涕等临床症状。

学术思想篇

闽派郭氏中医儿科家世渊源，代有名医，底蕴深厚，特色鲜明，精于内科、儿科，对时疫温病尤有专长，留下众多宝贵的临床经验。

一、推崇钱乙重脾胃

郭氏儿科非常推崇钱乙的《小儿药证直诀》一书，临证善于灵活应用钱乙的诊法和方药。在治疗上尤其注重小儿脾胃，以钱氏的“脾胃虚衰，四肢不举，诸邪遂生”论点为基础，明晰病理以阐明小儿脾胃虚弱的病症。郭氏儿科认为，在生理上，脾为后天之本，主运化水谷精微，为气血生化之源，是小儿气血、营卫的来源，小儿的肌肉丰富、肢体健壮等皆与脾关系密切；在病理上，小儿虽脾胃嫩弱，功能尚未健全，但同时生机蓬勃，发育迅速，又需要大量的营养物质以满足生长发育需求，且寒暖不能自调，饮食不能自节，故小儿经常处于气候寒暖失调、消化负载过重的状态。同时有些家长又缺乏育婴知识，片面强调营养滋补，溺爱纵容，使小儿养成贪吃零食或偏食的习惯，以及添加辅食不当，或断奶后突然改变饮食种类等，均可影响脾胃的运化功能，临床上表现为消化功能紊乱的病症，如积滞、呕吐、泄泻和疳症等疾病，这些均为小儿时期的常见病、多发病。《小儿药证直诀·脉证治法》曰：“脾主困，实则困睡，身热，饮水；虚则吐泻，生风。”“脾病，困睡，泄泻，不思饮食。”脾主运化，主四肢，脾病则运化失职，水湿停滞，故四肢困倦、嗜睡；脾失健运，水谷不化则泄泻、不思饮食；脾湿化热，热蒸则身热而饮水。脾病困倦，是指湿浊之邪侵脾，脾不健运，脾主四肢，肢体不能受气于脾胃而感到困倦，身重沉沉欲睡，凡小儿食积内停，也往往有困倦欲睡之证。如为邪热所蒸，则证为发热而口渴引饮。钱乙治法，主用泻黄散（藿香、山栀、防风、生石膏、甘草），凡小儿脾胃有热，发热口渴便闭，或口唇干裂，或有口疮等均可用此方治疗。《育婴家秘·五脏证治总论》说：“胃主纳谷，脾主消谷。饥则伤胃，饱则伤脾。小儿之病，多过于饱也。”因此，无论饮食、外感、内伤，还是药之不慎，均可伤及脾胃；又因小儿易为虚实，脾虚不耐寒温，服寒则生冷，服温则生热，说明小儿脏腑娇柔，易见虚损，临床表现以虚证多、实证少为特点，临证治疗重在调治脾胃，无论何种病症，只要涉及脾胃，总是先顾脾胃，后治他证；潜方用药时时慎护脾胃，慎用香燥刚伐之品，强调结合小儿生理病理特点，提出治疗上应祛邪务尽的原则，力求攻邪不伤正，补正不滞邪。

例如，王著础主任应用钱氏的泻黄散治疗小儿脾热弄舌之证，用生栀子、生石膏清脾胃之积热，且栀子能清三焦之火，使火热之邪下行从小便而出，去藿香、防风之香燥，加黄芩、黄连、大黄之苦寒泻火，使脾胃积热从大便而泄，取其“实则泻其子”之义；应用钱氏调中丸治疗小儿脾胃虚寒之泄泻，方中人参补气益脾，白术健脾燥湿，干姜温中散寒，炙甘草和中补土；应用钱氏白术散治疗小儿脾虚久泻，方中四君子汤加怀山药、扁豆补脾益气，葛根升清止泻，藿香、木香利湿理气降浊，取其“脾宜升则健，胃宜降则和”之意。又如郑健教授灵活应用钱氏地黄丸加减治疗小儿肾病，自拟的“清解肾康灵”和“健脾固肾灵”均是在钱氏地黄丸的基础上辅以健脾活血之品，方中用钱氏地黄丸滋阴补肾，黄芪、太子参益气健脾，赤芍、虎刺、山荔枝活血化瘀，验之临床疗效显著。应用钱氏泻白散治疗小儿慢性咳嗽，方中用桑白皮泻肺化痰，降逆平喘，同时又用地骨皮滋阴退热，甘草、粳米益胃和中，如此则能泻实顾虚，泻肺护胃，用之有泻肺清热之功，而无苦寒碍胃之虑，李时珍曾称此方为泻肺诸方之准绳；应用二陈汤或温胆汤加减治疗咳嗽后期，取其健脾利湿、理气化痰之功。

二、勤研修园精辨证

陈修园，字念祖，清代福建长乐人，学识渊博，著述丰富，为福建近代名医。郭氏儿科对修园著作颇有研究，虽然陈氏医书中没有儿科专著，但在他撰写的医籍中可以看到他对儿科的诊断、辨证、立法、处方等方面都有某些独到的见解。例如，陈氏认为小儿不能很好地表述自己的病痛，常因啼哭吵闹而致脉象紊乱，故主张诊察时要掌握重点，采取特别的方法，如在《医学实在易》中提出小儿验纹、按额、诊脉的三种诊察方法，曰：“五岁以下，脉无由验，食指三关，脉络可占，热见紫纹，伤寒红象，青惊白疳，直同影响，隐隐淡黄，无病可想，黑色曰危，心为怏怏；若在风关，病轻弗忌，若在气关，病重留意，若在命关，危急须记。”“五岁以上，可诊脉位，指下推求，大率七至，加则火门，减则寒类，余照《脉经》，求之以意。”“半岁小儿，外候最切，按其额中，病情可断。外感于风，三指俱热，内外俱寒，三指冷冽。”寥寥数语，简明扼要地总结了验纹、诊脉、按额三种诊察方法的临床意义，时至今日仍有指导儿科临床中医辨证诊断的实际应用价值。在《医学三字经·小儿篇》中提出：“小儿病，多伤寒，稚阳体，邪易干。”“凡发热，太阳观，热未已，变多端。”“太阳外，仔细看，遵法治，危而安。”“阴阳症，二太擒，千古秘，理蕴深。”提出凡属于三阳症的应从太阳经着手治疗，凡属于三阴症的应从太阴经着手治疗，言简意赅地简述了小儿的病因病机及辨证施治的法则，首创了分经审治的治疗方法，并灵活地应用于儿科临床。郭氏儿科临床上非常推崇上述观点，认为小儿致病因素，虽有千头万绪，归纳起来不外阴阳不和，在治疗上应遵从伤寒分经审证施治的法则，从调整阴阳入手，则可“得其机要”“动小而功大，用浅而功深”。

临床上，王著础主任常常喜欢运用伤寒经方来治疗疑难杂症，并屡屡获效。例如，患儿男性，3岁，罹痢疾，服中西药无效，病势日益加重，证见痢下脓血，日夜8～9次，身微热，口渴欲饮，肛门红赤，小便短赤，舌红苔黄，脉象滑数。根据《伤寒论》“热利下重者，白头翁汤主之”和“下利欲饮水者，以有热故也，白头翁汤主之”，法从清热解毒、凉血止痢着手，方宗白头翁汤之意，服药3剂，热退痢止。又如，患儿男性，7个月，患腹泻4个月之久，日夜6～7次，大便稀薄，或如稀水，时轻时重，间有乳食不化，面黄肌瘦，舌淡苔白，曾服西药无效而求诊。患儿久泻不止，证属虚证，遵“虚则太阴”之说，拟理中汤温中止泻，因小儿为“纯阳”之体，故加入少量香连丸，意取温清兼顾、相得益彰之效，服药4剂，病已痊愈。这些都是王著础主任灵活运用陈氏伤寒分经审治法则的临证治验案例。

三、四诊合参问诊先

郭氏儿科认为婴儿未能言语，多由家属代诉，较大儿童亦不能准确地用语言表述症状，或不能详尽准确地陈述病情，或啼哭吵闹而致脉象紊乱，且小儿寸口短小，脉息难凭，影响辨证，故四诊运用之中“未诊先问，最为重要”。《素问·征四失论》曰：“诊病不问其始，忧患饮食之失节，起居之过度，或伤于毒，不先言此，卒持寸口，何病能中。”《古今医鉴·幼科》云：“问者，问病究其原也”。《幼儿杂证说要》曰：“望、闻、问、切中，以问命之曰工，工者详细之谓。乃于望色、闻声、切脉之后，问其动静、居住、饮食，以定望、闻、切之准”。

张景岳认为问诊是“诊病之要领，临证之首务”。医生通过问诊可以了解患者目前的疾病有关情况，还可以了解病情发生、发展的过程，以及患者服药后的反应等。问诊是医生详细了解病情进行鉴别诊断和辨证施治的重要手段，也是医生与患者进行有效沟通，甚至是对患者进行心理治疗的重要途径。

儿科诊病，问诊在先，在问诊的基础上根据病情进行望、闻、切诊，四诊合参，辨别病证，立法处方。目前，临床上有些医师常常重检查、轻问诊，两三句话即结束问诊，开出检查单或处方，半天诊病 60 ~ 70 人，结果常常出现漏诊、误诊，甚至失治、误治的情况，更不要说与患者进行有效的沟通和心理治疗了。对此，我们要引以为鉴。郭氏儿科临证常常先运用娴熟的问诊技巧，询问病情如层层剥笋，步步深入，洞悉病情。王著础主任曾治一哮喘患儿，症见咳嗽气急，喉间痰鸣如锯，卧难着席，咳痰多白，鼻衄口干，苔薄黄，脉浮近数，初诊拟为“热哮”，给予定喘汤 2 剂，不仅无效，夜间哮喘反剧。复诊时余不胜诧异，经反复细问，乃知鼻衄并非热象，系鼻孔发痒，以手搔破鼻黏膜而出血。且其口干而不欲饮，痰虽黏而白沫尤多，脉来有紧象，舌苔黄白相兼而滑润。故重新辨证，显属冷哮，遂改投小青龙汤合三子养亲汤加减，一剂喘平而安卧如常。如此细问穷追，合参四诊，排除假象，抓住疾病本质，才使诊断正确，疗效显著。

四、望诊尤须重舌诊

舌通过经络直接或间接地联系于诸多脏腑，同时又依靠脏腑的精气上营使之灵活自如。因此，脏腑的病变往往可以从舌象中表现出来，故有“辨舌质可辨五脏之虚实，视舌苔可察六淫之浅深”的说法。杨云峰《临证验舌法》则进一步强调舌诊的重要性，提出：“幼稚之病，往往闻之无息，问之无声，而唯有舌可验。”郭氏儿科认为小儿 3 岁以内脉气未充，不足为凭，故望舌更显重要。小儿舌诊较少受外界因素的影响，对儿科辨证论治至关重要。审病之本元虚实，须察舌质；辨邪之轻重，当视舌苔。郭氏儿科对舌诊有其独到之处，试举小儿麻疹辨舌的体会为例。

（一）舌诊对麻疹论治的指导作用

麻疹初热期，以解肌透表为主，出疹期以清热解表为主，收没期以养阴生津为主，这是常法。但在初热期，患儿舌苔薄白而滑，舌之边尖淡红者，尚可辛温解表；如苔薄白或薄黄，舌红赤，边尖有刺者，宜辛凉或辛平解表（因内有伏热，不宜辛温迫汗劫津）。若在出疹期，疹不透发，则有寒闭与热闭之分。热闭者，舌质绛红，苔多干黄，宜用苦寒泄热，解毒透疹法；寒闭者，舌质淡红，苔多白滑，宜用辛温宣透法。至于邪毒闭郁于肺而喘者，则舌苔多黄燥而厚，宜用辛凉开肺清热法；热陷厥阴，引动肝风而发痉，或热闭心包而神昏谵语者，则舌多红绛有刺，或兼见舌苔焦黄，宜用甘寒息风，清火开窍泄热法；热邪入营入血，舌绛干而吐血者，宜用咸寒凉血解毒法。可见舌象不同，辨证论治亦有各异。

（二）辨舌对麻疹预后的判断

麻疹的预后，多从患儿的体质强弱及合并症的有无等来协助判断。在整个麻疹发展的过程中，观察舌苔变化，可以预知麻疹之顺逆。麻疹之顺证者，舌苔多由薄白逐渐转黄，舌质常现红润，边尖有刺，疹点透布顺利，出收如期，迨至热势下降，舌苔多由白厚而腻或黄厚而腻，转化为薄白，舌质边尖红赤有刺者，亦见消退，薄白之苔，为逐渐向愈之兆；麻疹逆证者，疹点透布不顺，每有热毒内陷的证候，此时舌苔亦随之变化，如舌红干燥，甚则舌质红绛，有刺无津，苔黄，或舌苔焦黄燥裂等，均为证候转为危重之征。

五、注重脏腑论辨证

郭氏儿科极为推崇钱乙的脏腑辨证，临床辨证论治以五脏为基础，以证候为依据，以五行学说阐明五脏之间相互关系，以辨虚实寒热为论治准则，详于四诊，精于辨证，临证施治，疗效显著。

（一）肺脏娇嫩，宜宣宜降

肺为娇脏，居于胸中，外合皮毛，上连咽喉，主司呼吸，主一身之气，有宣发肃降和卫外的功能。由于小儿时期肺脏娇弱，卫外不固，外邪最易乘虚侵袭，邪气不论从口鼻吸入，或由皮肤侵袭，均能影响肺的功能。肺失宣发肃降，易患肺系疾病，在临床上表现为易患感冒、咳嗽、哮喘、肺炎等疾病。故有“形寒饮冷则伤肺”“天地之寒热伤人也，感则肺先受之”“温邪上受，首先犯肺”之说。王著础主任认为小儿肺脏娇嫩，感邪之后，宣肃失司，气机不利，肺络失宣，易使津液凝聚，酿液为痰。痰阻肺络，则咳嗽加剧，喉间痰鸣，迁延缠绵。小儿脾常不足，饮食不知自节，易为生冷、乳滞、积热所伤而致脾失健运，水谷不化为精微，反酿湿成痰，随气上壅于肺而致咳嗽，所以临床上小儿肺脏病变常常表现为夹痰夹滞之症。在治疗上，郑健教授提出小儿外感引起的肺脏疾病应以解表宣肺、理气化痰为基本原则，在解表的基础上辅以宣肺，在化痰的基础上佐以理气，解表不忘宣肺，化痰必兼理气，邪去则正安，痰去则咳止。因此，治疗咳嗽要紧扣解表、宣肺、理气、化痰四个环节，解表祛邪，宣降平衡，气行痰去，咳嗽则平。常用方，偏寒者宜用疏风散寒的三拗汤、杏苏散、小青龙汤为主；偏热者以疏风清热的桑菊饮、泻白散、麻杏石甘汤为主；久咳者以止嗽散为主，后期痰多缠绵者常用温胆汤加减以善其后。宣肺常用麻黄、桑白皮、前胡、杏仁等，化痰多用竹茹、法半夏、旋覆花、浙贝母、天竺黄、海石、鲜竹沥等，理气常加枳壳、陈皮、厚朴等。反复呼吸道感染者常以温胆汤合玉屏风散加减以善其后，亦可佐以健脾之品以化其痰，尤其是在常规化痰药效果不好时，可根据脾为生痰之源之理，通过运脾药以化其痰，临床常取得较好的疗效。

王著础主任对麻杏石甘汤的临床应用颇为讲究，常曰：麻黄蜜炙后性较温和，宣肺止咳平喘效果显著，运用得当，四时皆可，老少均宜，临床上凡是热闭于肺之证均可使用，只不过剂量和配伍须当权衡。麻黄配石膏使其宣肺而不过汗，清热而不留邪，麻黄和石膏的剂量比例一般为 1∶6，里热盛者可适当增大石膏的用量；咳嗽明显者适当增加麻黄的比例。若发热无汗多用生麻黄，以增强解表之力；无表证者多用蜜炙，取其宣肺之能，并根据病情之变化，随证加减配伍，临床常常彰显良效。

王著础主任治疗小儿外感咳嗽主张以解表宣肺、理气化痰为主，临证选方用药时强调以下几点：①苦寒药不可误用，凡咳嗽初起切不可过用苦寒之品，以免闭其肺胃，其治俱以表散为先，其后如有痰热未清，可兼清热化痰，这是治咳之大法。②收敛药不可早用，咳嗽本为机体祛邪外出的有利表现，若早用收敛之药，可使痰液壅滞，咯痰不畅，邪无出路而致病程缠绵。慎勿见咳止咳，以免招致留邪之弊。③滋腻药不可滥用，若滥用则邪恋不去，古人喻之谓“闭门留寇”，可变成久病。④补药不可乱用，认为凡正虚邪实患儿，应以祛邪为主，或先攻后补，若过早运用补药，则外邪内蕴，变证从生。

（二）肝主疏泄，宜泻宜柔

肝主疏泄、主风，生理上小儿肝气尚未充实、经筋刚柔未济；病理上表现为好动，易发惊惕、抽风等肝常有余的症状。小儿肝脏辨证，以肝热和肝阳上亢为多见，所谓“肝有实火，有泻无补”，肝在五行属木，在变动为风，小儿惊风抽搐之证都属热盛而肝阳鼓动，即热盛生风所致。而且小儿肝常有余，其不论外感六淫、内伤饮食，内外之邪皆易从火化，火盛生风。王著础主任对邪风化火追发肝风者，常以龙胆泻肝汤去当归加钩藤、杭菊花为基本方，如壮热有汗者可加生石膏、知母以清热；痰盛可加天竺黄、川贝母、鲜竹沥以清热化痰；抽搐甚者加炙全蝎、蜈蚣以息风定痉；便秘者加大黄以清热通便；神志欠清兼痰者加竹茹、制胆星、川贝母等灵活运用，临证不用套方亦能显效。若证见高热不降者，配服中成药紫雪丹或牛黄清心丸；神志不清，抽搐不定者加服安宫牛黄丸。对多动症或抽动症患儿，郑健教授认为其病因病机与风、火、痰三者关系密切，累及脏腑为心、肝、脾、肾，以肝脏为主。《素问·至真要大论》曰：“诸风掉眩，皆属于肝。”《素问·阴阳应象大论》云：“风胜则动。”心火亢盛、肝亢横逆、木亢土虚、肾水不足均可导致动风，出现抽动、多动之症；或痰热内蕴，与风相搏，随气而动，而致抽动、多动反复发作。肝性刚直，其声为呼，若肝风内动，肝失条达，则时作呼叫。因此，治疗上提出实证以清热化痰、平肝息风为主，虚证以疏肝健脾、滋水涵木为宜，临床上以实证为多见，或虚实夹杂。清热化痰可选用温胆汤加制胆星、天竺黄、竹沥汁、青礞石等；平肝息风可用天麻、钩藤、石决明、蝉蜕等；疏肝柔肝加柴胡、白芍、小春花、卤地菊、龙胆草、木瓜等；滋养肝肾可用生地、麦冬、白芍等。在此基础上都可适当选用虫类药如全蝎、蜈蚣、地龙、僵蚕等。

（三）脾主水湿，宜运宜醒

脾为后天之本，主运化水谷精微，为气血生化之源。由于小儿生长发育迅速，对精、血、津液等营养物质的需求较成人为多，而脾胃的运化功能尚未健全，相对不足，反映了生理上的“脾常不足”，但机体的发育较快，且小儿寒暖不能自调，饮食不知自节，稍失调护，则常常影响脾胃的运化功能，则积滞、呕吐、泄泻等症蜂起，若延误治疗便成疳证。郭氏儿科认为疳证的特征为：不同程度的形体消瘦，头发稀疏，神疲肚大，青筋暴露。其治法首先以消积理脾为主，继而用益气养血，健脾和胃，或予攻补兼施。若虫积交侵成疳者，则用攻补兼施，以《医宗金鉴》肥儿丸去芦荟、山楂，加川楝根、槟榔；腹胀者加木香、厚朴；虫痛加乌梅；便秘加大黄。治疗脾虚久泻的患儿，常宗钱乙之治法以七味白术散主之，《小儿药证直诀》曰："白术散治脾胃久虚，呕吐泄泻，频作不止，精液苦竭，烦渴燥，但欲饮水，乳食不进，羸瘦困劣……不论阴阳虚实，并宜服。"方中以四君子汤加怀山药、扁豆补脾益气，葛根升清止泻而解渴，即所谓"脾宜升则健"；藿香、木香芳香悦脾而健胃，利湿理气而降浊，意在"胃宜降则和"，临证随症加减，灵活应用，共奏健脾益气、升清降浊之功效，实为小儿久泻之良方，疳证初起之妙剂。

此外，闽派郭氏儿科还认为小儿脾胃运化与肝之疏泄关系密切，脾胃运化全赖肝木之气以疏泄之，则水谷乃化。若肝气不疏，郁而化火，木旺乘土，脾失健运，以木性暴且正克故也。临床治疗厌食症常常在健脾助运的基础上佐以疏肝理气之品，如薄荷、白芍、龙胆草等，通过抑木扶土，以开郁进食，往往可以提高临床疗效。《神农本草经疏》曰："芍药……制肝补脾……肝平则脾不为贼邪所干。"

（四）肾主藏精，有补无泻

肾包括肾阴（精）及肾阳（气）两个部分，肾为先天之本，小儿之禀赋，根于父母，出生之后，又赖于后天水谷精微之滋养。禀赋不足则肾气先虚，若后天又失于调养则肾精失于填充。肾为蛰脏，受五脏六腑之精气而藏之。小儿脏腑柔弱，天癸未至，肾气未充，肾中阴血每感不足，而小儿生长发育全靠肾气推动。在病理上，小儿生长之气旺盛，营养物质相对不足，小儿之阴难成而易亏，因此肾病多虚，故有"肾常虚"的论点。例如，一患儿得"水肿病"，症见肢体浮肿，腹胀尤甚，尿少伴腰酸，纳呆，面色苍白，四肢不温，大便溏薄，舌淡苔白滑，脉象沉缓。王著础主任辨证：本病缘由风水（急性肾炎）而起，蛋白尿迁延日久，伤及肾阴，现病历年余，导致阴损及阳，肾阳式微。论治急宜护阴助阳，温肾利水，方取金匮肾气丸（成药）9g，每日 2 次。另以生黄芪 15g，芡实 30g，赤芍 9g、车前子 15g，清水煎汤送服。经调治 3 个月余，诸症悉平，后复查 3 次尿常规均正常，随访 3 年未见复发。郑健教授治疗“阴水”（慢性肾炎）患儿特别重视护阴维阳、补益肾气的疗法。治疗小儿肾病常用钱乙的六味地黄丸以护其阴，创新性地提出肾虚血瘀是小儿肾病的重要病机，贯穿于疾病病理的始终，并应用中医益肾活血法治疗小儿原发性肾病综合征，认为肾虚必兼血瘀，瘀血加重肾虚，立益肾活血法为原则研创出“清解肾康灵”和“健脾固肾灵”2 个院内制剂，验之临床疗效显著，解决了小儿原发性肾病综合征治疗过程中因频繁复发而缠绵不愈这一难题。临床用药以益肾气为主，即使出现肾阳虚的表现，亦选用较为温和的温阳之品，如菟丝子、淫羊藿等，不宜使用壮阳之品，如附子、肉桂、肉苁蓉等。

六、善遣经方奏捷效

历代医家宗《伤寒论》大法，运用仲景方于儿科者大有其人，陈修园便是一个代表性人物。闽派郭氏儿科临证推崇陈氏学术思想，尝谓伤寒一书为百病立法，其辨证论治精神为各科临证效法奠基，儿科亦不例外，“有是证，用是方，用之得当，可奏捷效”。王著础主任临床，对小儿常见病、多发病以及部分疑难病症，也常用仲景方，确有良效。王著础主任对热毒深陷血分，泻下脓血之证，临床症见下痢脓血，日夜无度，身热，渴欲饮水，舌红苔黄，脉滑数者，辨证依据为《伤寒论》中“热利下重者”及“下利欲饮水者，以有热故也”，白头翁汤主之。其论治多从清热解毒、凉血止痢着手，每投白头翁汤或加木香、山楂、马齿苋等，仅二三剂，即热退痢止。对于小儿秋泻，王著础主任认为南方以湿热为多见，治疗遵循《伤寒论》葛根黄芩黄连汤加减，临床疗效显著。对久泻不止，临证见有大便溏薄或如稀水，或时轻时重，或泻下乳块不化，面黄肌瘦，舌淡苔白等，其辨证本着久泻不止“虚则太阴”之说，治以理中汤，温中止泻。唯小儿体属“纯阳”，生机蓬勃，阳常有余，阴常不足，故可加入少许黄连、木香、乌梅等，用之疗效甚捷。

七、倡行化瘀疗痼疾

活血化瘀法是中医学治疗疑难病的一种独特疗法。金代张子和强调“气血流通为贵”的观点，明代《普济方》指出：“人之一身，不离乎气血，凡病经多日，疗治不痊，须当为之调血。”前人很重视活血化瘀法在临床上的应用，根据中医理论，“治血先治气，气行则血行，气滞则血凝”，“气血凝滞，不通则痛，通则不痛”，“活血化瘀调理气血即调和阴阳，气血流通，阴阳平衡，阴平阳秘，精神乃治”。王著础主任以补阳还五汤为主治疗小儿痿躄之证。例如，某小儿曾在某医院拟诊为“脊髓灰质炎瘫痪期”，经中西医治疗4个月效果不满意。症见下肢痿软无力，不能站立，舌质晦暗。辨证为余邪未清，流注经脉，津气亏损，气血失调，筋失所养。王著础主任以益气生津、活血通络，取补阳还五汤为主，应用活血化瘀法续治4个多月而告愈。郑健教授在儿科临床上亦常采用该法，认为肾虚血瘀是小儿阴水症（慢性肾炎）的主要病机，在病变过程中，以肺、脾、肾功能失调为中心，阴阳气血不足为本，以风邪、水湿、湿热、瘀血为标，临床表现为本虚标实，虚实夹杂之证。正气虚弱为本，邪实蕴郁为标，正虚以肾气虚为主，标实以湿、热、瘀为要，在肾病的发生与发展过程中，本虚和标实相互影响，互为因果，即肺、脾、肾三脏虚弱易感外邪、生湿、化热、致瘀而使邪实；水湿、湿热和瘀血反过来又进一步损伤肺、脾、肾之气，使正气更虚，临床表现为病情反复、迁延难愈的特点。在肾病不同阶段，标本虚实主次不一，但其本在肾虚，并以瘀血贯穿始终。肾虚必兼血瘀，瘀血加重肾虚。肾内居元阴元阳，对全身脏腑起着滋养、濡润、温煦、气化作用。若肾气不足，则血运迟缓，可致气虚血瘀；瘀血形成之后，阻滞于脉络，则血运不畅，新血不生，脏腑经络失于濡养，导致各脏腑功能衰退，进一步加重肾虚。因此，郑健教授在治疗上常用益肾活血法，通过益肾可促进活血，应用活血可加强益肾，两者相互协同，以改善肾虚血瘀的病理变化，使机体阴阳平衡、邪去正存。

八、用药轻灵巧祛邪

郭氏儿科临床上治疗外感疾病崇尚温病学说，常遵循吴鞠通的“治上焦如羽，非轻不举”的原则，治疗上强调“透”与“泻”，重在祛邪。其用药特点举例如下。

1. 重用柴、葛 一般外感热性病初起，温病学派多深恶柴胡、葛根，有人提出柴胡劫肝阴、葛根竭胃液的说法。而王著础主任对于温病热病早期、中期都喜欢使用柴胡、葛根，认为柴、葛用之得法，其妙无穷。葛根性凉质轻，善于解肌透表退热，风热感冒初起治以辛凉解表，清肃肺热常用土葛根（亦称野葛根）、连翘、赤小豆、青蒿、桑叶、菊花等；体弱者将土葛根改为葛花；恶寒已罢，肌热不撤无汗者，将土葛根改为粉葛根；风热化燥内扰阳明气分者，应改用粉葛根合凉膈散（去硝黄）合白虎汤加减；如邪热内扰胸膈，则用粉葛根、淡豆豉合凉膈散（去硝黄）加减。王著础主任认为生葛根汁为大寒，能解温病大热，吐衄诸血。葛根入阳明经，能鼓胃气上行，生津止渴，兼入脾经，升阳明清气，是治疗脾胃虚弱泄泻之圣药。

2. 善用麻黄 前人认为麻黄性辛温，乃峻汗之品，所以有“夏不用麻黄”之戒。王著础主任认为麻黄入足太阳膀胱经，兼走手少阴心经、手阳明大肠经而为肺家专药，四时皆可应用。《本草备要》曰麻黄“发汗解肌，去营中寒邪，卫中风热”。只要审证明确，用之得当，即使炎夏酷暑亦可应用。不仅年长儿可用，百日以内小儿亦可使用，只不过在剂量上需权衡掌握。百日内小儿用 1.5g，1 ~ 3 岁用 3 ~ 4.5g，发热、无汗、体质壮实者生用，无表证及身体较弱者蜜炙用。感冒风寒以及麻疹透发不畅等症，生麻黄既能发汗散寒而解表，又可散风透疹；蜜麻黄性较温和，宣肺平喘效佳，用于咳嗽气喘，则能宣畅肺气而止咳平喘，用于风水水肿等症，既能发汗又有利水之功。因此，麻黄在配伍上的应用甚为广泛，用以解表发汗常伍桂枝或紫苏叶；麻疹透发不畅常配浮萍、桑叶、菊花；瘾疹身痒可加蝉衣、芋环干、甘草；寒邪咳嗽多配杏仁、甘草，如三拗汤；外寒兼痰饮常伍干姜、细辛、五味子、制半夏，如小青龙汤；肺热咳嗽而喘常配杏仁、石膏、甘草，如麻杏石甘汤；水肿伴有表证者常配连翘、赤小豆、紫浮萍，如麻黄连翘赤小豆汤。《本草备要》云“麻黄汤虽太阳发汗重剂，实散肺经火郁之药”，“哮症宜泻肺气，虽用麻黄，而不出汗”。

3. 轻灵取胜 李时珍曰：“麻黄，太阳经药，兼入肺经，肺主皮毛；葛根，阳明经药，兼入脾经，脾主肌肉。二药皆轻扬发散，而所入不同。”郭氏儿科用药善用轻灵之品，清扬透表，解肌退热，取其“治上焦如羽，非轻不举”之意。在咳嗽治疗中，要抓住解表、宣肺、理气、化痰四个环节，四者缺一不可。解表注重轻灵，风寒表证常用麻黄、苏叶、荆芥、防风等以辛温解表；风热表证常选桑叶、菊花、连翘、薄荷、蝉蜕等以辛凉解表；热痰者多用竹茹、枳壳、瓜蒌、浙贝母；寒痰、湿痰者可用二陈汤，但竹沥汁、天竺黄绝不能用。疏风解表，止咳化痰常用桑叶、枇杷叶、杏仁，或前胡、杏仁，或旋覆花、杏仁；化痰降气止嗽常用苏子、厚朴、茯苓、法半夏、旋覆花；清热宣肺、化痰平喘常用麻杏石甘汤；泻肺涤痰常用葶苈子、杏仁、风化硝，或再加入桑白皮、黄芩、鱼腥草，增强清肺热的疗效，同时善用止嗽散，以紫菀、白前、百部三味为主，用于治疗各种类型的久咳。此外，在治咳喘的方中王著础主任还喜用蛇胆陈皮末、桔贝半夏散等药，每收桴鼓之效。王著础主任还善用温胆汤，认为温胆汤一经加减，不仅可以用于咳喘，还可用于小儿呕吐、厌食、消化不良、不寐、夜啼、惊风、抽动症、多动症等，屡获轻灵取胜之效。尤其善用温胆汤加薄荷、神曲、少量龙胆草（0.9 ~ 1.5g），治疗痰热食积内扰，脾胃失运所致的小儿厌食症，每奏显效。

九、巧用草药治顽症

郭氏儿科还经常在中医辨证的基础上巧妙应用草药（尤其是地方草药）治疗中医疑难杂症，屡获良效。

例如，王著础主任应用绣花针、山荔枝、六角仙、穿破石、石韦、积雪草、白花蛇舌草、猫须草、三叶鬼针草等治疗急性或慢性肾炎、肾病综合征。绣花针又名虎刺，伏牛花、黄脚鸡、牛角刺等，味苦、甘，性平，具有祛风利湿、活血消肿的功效，煎汤服 10 ~ 15g。《江西草药》曰其“祛风利湿，散瘀消肿”。山荔枝味甘，无毒，具有祛风除湿、消肿止痛、凉血活血的功效，煎汤服 15 ~ 30g。六角仙又名爵床、麦穗癀、番椒草，味微苦，性凉，具有清热利湿、消肿解毒的功效，煎汤服 10 ~ 15g。穿破石又名川破石、柘根、地棉根等，味淡、微苦，性凉，具有祛风利湿、清热消肿的功效，煎汤服 9 ~ 30g。石韦味苦、甘，性寒，归肺、肾、膀胱经，具有利水通淋、清肺化痰、凉血止血的功效，煎汤服 9 ~ 15g。积雪草味苦、辛，性寒，归肺、脾、肾、膀胱经，具有清热利湿、活血止血、解毒消肿的功效。白花蛇舌草又名蛇总管、蛇舌癀、鸡舌草、鹤舌等，味苦、甘，性寒，归心、肺、肝、大肠经，具有清热解毒、活血消肿、利湿退黄的功效，煎汤服15～30g。《福建药物志》谓其“清热解毒，消肿止痛”。猫须草味甘、微苦，性凉，具有清热、利尿、排石功效，煎汤服30～60g。三叶鬼针草又名盲肠草、刘寄奴，味苦，性平，具有清热解毒、行瘀消肿的功效。

郑健教授常应用芋环干、浮萍、徐长卿、土茯苓、鹅不食草等治疗过敏性疾病，如荨麻疹、湿疹、紫癜、变应性鼻炎等。芋环干为天南星科植物芋的叶梗，味辛，性平，具有祛风化瘀、利湿解毒的功效，煎汤服15～30g。《福建药物志》云其：“驱风行瘀。治荨麻疹，过敏性紫癜，瘰疬。”《本草求真》曰：“用茎烧灰敷痘疮无瘢。”浮萍味辛，性寒，归肺、膀胱经，具有疏风透疹、利尿除湿、凉血活血的功效，煎汤服9～15g。《神农本草经》言其“主暴热身痒，下水气，胜酒，长须发，止消渴，久服轻身”。《全国中草药汇编》载其：“祛风发汗，利尿解毒。主治感冒，水肿，小便不利，风湿痛，皮肤瘙痒，荨麻疹，麻疹不透。”徐长卿味辛，性温，归肝、胃经，具有祛风除湿、行气活血、去痛止痒的功效。土茯苓又称禹余粮、白余粮，味甘、淡，性平，归肝、肾、脾、胃经，具有清热除湿、泄浊解毒、通利关节的功效。《福建药物志》：“主治钩端螺旋体病，风湿关节痛，头风痛，痢疾，胃痛，酒醉，咽喉肿痛，颈淋巴结核，皮肤湿疹，剥脱性皮炎，痈肿疔毒，疥疮，漆过敏。”煎汤服10～60g。鹅不食草味辛，性温，归肺、肝经，具有祛风通窍、解毒消肿的功效，煎汤服5～9g。《本草拾遗》：“去目翳，挼塞鼻中，翳膜自落。”《四声本草》：“通鼻气，利九窍，吐风痰。”

王著础主任应用卤地菊、龙胆草、惊风草治疗小儿疳积。卤地菊味苦、甘，性凉，归肝、脾经，具有清热凉血、祛痰止咳、利湿止泻的功效，用以治疗小儿肝热、厌食、咳嗽痰多等症。《全国中草药汇编》言其：“化痰止咳，凉血平肝。预防麻疹，治感冒发热，咽喉炎，支气管炎，咯血，高血压病，疔疮肿”。龙胆草味苦，性寒，具有清热利湿、凉血解毒的功效，煎汤服10～15g。惊风草味苦，性凉，归肝、脾、大肠经，具有清热燥湿、解毒、凉肝的功效。

王著础主任常应用凤尾草、毛冬青、肺风草、鲜芦根、鲜竹茹等治疗小儿呼吸道感染。凤尾草味淡、微苦，性凉，具有清热利湿、消肿解毒、凉血止血的功效，煎汤服10～15g。《福建药物志》谓其“主治鼻衄，咳血，蛔虫性肠梗阻，风火牙痛，咽喉肿痛，口腔炎”。毛冬青味苦，性寒，具有清热解毒、活血通络的功效，煎汤服 10 ~ 30g。肺风草味甘、苦，性平，归肺、肝经，具有清热、润肺止咳、活血调经、杀虫的功效，煎汤服 10 ~ 30g，鲜品 60 ~ 120g。《本草便方》曰其“清郁热，化痰。治久嗽，劳伤气喘”。鲜芦根味甘，性寒，归肺、胃、膀胱经，具有清热除烦、透疹解毒、生津止渴的功效，煎汤服 15 ~ 30g，鲜品用 30 ~ 60g。《药性论》言其“能解大热，开胃”。鲜竹茹味甘，性微寒，归脾、胃、胆经，具有清化痰热、除烦止呕、安胎凉血的功效。竹茹既能清肺燥，用于治疗肺热咳嗽，咯痰黄稠，以及痰火内扰、心烦不安等症，又善清胃热，止呕吐，可用于治疗胃热呕吐、口臭、呕出酸苦物等诸病症。

十、善用虫药解难症

郭氏儿科还经常在中医辨证的基础上巧妙应用虫类药物治疗疑难杂症和重症顽疾，屡获良效，但在应用过程中要注意虫类中药的蛋白过敏问题。

例如，应用蕲蛇、乌梢蛇、全蝎、蜈蚣、水蛭、僵蚕、龟甲等治疗小儿惊风、儿童多动症、抽动秽语综合征、过敏性疾病等。蕲蛇味甘、咸，性温，有毒，归肝、脾经，具有祛风、通络、止痉的功效，煎汤服 3 ~ 10g。乌梢蛇味甘，性平，归肺、脾、肝经，具有祛风湿、通经络、止痉的功效，煎汤服 6 ~ 12g。全蝎味咸、辛，性平，有毒，归肝经，具有息风止痉、通络止痛、攻毒散结的功效，煎汤服 2 ~ 5g。蜈蚣味辛，性温，有毒，归肝经，具有祛风、定惊、攻毒、散结的功效，煎汤服 2 ~ 5g。应用白僵蚕主治小儿惊痫抽搐，咳嗽咽痛。白僵蚕味辛、咸，性平，归肝、肺、胃经。具有祛风止痉、化痰散结、解毒利咽的功效，煎汤服 3 ~ 10g。应用地龙治疗小儿惊痫抽搐、咳嗽喘促等症。地龙味咸，性寒，归肝、肺、肾经，具有止痉、息风、通络、平喘的功效，煎汤服 5 ~ 10g。应用龟甲治疗小儿肾病水肿、蛋白尿，虚风内动等。龟甲味咸、甘，性微寒，归肝、肾、心经，具有滋阴潜阳、补肾健骨、补心安神、固经止血的功效，煎汤服 10 ~ 30g。

十一、擅长温病疗时疫

郭氏儿科善于治疗时行疫病，临床遵循“治上焦如羽，非轻不举”的原则，强调“透”与“泻”，重在祛邪。“透”重在祛邪由里到外，通过体表向外透达，用药善用轻清宣透之品，不仅在表之邪可以通过“透”表而外解，在里之邪也往往运用“达热出表”“透热转气”等透法而向外透解；“泻”法包括祛邪外出的各种治法，如泄卫解表、清气解热、祛湿解热等。用药上常常选择质轻透邪之品，如桑叶、菊花、连翘、薄荷、蝉蜕、防风、荆芥、淡豆豉、芦根等，临床灵活应用，随证加减，且剂量应用偏小，煎煮时间宜短。王著础主任曾著有《中医预防医学概说》专著，书中详细介绍了小儿常见传染病的中医药治疗，其中大部分的处方用药采用温病学的处方用药习惯，并在此基础上广泛收集民间中草药和单方验方，巧妙加以应用。

此外，王著础主任还著有《小儿常见传染病中草药处方手册》（未发表，据手抄稿整理，见附篇二），从基本方、加减、单方验方、按语四个方面内容阐述小儿常见传染病的诊断和治疗，在按语中又从简要病因病机、常用方剂及功效、常用药物及作用三个方面对小儿常见传染病的诊断、治疗进行阐释。内容简明扼要，条理清晰，执简驭繁，简便实用，并广泛收集民间中草药和单方验方，善于应用虫类药物治疗，临床实用有效。

十二、病证结合求精准

“病”是对疾病基本矛盾的揭示，反映了疾病内在的病理生理变化规律，贯穿于疾病的全过程；“证”是病的某一阶段的主要矛盾，反映了人体整体功能调节的即刻状态。“病”与“证”是密不可分的。现代医学的症状、体征反映机体的生理、病理变化，中医学的证也是病因、病机的外在表现，中医的“证”属现代医学的“症”与“征”的范畴。现代医学的一病可有中医的数证，中医的一证亦可包括现代医学的数病。临床上中医辨证常与西医辨病相结合，是反映疾病全过程与阶段表现的有机结合，从疾病全过程来分析临床阶段表现的演变规律，以疾病某个阶段的临床表现来归纳疾病发生发展的演变规律，从而更好地探讨疾病的本质变化，是深入探求疾病的证候特点及演变规律的重要方法之一。闽派郭氏儿科善于中西医融合、病证结合，引进现代医学“病”的概念，借助西医病名、指标使中医病症诊断更加客观化、标准化，病证结合以提高临床疗效，在临床中形成两种中医临证思维方式：一是辨证选方辅以辨病选药，如小儿水肿病在大量激素治疗诱导期，中医辨证为阴虚火旺证，治宜滋阴降火，方选知柏地黄汤加减。在知柏地黄汤的基础上，若是肾病综合征的蛋白尿可适当加入消蛋白的中药如黄芪、玉米须等；若是血尿明显则加入凉血活血止血药如白茅根、三七、琥珀等。二是辨病选方辅以辨证选药，如小儿肾病综合征出现大量蛋白尿，在归地汤（当归、生地、黄芪、龟甲、山药、玉米须）消蛋白的基础上根据中医辨证选药，若证属脾虚湿盛加薏苡仁、苍术、太子参等；若外感风邪加蝉蜕、防风等；若血瘀明显加三七、赤芍、绣花针等。

临证医案篇

中医医案是历代中医学家灵活运用中医传统的理、法、方、药治疾救人的真实记录，是后人学习的宝贵资料，是保留、总结、继承和发展名老中医学术思想与临床经验的重要举措。现摘录部分闽派郭氏中医儿科医案供临床参考。

一、小儿弄舌

【医案 1】

范某，男，2 个月。其母代诉：近 1 周来，患儿出现舌伸缩频作，伴见面红唇赤，啼声洪亮，口渴欲饮，口喷臭秽，烦躁不安，寐中易惊，大便秘结，小便短赤，舌质红，苔黄，指纹浮紫。王著础主任诊为脾胃积热的弄舌证，治宜清热泻火，方用泻黄散加减。处方：山栀子 6g，生石膏 12g，枯黄芩 5g，川黄连 1.5g，川大黄（后入）2g，粉甘草 1.5g。

复诊：患儿昨日服药 1 剂，大便通下 3 次，舌舔次数已减过半，药已中病，原方去大黄，再予 2 剂，弄舌即平。

【医案 2】

吴某，男，2 岁。其母代诉：患儿病已 3 天，弄舌拒食流涎，烦躁不安，口渴欲饮，大便 3 天未通，小溲短赤，似有尿痛症状，舌苔黄边尖红，有破溃糜烂，脉滑数。王著础主任认为此乃心火上炎，治宜清心泻火，利水通便，方取泻心导赤散加减，仅投 2 剂而愈。处方：木通 6g，生地 12g，大黄（后入）3g，黄芩 6g，黄连 3g，淡竹叶 9g，甘草梢 3g。

按语：案 1 患儿脾胃素蕴积热，郁而化火，循经上迫舌窍，致弄舌之证。法遵钱乙治脾热弄舌证用泻黄散泻之。方中山栀子、生石膏清脾胃之积热，且栀子清三焦之火，使火热下行从小便而出。黄芩、黄连、大黄苦寒以泻火，使脾胃积热从大便而泄。脾胃积热从三焦泻之，从二便而出，上焦弄舌之症得热泻而平。案 2 用导赤散清心泻火，重在泻上焦之热，用黄芩、黄连泻上、中焦之火，大黄泻下焦之火，致使炎热之邪从三焦而出，达到治愈患者的目的。

二、阴暑感冒

【医案 3】

王某，男性，5 岁，1985 年 7 月 14 日初诊。其母代诉：患儿于 2 天前突然高热不退，伴恶寒无汗，头身疼痛，鼻塞流涕，胸腹满闷，纳呆口干，小便短赤，舌质淡，苔白厚浊，脉浮数。王著础主任认为此为暑天感寒，为阴暑所伤之表证，治宜祛暑散寒。处方：香薷 5g，川厚朴 5g，扁豆花 5g，藿香梗 6g，佩兰 6g，薄荷叶 5g，天水散 15g，干荷叶 6g，土葛根 9g，连翘 9g，赤小豆 15g。连服 2 剂而愈。

按语：中医将中暑分为阳暑和阴暑，张景岳以受寒受热分为阳暑和阴暑，认为阴暑者，因暑而受寒者也；阳暑者，乃因暑而受热者也。阳暑临床表现从初起即以阳明热盛为特点，多由长时间在太阳下暴晒或在高热环境下劳作、运动等原因造成，表现为头晕、口渴、大汗、面色发红、体温升高；故阳暑者治宜清泄暑热，暑病首用辛凉，继用甘寒，再用酸泄、酸敛。阴暑指夏季因气候炎热而吹风纳凉，或饮冷无度，中气内虚，以致暑热与风寒之邪乘虚侵袭而为病。“阴暑”为“暑热在内、寒湿在外”，常因贪凉冷饮、或长期处在低温环境里（室内空调）等原因造成，表现为恶寒无汗，胸腹满闷，恶心、乏力、食欲不振、大便稀、舌苔腻等。治以辛温解表，方用香薷饮、葱豉汤等。《景岳全书·暑证》：“阴暑者，因暑而受寒者也，凡人之畏暑贪凉，不避寒气，则或于深堂大厦，或于风地树阴，或以乍热乍寒之时，不谨衣被，以致寒邪袭于肌表，而病为发热头痛，无汗恶寒，身形拘急，肌体酸疼等证。此以暑月受寒，故名阴暑，即伤寒也。”

三、变应性鼻炎

【医案 4】

姚某，女，6 岁 2 个月，2018 年 1 月 11 日初诊。其母代诉：患儿反复鼻塞、流涕、鼻痒发作 2 年余，加重 3 天。每于季节变化时加重，于当地多处求治无效。6 个月前经某医院诊断为变应性鼻炎，变应原筛查示尘螨（++）。症见：鼻塞，流清涕，鼻痒，喷嚏连连，夜间睡眠时打鼾，咽痒不适，纳可，大便偏干。舌边尖红，苔薄黄，脉数。西医诊断：变应性鼻炎。中医诊断：鼻鼽。郑健教授认为证属风饮袭肺，上犯鼻窍。治宜疏风宣肺，通利鼻窍，予醒鼻通窍汤（自拟方）加减。处方：蜜麻黄 6g，苦杏仁 6g，蒲公英 15g，辛夷 9g，白芷 6g，乌梅 6g，丝瓜络 10g，昆布 6g，川芎 5g，玄参 9g，徐长卿 9g。上方根据症状进行少量调整，连续服用 4 周，患儿鼻塞、流清涕、鼻痒、喷嚏症状消失，夜间睡眠打鼾减轻，咽痒消失。

【医案5】

患儿洪某，女，5岁3个月，2022年4月6日初诊。以“寐时打鼾2年余，加剧伴耳鸣3个月”为主诉就诊于我院门诊。其母代诉：患儿2年前无明显诱因出现寐时打鼾明显，经常鼻塞、流涕、喷嚏，伴张口呼吸，无呼吸暂停，无喘憋，无抽搐、头痛等，未予特殊诊治。3个月前打鼾症状加重，出现耳鸣，行听力检查未见明显异常，余症同前。既往有湿疹病史。查体：体温36.5℃，心率108次/min，呼吸22次/min。神清，精神可，咽红，左侧扁桃体Ⅰ度肿大，右侧扁桃体Ⅱ度肿大，呈鹅卵石样改变，表面少许稀白分泌物。双肺呼吸音清，心腹查体未见明显异常。双耳道未见分泌物，无明显压痛、牵拉痛。舌红苔白，脉数。纤维喉镜检查示：双侧鼻窦炎（鼻腔黏膜淡红，双侧中鼻道见脓涕），腺样体肥大（Ⅲ度，腺样体约占60%，堵塞咽隐窝）。血清总IgE示：<5.00IU/ml。混合变应原筛查示：未找到过敏原。中医诊断：鼻鼽，证属风饮袭肺，风热上扰。西医诊断：变应性鼻炎；腺样体肥大；鼻窦炎。刻下症见：寐时打鼾，伴张嘴呼吸，呼吸声粗，鼻塞、流脓涕，偶有干咳，耳鸣，声如蝉鸣，纳寐尚可，二便正常。舌红苔白，脉数。四诊合参，郑健教授认为证属风饮袭肺夹热证。治宜疏风宣肺为主，佐以清热通窍。处方：蜜麻黄5g，川芎4.5g，苦杏仁5g，丝瓜络10g，苍耳子5g，广藿香5g，蒲公英15g，浙贝母9g，射干6g，白芷6g，辛夷9g，地龙15g，旋覆花4.5g。7剂，水煎，每日1剂，每剂浓煎100ml，分2次温服。同时应用醒鼻凝胶滴鼻剂外用滴鼻（福建中医药大学附属人民医院院内制剂），每日2次。

2022年4月16日二诊：患儿服药后症状均较前好转，打鼾时作，偶有鼻塞、流涕，无咳嗽，无耳鸣。纳可寐安，二便尚调。舌红苔白，脉缓。在上方基础上去旋覆花、射干，加僵蚕6g，陈皮4.5g，法半夏4.5g，加强疏风宣肺、通窍化饮之功，7剂，水煎，每日1剂，每剂浓煎100ml，分2次温服。同时应用醒鼻凝胶滴鼻剂外用滴鼻，每日2次。

2022年5月7日三诊：患儿服药后打鼾偶作，无鼻塞、流涕等。纳可，寐安，二便尚调。舌淡红苔薄白，脉缓。中药汤剂在4月16日处方基础上，加玄参12g，昆布5g，增强散结之效。7剂，水煎，每日1剂，每剂浓煎100ml，分2次温服。同时应用醒鼻凝胶滴鼻剂外用滴鼻，每日2次。

经中药内服联合醒鼻凝胶滴鼻剂外用，患儿寐时打鼾、鼻塞、流涕等症状完全缓解。2022 年 5 月 7 日纤维喉镜检查示：变应性鼻炎（鼻腔黏膜苍白，见黏涕，双侧中鼻道未见明显引流及新生物），腺样体肥大（Ⅱ度，腺样体约占 30% 后鼻孔，堵塞咽隐窝）。

按语：变应性鼻炎的发病，内因多为先天禀质特异，脏腑娇嫩，肺脾气虚。肺常不足，卫表不固，易感外邪；肺失宣发肃降，通调水道失司，津液失布外溢；肺失肃降，肠道失其传导功能；脾常不足，运化失常，传导失司，津液失运，饮邪内伏，且脾虚则母病及子，损及肺气，肺失宣降，痰饮内伏；肾为气之根，肾中精气充盛，则肺气可得到濡养，肺气肃降而下纳于肾，气机调畅，鼻窍通利。若肾气亏虚，则肺失温煦，摄纳无权，气浮于上而喷嚏频作，津液失布，上犯鼻窍，则流涕不止。外因常见风邪为患，风为百病之长，易兼夹他邪致病，常兼夹热、寒、湿之邪。风邪袭表，首先犯肺，鼻为肺之门户，肺金受邪，触动伏饮上逆，表现为鼻塞、鼻痒、流涕、喷嚏，风盛则痒，故鼻痒、眼痒；伏饮与风邪相搏，蕴久化热，风热上扰；或感受风热之邪，两阳相合，肺气壅塞，宣降失司，津液输布障碍而停聚，鼻窍不利则出现鼻塞、喷嚏、流涕等；或感受风寒之邪，风性开泄，寒湿随之而入，致清涕不止，寒性收引，凝滞气道，湿性缠绵，黏滞固着，不易速去，与寒邪相合，寒湿互结，故变应性鼻炎反复难愈。且风为阳邪，其性走窜，反复发作，循经入里，内伏肺经而为伏风。外风引动伏风痰饮上扰鼻窍而发为鼻鼽，表现为鼻塞、鼻痒、喷嚏、流涕，时作时止，反复发作等临床特点。因此，我们认为“风饮袭肺”是变应性鼻炎发病的关键病机，治疗上当以疏风宣肺、运脾化饮、升降气机、醒鼻通窍为主要治法。临床应用疏风醒鼻方联合醒鼻凝胶滴鼻剂治疗疗效显著。

四、肺炎喘嗽

【医案 6】

陈某，男，1 岁，1981 年 12 月 5 日初诊。其母代诉：患儿 2 天前始见发热、咳嗽，昨天半夜前症益甚，伴见胸高气喘，点头呼吸，口干口渴，烦躁不安，而急来就诊。察其面部呈急性病容，呼吸急促，鼻翼煽动，喉间痰鸣如锯，指纹色紫逾气关，舌质红，苔黄微腻。胸部 X 线检查提示：支气管肺炎。王著础主任认为此乃邪热迫肺，炼液成痰，痰热交阻，郁闭肺络，清肃失令，神恙由生。治宜宣肺平喘，清热化痰，方用麻杏石甘汤加味。处方：麻黄 3g，苦杏仁 4g，生石膏 15g，粉甘草 3g，紫苏子 5g，前胡 6g，制胆星 3g，川厚朴 3g，桑白皮 9g，枯黄芩 6g，葶苈子 4.5g，制半夏 5g。煎汤服 2 剂。二诊：患儿服完前药，热势已挫，咳喘稍减，鼻煽已罢，晨能进食，精神转佳，舌苔指纹如旧，此乃药已中肯，无须更张，继宗原方，又服 2 剂，病已告愈。

按语：本例乃邪热外袭，痰热互结闭肺的咳喘之症。治法宜清化痰热、宣肺平喘，方中麻黄、杏仁、前胡宣肺降逆；石膏、枯芩清肺胃之热；苏子、桑白皮、半夏、厚朴、葶苈子、胆星化痰平喘；甘草为护胃和中之品，药证合拍，其效立彰。王著础主任认为治婴幼儿咳喘之症，但凡热邪闭肺所致均可应用麻杏石甘汤加味治疗，并重视解表、宣肺、理气、化痰之间的关系，解表必当宣肺，止咳须当解表，化痰勿忘理气，宣肺降气相宜。而杏仁用量宜小不宜大，因本品有小毒，一般用 3～6g 即可。

【医案 7】

陈某，男，1 岁，1982 年 3 月 8 日初诊。其母代诉：患儿 2 天前发热，咳嗽，痰多不易咳出。昨天前症加剧，伴有胸高气喘，呼吸急促，哭吵不安，急来就诊。察其面部呈急性发热病容，咳嗽剧烈，呼吸急促，鼻翼煽动，喉间痰鸣，指纹色紫透达气关，舌红苔黄微腻。胸部 X 线检查提示：支气管肺炎。王著础主任认为此乃邪热客肺，灼液成痰，痰热交阻，郁闭肺络，清肃失司，诸恙丛生。治宜宣肺平喘，清热化痰，方用麻杏石甘汤合泻白散加减，处方：麻黄 4g，杏仁 4g，石膏 15g，桑白皮 9g，地骨皮 6g，鱼腥草 10g，苏子 5g，川厚朴 4g，茯苓 9g，法半夏 4g，枯芩 5g，甘草 2g。叠服 3 剂，热退喘平而愈。

按语：本病乃邪热客肺，灼液成痰，痰热交阻，郁闭肺络，肺失清肃，升降失常，肺气上逆，则胸高气喘，呼吸急促；灼液成痰，痰热交阻，郁闭肺络，则喉间痰鸣，鼻翼煽动；指纹色紫透达气关，舌红苔黄微腻为痰热闭肺之象。治以宣肺平喘，清热化痰，方用麻杏石甘汤合泻白散加减。方中麻黄、杏仁、桑白皮宣肺降逆；石膏、枯芩、鱼腥草泻肺胃之热；麻黄辛温，石膏甘寒，麻黄配石膏，使其宣肺而不助热，清肺而不留邪；地骨皮泻肺中伏火；苏子、葶苈子、半夏、川厚朴化痰平喘。肺气肃降有权，痰热清泻开闭，则喘急咳嗽可平。

【医案8】

陈某，女，4岁2个月，初诊日期：2019年10月2日。其母代诉：患儿于5天前无明显诱因出现发热，体温最高达38.0℃，伴咳嗽偶作，无咯痰，流清涕，无鼻塞，无腹痛、腹泻等，就诊当地诊所，予口服药物治疗2天后，患儿仍发热，体温最高达38.4℃，咳嗽加重，呈阵发性连声咳，痰少质黏难咯出，余症同前，复诊当地诊所，予口服药物治疗2天后，患儿仍发热，体温最高达39.4℃，余症状同前，入院前1天就诊于当地医院儿科门诊，予“布地奈德”“沙丁胺醇”雾化吸入、“阿奇霉素”“酮替芬片”“西替利嗪”口服、“氨溴索”“甲泼尼龙”静脉滴注治疗1天后，患儿症状未见缓解，遂来我院门诊就诊。刻下症见：发热，咳嗽呈阵发性连声咳，痰少，质地黏难咯出，流清涕，纳少，寐欠佳，二便调。查体：神志清楚，精神可，呼吸平稳，口唇红润，咽充血，双扁桃体Ⅰ度肿大，未见脓性分泌物，双肺呼吸音粗，左肺可闻及少许细湿啰音，心律齐，心率105次/min，各瓣膜听诊区未闻及杂音，腹稍胀，肌软，无压痛、反跳痛，肝脾肋下未触及，腹部叩诊为鼓音，舌质红、苔黄腻，脉滑数。郑健教授认为证属痰热闭肺，治以清热涤痰，宣肺定喘。方选麻杏石甘汤加减。处方：麻黄5g，石膏30g，甘草3g，苦杏仁6g，葶苈子6g，紫苏子9g，浙贝母9g，射干9g，天竺黄9g，青蒿15g，瓜蒌15g，地龙15g，丹参9g，辛夷9g。

二诊：2019年10月4日，患儿服药3天后，热势下降，体温最高37.6℃，咳嗽偶作，痰多质黏难咯出，舌质红、苔黄腻，脉滑数，方予麻杏石甘汤加减，处方：麻黄5g，炒苦杏仁6g，石膏30g，甘草3g，葶苈子6g，法半夏9g，厚朴9g，地龙12g，郁金9g，天竺黄9g，海浮石15g，川贝母6g，神曲12g。

三诊：2019年10月7日，患儿服上药3天后，未再发热，咳嗽偶作，痰少未咯出，无鼻塞、流涕，纳寐可，二便调。

按语：小儿时期，其形体结构、生理功能以及病因、病理等方面都与成人有显著差异，小儿肺脏娇嫩，卫外功能不固，外邪容易由表而入，故在临床上咳嗽等肺系病症常见。本病多由小儿外感风热之邪，正邪相争，故发热，内应于肺，肺失宣肃则咳嗽，肺失通调水道，水津不布，聚而生痰，且痰郁而化热，闭阻肺气则痰少而质黏，肺开窍于鼻，鼻窍不通故流清涕，纳少则为小儿脾常不足，上焦邪热内犯中焦所致，根据患儿的舌脉当辨为痰热闭肺。

方予麻杏石甘汤加减，方中麻杏石甘汤取其辛凉疏表，清肺平喘之意，方中麻黄辛温，开宣肺气以平喘，且应注意麻黄的用量，与辛寒之石膏相伍，共奏宣肺与清肺之效，聚能透邪于外，合用则相反之中寓有相辅之意，辅以杏仁降利肺气，与麻黄"一升一降"以顺应肺性，方中大队清热化痰、降气平喘药，如天竺黄以清热豁痰，浙贝母、瓜蒌以豁痰宽胸止咳，葶苈子以泻肺降气平喘，患儿服用3剂后，仍时有发热，咳嗽以及咳痰性质同前，其未变证，仍属痰热闭肺，故续守上方，因患儿此次咳吐痰多质黏，遂加予化痰宽中理气要药，如法半夏、厚朴、海浮石、川贝母、佛手等，患儿再服3剂后热退，咳嗽偶作，较前明显缓解，纳寐可，二便调。

五、哮喘

【医案9】

曹某，男，2岁，2018年10月30日就诊。其母代诉：患儿1天前外感后出现气促，伴咳嗽、咳痰，痰黄质黏量少，流涕清，低热，体温37.6℃，纳食稍差，二便尚可，自行予"沐舒坦"等雾化吸入后，患儿症状较前缓解，但仍有反复，为进一步治疗，遂就诊于门诊。患儿既往有"喘息性支气管炎"病史。查体：神清，咽红，可见少量黄色分泌物，双肺可闻及喘鸣音及少许痰鸣音，舌红苔白。中医诊断：喘证（痰热阻肺证），治以清肺涤痰，止咳平喘，方选麻杏石甘汤合苏葶丸加减。处方：麻黄4.5g，苦杏仁4.5g，生石膏20g，甘草3g，炒枳壳4.5g，竹茹4.5g，葶苈子4.5g，紫苏子9g，海浮石15g，辛夷6g，徐长卿6g，川芎4.5g，鱼腥草15g。3剂，每日1剂，水煎，餐后服。

二诊：2018年11月3日，患儿服上药后未再出现气促、低热，但仍有咳嗽，痰多质黏，纳尚可，二便常。查体：神清，咽稍红，可见少量清稀分泌物，双肺呼吸音清，未闻及异常呼吸音，舌红苔白。予桑白皮汤加味，即在上方的基础上去麻黄、石膏、甘草、葶苈子、紫苏子、川芎，加桑白皮9g，黄芩9g，蜜紫菀9g，旋覆花6g，胆南星4.5g，沙参12g，续服5剂。

三诊：2018年11月7日，患儿咳嗽咳痰基本消失，嘱饮食营养均衡，避风寒，慎起居，适当运动以增强体质。

按语：《证治汇补·哮病》曰："哮即痰喘之久而常发者。因内有壅塞之气，外有非时之感，膈有胶固之痰，三者相合，闭拒气道，搏击有声，发为哮病。”患儿外感风寒，入里化热，此为非时之感，外邪引动伏痰，痰热搏结，阻于气道，此为壅塞之气与胶固之痰，治疗可从这三方面入手。发病初期，考虑热邪易清，而宿痰难祛，故以麻杏石甘汤清泄肺热为主，辅以苏葶丸等化有形痰邪；3剂之后，患儿症状、体征改善，考虑其热邪始解，而仍有痰邪阻塞气机，使热邪不尽，故改予桑白皮汤清热化痰并重，5剂之后，患者病愈。可见，喘证治疗或从外邪，或从宿痰，两者得治，壅塞之气必通，喘证自解。续以调理，再用黄芪桂枝五物汤合玉屏风散加味以善其后，调和营卫，增强体质，并嘱患儿注意饮食、起居，加强锻炼，增强体质，未病先防，减少发病。

【医案10】

陈某，男，11岁，2019年12月2日就诊。其母代诉：患儿昨日于海边玩耍后，夜间咳喘频作，呼吸不畅，喉间痰鸣如曳锯，张口抬肩，难以平卧。既往有哮喘史2年余，每因天气骤冷或伤风感冒后复发。刻下症见：咳嗽，痰色黄稠。伴乏力，四肢酸困，不思饮食，夜寐不佳。查体：形体消瘦，神清，精神可，咽红，扁桃体未见肿大，咽后壁可见深红滤泡，并有黄黏分泌物附着其上；肺部听诊双肺呼吸粗，可闻及痰鸣音及少许喘鸣音，舌质暗红，苔黄腻。中医诊断：哮喘（痰瘀阻肺，肺失宣降）。治以化痰行瘀，宣肺定喘。处方：蜜麻黄6g，苦杏仁6g，石膏30g，炙甘草3g，苏子9g，葶苈子9g，浙贝母9g，枳壳6g，地龙6g，竹茹6g，瓜蒌9g，赤芍6g，蝉蜕3g。5剂，水煎服，每日1剂。

复诊：患儿服药5日后喘咳症状缓解，予温胆汤合玉屏风散调理，其后电话随访，诸症皆除，未再复发。

按语：患儿哮喘病史数年，反复难愈，久病入络，伏痰为其夙根，感邪而发病，今患儿咳痰、喘促再发，发作期以邪气壅实为主，当攻邪以治其标。本案属痰瘀阻肺，肺失宣降，理应宣肺平喘，化痰散瘀并举，方选麻杏石甘汤加味。本方以麻黄、石膏为君药，麻黄发汗解表，宣肺平喘，蜜麻黄则长于宣肺平喘，而无发汗之弊；石膏辛甘大寒，清泄肺热以生津，石膏倍于麻黄，两者相配伍，宣清相结合，且蜜麻黄得石膏则宣肺平喘而不助热，石膏得蜜麻黄则清泄肺热而不凉遏。杏仁与蜜麻黄相配，一宣一降，佐以炙甘草调药和中，四药合用，宣肺、清肺、降肺共用，共奏辛凉宣肺、清肺平喘之功效。方中所用蝉蜕、地龙皆为虫类药，能够“入脏腑间，攻积除坚”，使“血无凝着，气可宣通”。蝉蜕归肺、肝经，杨栗山言蝉蜕乃“轻清灵透，治血圣药”，地龙咸寒，《医林纂要》亦云其清热，下行，利小便，通经络，破瘀，解毒。地龙、蝉蜕二药合用可通络行瘀，再配合枳壳行气通络，使气行则血行。苏子主下气，葶苈子味酸，《药性论》云其“能利小便，抽肺气上喘息急，止嗽”，瓜蒌、竹茹、浙贝母清热化痰。全方共奏宣肺平喘、化痰行瘀之功。

【医案 11】

韩某，女，6 岁，2018 年 8 月 16 日就诊。其母代诉：患儿 1 个月前出现干咳，无喘息、紫绀等其他不适。就诊于当地医院，经抗感染、化痰等治疗后无好转，后经布地奈德、特布他林雾化吸入后咳嗽减轻，但反复不愈。刻下症见：咳嗽，夜间及活动后咳甚，咳少量白痰，胸闷，纳呆，二便尚调。既往有支气管哮喘、湿疹、反复上呼吸道感染病史。查体：神清，精神尚可，扁桃体未见肿大，双肺闻及少量痰鸣音，未闻及哮鸣音，腹平软，舌质淡红，苔白腻，脉滑。西医诊断：咳嗽变异性哮喘；中医诊断：哮咳病（缓解期，痰邪蕴肺证）。治以益气健脾，化痰止咳，方选温胆汤合玉屏风散加减。处方：陈皮 6g，姜半夏 6g，枳壳 6g，茯苓 10g，甘草 3g，竹茹 6g，黄芪 20g，防风 6g，白术 6g，薤白 9g，瓜蒌 24g，桑白皮 9g，鸡内金 9g，苍术 6g，7 剂，每日 1 剂，水煎，早晚饭后温服。

二诊：2018 年 8 月 23 日，患儿咳嗽减轻，胸闷好转，纳食增加，但咳白痰量增多，舌质淡，苔白厚，脉滑。在上方的基础上去鸡内金，加鹅管石 15g，7 剂，煎服法同前。

三诊：2018 年 8 月 30 日，患儿咳嗽好转，无痰，仍略胸闷，多涎，大便偏干，舌淡红，苔白，脉稍细。予 8 月 23 日方去桑白皮、鹅管石，加太子参 20g，神曲 15g，郁金 6g，续进 7 剂后患者咳嗽、胸闷症状基本缓解，涎液减少，二便尚可。

按语：小儿咳嗽变异性哮喘是一种特殊类型的哮喘，咳嗽是其唯一或者主要临床表现，无明显喘息、气促等症状，但有气道高反应性。此疾病参见于中医现代文献“哮咳”“风咳”等。“风咳”最早见于《诸病源候论》，而“哮咳”之名首创于国医大师王烈，其指出该病与哮喘有相似的病因、病机及发病特点，但主症表现仅以咳嗽为主，并将此病分三期论治：发作期（咳期）、缓解期（痰期）、稳定期（根期）。本案哮咳乃哮咳缓解期痰邪蕴肺之证，患儿久咳伤肺，久嗽伤脾，生痰与储痰之器俱伤，痰郁难去，蕴积肺中，气机不利则咳嗽反复不愈，胸闷；脾虚失健，则纳呆，舌脉亦是痰邪蕴肺之征象。四诊合参，治以益气健脾、化痰止咳之法，方选温胆汤合玉屏风散加减。以温胆汤加苍术、鸡内金，调其脾胃，去其痰涎，并增强后天之本的滋生与运化功能；玉屏风散固表不留邪，祛邪不伤正，正对患儿体虚易反复感冒之病机；另加瓜蒌、薤白，与方中之半夏成瓜蒌薤白半夏汤，合桑白皮以泻肺行气，祛痰宽胸。二诊患儿咳嗽、胸闷好转，纳食增加，但咳白痰量增加，考虑患儿久咳肾虚肺寒，故去鸡内金，加鹅管石壮阳温肺化痰。三诊患儿咳嗽好转，无痰，但仍略有胸闷，多涎，大便偏干，脉稍细，考虑久病肺脾肾虚，肺络瘀阻，故去鹅管石、桑白皮，加太子参、神曲健胃消食，益肾补肺健脾；郁金行气活血，行胸中瘀滞。三诊后患儿诸症皆缓，嘱后续定期门诊随访，巩固疗效。

六、烂喉丹痧

【医案 12】

谢某，女性，4 岁，1985 年 10 月 4 日初诊。其母代诉：患儿 1 周前出现发热，全身皮肤出现猩红色皮疹，伴咽喉肿痛，环口苍白，烦躁不寐，口渴，大便干，舌边尖红有芒刺，苔薄微黄，脉浮数，曾就诊于外院，治疗后症状无明显改善。王著础主任拟诊烂喉丹痧，证属风热犯肺，治宜疏风透表，清热利咽。处方：金银花 9g，连翘 9g，牛蒡子 9g，淡豆豉 9g，淡竹叶 9g，桔梗 6g，鲜芦根 30g，葛根 9g，紫草 9g，浮萍 9g，生栀子 9g，黄芩 6g，白蒺藜 9g，甘草 3g。

复诊：患儿服药 4 剂后发热已退，皮疹消退，咽喉肿痛渐消，伴有咳嗽痰多，口干咽燥，纳差，小便黄，大便软，舌质稍红无芒刺，脉浮略数。处方：金银花 9g，连翘 9g，淡竹叶 9g，桔梗 6g，牛蒡子 9g，黄芩 6g，蝉蜕 4.5g，淡豆豉 9g，桑白皮 9g，浙贝母 9g，蜜枇杷叶 9g，粉葛根 6g，甘草 3g。连服 2 剂而愈。

按语：在清代以前的中医文献中鲜有关于本病的论述，较明确的记载见于清代叶天士医案，《临证指南医案·疫》中描述了丹痧的临床特点，并提出了治疗大法。本病患儿为风热时邪在表，邪郁肌表，正邪相争，可见恶寒发热等肺卫表证；继而邪毒入里，蕴于肺胃，邪热蒸腾，上熏咽喉，则咽喉糜烂、红肿疼痛，热毒灼伤肌膜，导致咽喉溃烂白腐；邪毒循经外窜肌表，则肌肤透发痧疹，色红如丹；烦躁不寐，口渴，大便干，舌质尖边红有芒刺，苔薄微黄，脉浮数，皆为风热邪郁之征。治宜辛凉宣透，清热利咽。应用金银花、连翘、粉葛根、淡豆豉、蝉蜕以疏风清热，解肌透表；牛蒡子、桔梗、黄芩、甘草以清热利咽；桑白皮、浙贝母、蜜枇杷叶以宣肺化痰止咳。

七、腹痛腹泻

【医案 13】

张某，男，1 岁 7 个月，1983 年 2 月 23 日初诊。其母代诉：患儿出生 6 个月后患泄泻之证，迁延近 1 年，曾历经中西医诊治，仍反复发作。后求诊于王著础主任，诊断为脾虚泄泻，经投钱氏异功散加味，果然效佳，仅服药 10 余剂而泻止，此后 2 个月大便如常。但因护理不慎，近 10 余日泄泻又作，每日下稀便 5 ~ 6 次，间有食物残渣，多食更甚，小便尚利。观其发育较差，形体消瘦，面色稍苍白，舌淡红，苔薄白，指纹隐约，语声低微，拟诊为脾虚泄泻。治宜健脾止泻，方用钱乙的七味白术散加味。处方：太子参 15g，白术 4.5g，茯苓 9g，粉葛根 6g，藿香梗 4.5g，木香（后入）3g，扁豆 9g，怀山药 9g，鸡内金 3g，炙甘草 2g，2 剂，水煎服。

二诊：叠服 2 剂，诸恙略瘥，唯泄泻次数未减，拟上方加石榴皮 10g，再续 2 剂。

三诊：续服前药 2 剂，大便日仅 1 次，成形，知饥索食，精神更振，嗣以调理脾胃，得善其后。

按语：本例乃素为脾胃虚弱，运化失职，兼之调护失宜，演成脾虚泄泻。治疗崇钱氏七味白术散为主，方中四君子汤加怀山药、扁豆补脾益气；葛根升清止泻，即所谓“脾宜升则健”；藿香、木香化湿理气降浊，意在“胃宜降则和”，至于鸡内金、石榴皮，无非取其助运消食、涩肠止泻的作用。综观全方，共奏健脾益气、升清降浊之效而泄泻自止。

【医案 14】

柯某，男， 7 个月，1983 年 5 月 21 日就诊。其母代诉：患儿泄泻 4

个月之久，日夜6～7次，大便溏薄或稀水，时轻时重，间有泻下乳块不化，面黄肌瘦，舌淡苔白，指纹红而滞。曾服西药未效，大便检验发现霉菌（++）。王著础主任认为本病乃小儿久泻不上，显系脾虚，脾属太阴，故本着“虚则太阴”之说，治以理中汤加减，温中止泻。处方：太子参12g，炒白术4.5g，干姜4.5g，苍术4.5g，川黄连3g，木香3g，神曲6g。因小儿属于“纯阳”之体，故加入少许黄连、木香，变为连理汤之意，方中干姜与黄连并用，意取温清并顾，如此顽固的泄泻仅服4剂便霍然而愈。

按语：本病因久泻迁延而成，大便稀溏，时轻时重，间有泻下乳块不化；脾气虚则面色萎黄，形体消瘦，神疲倦怠；脾阳虚则大便清稀无臭，舌淡苔白，指纹红而滞。脾主运化而升清阳，胃主受纳而降浊阴，今脾虚有寒，升降失职，治当温中散寒，健脾助运，方中以辛热之干姜为君，温脾而祛寒，暖脾而助运；太子参健脾助运为臣药；白术、苍术、茯苓健脾燥湿；甘草益气和中，并为佐使药；干姜与黄连配伍，取其温清兼施之意；木香健脾理气，神曲消食助运。诸药合用，中焦之寒得辛热而去，中焦之虚得甘温而复，清阳升而浊阴降，运化健而久泻愈。

【医案15】

陈某，女，4岁。其母代诉：患儿无明显诱因出现反复解水样便2日，每日6～8次，伴腹痛，泻后痛减，每次可随矢气而出，量不多，气味臭秽，夜甚。刻下症见：患儿神清，无腹泻，仍腹痛，微咳，流脓鼻涕，无发热，余无不适。舌质红，苔花剥，腹部查体触软，全腹轻压痛，胁下明显压痛，无反跳痛，肠鸣音5次/min。患儿起病急骤，结合秋令和患儿症状、体征，王著础主任诊断为湿热泻（秋泻）。予葛根黄芩黄连汤加减。处方：葛根9g，黄芩9g，黄连4.5g，甘草3g，姜半夏6g，茯苓9g，陈皮4.5g，辛夷9g，白芷6g，神曲12g，车前草15g，马齿苋15g，川楝子6g，5剂，水煎服。药毕患儿无明显不适，诸症皆除。

按语：小儿秋泻时多，每逢秋季患儿多因外邪受病，表现出相似证候，前来就诊，考虑该患儿就诊时未见明显脱水征，急予葛根黄芩黄连汤解表清里，如腹痛明显可佐川楝子以疏肝行气止痛。患儿发病时以夜间加剧，胁下痛明显，有肝经被扰的征象，故用药有效。

【医案16】

林某，男，3岁，1983年8月3日就诊。其母代诉：患儿患痢疾1周，曾服过中西药治疗效果不明显。刻下症见：痢下脓血，日夜 8～9 次，身微热，渴欲饮，纳呆，肛门口发红，小便短赤，舌红苔黄，脉滑数。大便检查：黏液（++），红细胞（++），白细胞（+++）。患儿病情日益加重，王著础主任根据《伤寒论》中“热痢下重者”“下痢欲饮水者，以有热故也”，白头翁汤主之，认为本病不是一般湿热痢，当属热毒深陷血分，泻下脓血之证，论治当从清热解毒、凉血止痢着手，方宗白头翁汤。处方：白头翁 9g，黄连 4.5g，黄柏 6g，秦皮 6g，牡丹皮 12g，木香 4.5g，山楂 9g，马齿苋 15g。叠投 3 剂，旋即热退痢止，大便复检无异常。

按语：本病中医称“疫毒痢”，又称“时疫痢”“疫痢”。由于染有疫毒的不洁之物从口入腹，蕴伏肠胃所致。夏秋之季，湿热内盛，脾胃受困，秽邪疫毒最易入侵，毒聚肠中，阻滞气机，凝滞津液，蒸腐气血，而发本病。治宜清热解毒，凉血止痢，方选白头翁汤加减。方中用白头翁、黄连、黄柏、马齿苋清热解毒，牡丹皮、秦皮凉血止痢，木香理气止痛。

【医案 17】

孙某，男，11 岁，1982 年 5 月 3 日就诊。其母代诉：患儿脐腹间歇性疼痛，已历 3 个月之久，每在晨间起床时发作，痛甚弯腰，掣及少腹部，每次持续约 2 小时，疼痛可自行停止，痛止俨如常人，其间腹部无明显压痛。曾经中西医治疗，均无明显好转。胃肠钡餐透视示胃及十二指肠无明显器质性病变；钡剂灌肠示结肠未见器质性病变；大便常规正常，未找到肠寄生虫卵；血常规：白细胞 8.8×10^9/L，中性粒细胞百分比 70%，嗜酸性粒细胞百分比 3%，淋巴细胞百分比 24%，单核细胞百分比 3%；抗链球菌溶血素 O 500U，血沉 8mm/h；尿常规正常；肝功能正常。西医诊断：腹痛原因待查。当初就诊时，王著础主任认为患儿肝脾不和夹有气滞，方以四逆散、左金丸、金铃子散、百合乌药汤等治疗数次，亦未奏效，思虑再三，乃悟中医学有“不通则痛，久痛入络”的启示，逐改投张锡纯的金铃泻肝汤，处方：乳香 6g，没药 6g，三棱 6g，莪术 6g，川楝子 9g，甘草 3g，白芍 15g，试服 3 剂，结果首剂痛轻，二三剂痛止，认为药已中病，嘱再服 3 剂以资巩固。

【医案 18】

何某，男，5 岁。其母代诉：患者反复腹痛 3 个月余，病情时好时坏，近来神疲，晨起鼻衄，纳呆，解稀便，每日 1 次，家属自觉症状加重，遂来就诊，舌淡苔白，中上腹压痛，无反跳痛，余正常，肠鸣音 4 次 /min。诊断：腹痛（脾胃虚寒）。王著础主任投以七味白术散合四逆散，处方：太子参 20g，茯苓 9g，白术 6g，甘草 3g，木香 6g，葛根 6g，藿香 4.5g，柴胡 6g，白芍 15g，枳壳 6g，辛夷 9g，乌梅 9g，神曲 12g，7 剂，水煎服，每日 1 剂。

二诊：患儿服药后诸症减轻，偶有腹痛，二便正常，予上方减四逆散，另服 7 剂，药毕诸症消除，未见复发。

按语：患儿腹痛近来出现脾虚之象，由实致虚，恐其迁延不愈，发为他病，临床以四逆散疏肝理气，七味白术散健脾运胃，全方无摄血之品但能收能敛，口感酸甜，适合患儿久服。

八、肾病

【医案 19】

陈某，男，7 岁。其母代诉：患儿患水肿病（阴水，慢性肾炎）1 年余，时轻时重，反复发作，此次因感冒诱发而加剧。症见肢体浮肿骤增，腹胀尤甚，尿少伴腰酸，纳呆，面色苍白，四肢不温，大便溏薄，舌淡苔白滑，脉沉缓。尿常规：尿蛋白（+++），颗粒管型少许。辨证：本病由风水而起，肢体浮肿，尿蛋白迁延日久，伤及肾阳。王著础主任认为患儿病逾年余，导致阴损及阳，肾阳式微，水湿更加泛滥。辰下论治，急宜护阴助阳，温肾利水，方取金匮肾气丸为主。经调治月余，患儿浮肿消退，尿量增多，尿蛋白明显减少，继以持续治疗 1 个月余，患儿诸症悉平，尿常规检查 3 次均为正常。随访 3 年未见复发。处方：金匮肾气丸（成药）每日 2 次，每次 9g；另予生黄芪 15g、芡实 30g、车前子 15g，清水煎汤送服上药。

按语：本病为慢性肾小球肾炎，病程迁延日久，导致阴损及阳，出现水湿泛滥，四肢浮肿，伴有面色苍白，小便短少，腰酸，四肢不温，脉沉等肾阳式微的临床表现；腹胀，纳呆，大便溏薄，舌淡苔白滑，脉沉缓为脾肾阳虚，脾虚不运。治宜温肾利水，健脾化湿，用金匮肾气丸温肾利水，用黄芪、芡实健脾化湿，辨证准确，用药得当，故药到病除，诸症悉平。

【医案 20】

陈某，女，18 岁，1981 年 8 月 13 日就诊。患者 1981 年 3 月 20 日突然出现浮肿尿少，食欲顿减，继之呕吐，经住院服中药及西药治疗 46 天，病情稍有好转而出院。但近日来，又见全身浮肿，下肢尤甚，尿量不多，伴腰酸乏力，食欲减退，舌质红，苔浊腻，脉濡近数。尿常规检查：尿蛋白（+++）；生化检查：总蛋白 43.2g/L，白蛋白 14.4g/L，球蛋白 28.8g/L；血压 110/70mmHg。王著础主任认为此为肾阴肾阳俱虚，夹水湿上泛所致，治宜温阳益阴，补肾利水，方取济生肾气丸加减。处方：柳桂心（匀冲）0.9g、制附子 6g、肉苁蓉 9g、补骨脂 9g、茯苓 30g、光泽泻 10g、大熟地 18g、怀山药 15g、牡丹皮 6g、山萸肉 6g，车前子（布包）24g，怀牛膝 9g，4 剂，水煎服，每日 1 剂。

二诊：1981 年 8 月 17 日。患者服药后浮肿稍退，尿量增多。尿常规：尿蛋白（+）。但昨起复因感冒以致咽痛喉痒，咳嗽痰黄，口干欲饮，舌质红，苔黄，脉象滑数，此乃肾阳之气稍得振作，膀胱气化颇有转机，现又感风热之邪，上干清道。治宜从急而治标。处方：六角仙 30g，白茅根 30g，玉米须 30g，小忍冬 30g，淡竹叶 9g，绵茵陈 10g，香连翘 9g，赤小豆 30g，生黄芪 15g，生薏苡仁 30g，板蓝根 15g，车前子（布包）18g，3 剂，水煎服，每日 1 剂。

三诊：1981 年 8 月 19 日。患者浮肿已消过半，咽痛旋亦消失，食欲增多，但仍咳嗽痰黄，咽痒口干，舌质红，苔黄腻，脉象濡数，治宜清利湿热。处方：枯黄芩 6g，牛蒡子 9g，板蓝根 15g，忍冬藤 30g，白茅根 30g，六角仙 30g，茯苓 18g，泽泻 9g，淡竹叶 9g，川石韦 24g，生薏苡仁 30g，车前子（布包）18g，3 剂，水煎服，每日 1 剂。

患者经治疗共 10 余日后，肿消尿利，咳嗽已平，精神振作，复查 3 次尿常规尿蛋白均呈阴性。嘱其长期续服六味地黄丸以巩固疗效。

按语：本例因肾气虚衰，阳损及阴，失于温煦，不能化气行水，致使水湿泛滥而成，故方取济生肾气丸加减，以桂心、附子、肉苁蓉、补骨脂鼓舞元阳，六味丸滋补元阴，使“阳得阴助而生化无穷”；车前子、牛膝助茯苓、泽泻以利水消肿。患者服药数剂，肾阳得振，气化颇有转机而浮肿显减。其时又客感外邪，以标实为主，此时若一味追求补虚，反能恋邪，故即改弦更张，用清热利湿以祛邪，邪去则正复，最后以六味地黄丸巩固疗效，年余后随访未见复发。

【医案 21】

何某，男，18 岁，1981 年 3 月 10 日初诊。患者于 1979 年 9 月起，遍身浮肿，面目尤甚，小溲短少，初起不以为意，嗣因病情增剧，才往市属医院检查，尿蛋白（+++），收住院治疗，诊断为“肾病综合征”。因病情反复，曾先后3次住院，末次好转出院，甫及月余又复发，始来我院门诊求治。刻下症见：遍身浮肿，目眶有黑晕，面色无华，食欲不振，腰痛固定不移，嗜睡，大便尚可，小溲短少，舌质晦暗，苔黄腻，脉弦略数。脉证互参，王著础主任认为责在湿热下注，久羁于肾，血脉瘀阻所致，且久病气血虚，故治宜化瘀血，益气血，佐以清热利尿。处方：京丹参15g，当归尾4.5g，生黄芪30g，生熟地各12g，穿破石30g，绣花针30g，小忍冬30g，淡竹叶9g，白茅根30g，川石韦20g，生薏苡仁30g，赤小豆30g，10剂，水煎服，每日1剂。

复诊：1981年3月21日。患者连服上方10剂后，浮肿消退，精神稍振，尿量增多，食欲转佳，脉象弦滑，舌质仍暗晦，苔黄腻稍化，尿常规检查呈尿蛋白阴性。此后均以原方略为加减，总以活血化瘀为主，佐以清利湿热之品。患者自1981年3月21日至6月27日，共计服药80余剂，尿常规检查结果显示尿蛋白始终呈阴性，临床症状完全缓解。

按语：本例根据患者腰痛固定不移，眼眶黑晕，舌质暗晦而知是为瘀血之征，而遍身浮肿，小便短欠，苔黄腻，脉数又为湿热之象。故用益气活血化瘀，佐以清热利尿法，疏通经络，改善局部血液循环，促进炎症吸收，恢复肾功能。清热利尿则是针对感染、水肿而设，药能对症，故病随之而解。

【医案22】

林某，女，4岁6个月。2017年4月12日初诊。其母代诉：患者反复浮肿、泡沫尿1年，再发7天。患儿于1年前因全身浮肿，尿中泡沫增多，就诊于当地医院，确诊为“原发性肾病综合征（单纯型）”，住院治疗期间予以足量泼尼松口服，8天后浮肿消退，尿蛋白转阴。但患儿1年内复发5次，曾在院外予泼尼松联合环孢素A治疗，但尿蛋白始终不能持续转阴，今转诊至我院就诊。查体：神清，精神稍倦，面色萎黄，眼睑微肿，舌质暗淡、边有瘀点、苔黄腻，脉沉无力。尿常规：尿蛋白（++）。西医诊断：原发性肾病综合征（单纯型，激素敏感，频复发型）。中医诊断：水肿，证属肾虚血瘀。治宜益肾活血，兼清热利湿，在原西医治疗方案的基础上加用中药，郑健教授予六味地黄汤加减。处方：黄芪30g，生地黄15g，山茱萸9g，山药12g，茯苓9g，牡丹皮15g，三七9g，玉米须15g，石韦15g，白花蛇舌草15g，淫羊藿15g。7剂，每日1剂，水煎150ml，分2次服用。

二诊：患儿精神好转，眼睑浮肿消退，尿蛋白（+）。上方去石韦，加金樱子 12g，菟丝子 12g，服用 7 剂，服用方法同上。

三诊：患儿面色转润，尿蛋白转阴，舌质淡红、苔薄黄，脉缓。上方去玉米须、金樱子、淫羊藿，继续服药 3 个月，随访 1 年尿蛋白持续阴性。

按语：儿童原发性肾病综合征属中医学“水肿”范畴。其病机关键在于肺、脾、肾三脏虚损，病程日久，正越虚，邪越盛，多与风、湿、热、毒、瘀有关，表现为本虚标实，虚实夹杂之证。病至后期，肺、脾、肾三脏俱虚，精微外泄，则以正虚为主，尤以肾虚为著。以水湿、湿热和瘀血 3 种病理产物为患而发病，最终以瘀血贯穿始终。因此，认为肾虚血瘀是导致该患儿发生与发展的重要病理因素和基本发病机制，同时兼夹湿热。方中黄芪补气升阳，利水消肿，益气固表，生地黄清热凉血活血，养阴生津，二药共为君药，主益肾活血，利水消肿；山茱萸补益肝肾，收敛固涩，山药益气养阴，补脾肾，固肾精，茯苓利水渗湿，共同配合黄芪，加强益肾健脾固精、渗湿利水消肿之功；牡丹皮活血凉血，三七活血化瘀，石韦、玉米须清热利尿消肿，降蛋白，白花蛇舌草清热解毒，利尿除湿，淫羊藿温肾除湿，全方共奏补肾气、滋肾阴、固肾精、化其瘀、清热利湿解毒之功效。该方通过益肾可以促进活血，应用活血可以加强益肾，两者相互协同，用以改善肾虚血瘀的病理变化，使机体阴阳平衡、邪去正存。

【医案 23】

患儿赵某，男，8 岁 5 个月。其母代诉：患儿因反复水肿伴蛋白尿 8 个月余，头痛、腹痛 3 天入院。入院时体格检查：神清，较烦躁，血压 112/70mmHg，库欣综合征面容，双眼球结膜水肿明显，心肺未见明显异常，全身高度水肿，腹膨隆，肝脾触诊不满意，移动性浊音阳性，肾区无叩击痛，四肢肌力、肌张力、跟腱及膝腱反射正常，双侧巴宾斯基征、布鲁津斯基征、克尼格征均阴性。实验室检查：尿蛋白（+++），尿潜血（++），尿培养肺炎克雷伯菌（+）；血清白蛋白 14.9g/L，甘油三酯 15.13mmol/L，胆固醇 12.5mmol/L；血纤维蛋白原 7.2g/L，D- 二聚体 2.3μg/ml，抗凝血酶原Ⅲ 56%；24 小时尿蛋白定量 15.31g；N- 乙酰 -β- 葡萄糖苷酶（NAG）29.72U/L；血常规：白细胞 11.3×10^9/L，中性粒细胞百分比 69.5%，淋巴细胞百分比 19%，血红蛋白 137g/L，血小板 217×10^9/L；血钾 3.45mmol/L，血钠 130mmol/L，血钙 1.83mmol/L；患儿入院前因肾病综合征频繁复发而反复大剂量应用糖皮质激素治疗。入院诊断为原发性肾病综合征；泌尿系感染。入院时维持原剂量泼尼松 15mg，每日 3 次口服，另予藻酸双酯钠抗凝，法莫替丁、氢氯噻嗪、螺内酯利尿，头孢曲松钠抗感染。中药治宜益肾活血，方选清解肾康灵（福建中医药大学附属人民医院制剂）口服，每次 15g，每日 2 次。患者入院当天下午突发抽搐，表现为左上肢抽动，双眼球向左凝视，随即全身抽动，予静脉推注地西泮后缓解，考虑血钙含量低，故予静脉滴注葡萄糖酸钙 10ml。但在随后的 6 小时内，患者又发作类似抽搐 2 次，每次持续时间约数秒，能自行缓解，患儿神志清，但较烦躁，伴阵发性头痛。查体：心率、血压监测示正常，双侧瞳孔等大等圆，对光反射尚灵敏，球结膜水肿，双侧额纹鼻唇沟对称，伸舌居中，四肢肌力、肌张力正常，四肢腱反射对称引出（++），双侧巴宾斯基征阳性。患儿于次日行头颅 MRI 示“右侧额顶叶急性脑梗死”。郑健教授拟补充诊断：原发性肾病综合征并发急性脑梗死。治疗上改用静脉滴注甲泼尼龙，并用低分子量肝素钠、尿激酶抗凝溶栓。中药治以健脾益肾，活血化瘀。处方：生地黄 15g，山药 10g，山茱萸 10g，牡丹皮 15g，泽泻 6g，桃仁 5g，红花 5g，赤芍 9g，川芎 5g，当归 5g，玉米须 20g，车前草 15g。因患儿高度水肿、低蛋白血症并伴有尿少，故在上述治疗的基础上予血浆白蛋白 10g 及呋塞米 20mg 静脉注射，每日 1 次。经脱水剂治疗后患儿精神明显好转，未再抽搐，偶诉头痛。入院第 4 天，复查头颅 MRI 示“右侧额顶叶异常信号，考虑脑梗死亚急性期”；脑电图见弥漫慢波活动。停用甲泼尼龙改为原剂量泼尼松口服，继续肝素钠、尿激酶抗凝溶栓治疗。入院第 6 天患儿精神好，尿量逐渐增多，神经系统查体双侧巴宾斯基征阴性，无其他阳性体征。入院第 15 天 24 小时尿蛋白定量 0.14g，血清白蛋白 23.2g/L，血纤维蛋白原 4.5g/L，D- 二聚体 0.6μg/ml，抗凝血酶原Ⅲ 93%。甘油三酯 3.7mmol/L，胆固醇 12.41mmol/L；尿培养无细菌生长。停用肝素钠、尿激酶及抗生素，糖皮质激素用量不减。中药改用清解肾康灵。随之先后查尿常规 3 次均阴性，患者病情稳定，出院后在门诊治疗。1 年后停用糖皮质激素，患儿未再复发。

按语：肾静脉血栓形成（renal venous thrombosis，RVT）是肾病综合征（nephrotic syndrome，NS）常见且严重的并发症之一，可引发肾梗死、高血压、慢性感染及肾功能衰竭等，严重影响 NS 患者的疗效和预后。小儿 NS 因高凝状态常易并发血栓形成，尤以肾静脉血栓最为临床所重视，还可见到引起下肢静脉血栓及肺血栓的报道，但引起脑栓死的报道极为少见。小儿 NS 是以出现免疫性炎症、凝血功能障碍、血管内皮损伤，以及引起血小板量与质的改变等为主要发病机制。当肾小球毛细血管内皮损伤，胶原纤维暴露，从而激活内源和/或外源凝血系统，促使纤维蛋白原形成的纤维蛋白含量增加，使纤维蛋白降解产物（FDP）增加。此外，由于大量蛋白从尿中排出，导致低蛋白血症，肝脏代偿合成的蛋白质增加，其中以纤维蛋白原增加尤为明显，从而提高了血浆黏度。一方面，肝脏合成有关凝血的物质，如凝血因子Ⅴ、Ⅷ等的增加；另一方面，抗凝血酶Ⅲ随着大量尿蛋白从尿中排出，血浆纤溶酶原活性下降。血管内皮受损可释放出凝血因子Ⅷ相关抗原（第Ⅷ因子相关抗原，FⅧRAg），使血浆中 FⅧRAg 含量较正常增高，促进血小板黏附于血管内膜，从而加重了肾小球毛细血管内微血栓的形成。同时，高脂血症可使血黏滞度增加，促进血小板聚集；感染或血管壁损伤可激活内源性凝血系统；大量皮质激素和利尿剂的应用可促进血液呈高凝状态。因此，在 NS 患儿高凝状态时突然出现腹痛、血尿、蛋白尿加重、肾功能减退及高血压时，应考虑血栓形成。如发现微血管内溶血性贫血、血小板增加或进行性减少、血和尿 FDP 升高、血纤维蛋白原升高或进行性下降，则临床上应高度怀疑血栓形成，采用数字减影血管造影（DSA）或选择性肾静脉造影可以明确诊断。尿 FDP＞2.5μg/ml，凝血酶原时间、纤维蛋白原含量、抗凝血酶Ⅲ活力、血小板聚积试验等提示高凝状态，也可作为临床抗凝治疗的指征。

中医认为，肾病综合征患儿多为气血虚衰，久病入络，气血不畅，致瘀血阻于络脉。脉络阻塞不通，不通则痛，故部分患儿出现突然腹痛；离经之血不循常道，从下焦而出，可见尿血；或肾虚封藏失司，精微外泄，可见蛋白尿；若肾阳虚衰，血失温运，则凝而成瘀。人体血液的运行有赖于脏腑气化，水为至阴，其本在肾，若肾病则水无所主，失于正常运行而停蓄于内，泛溢肌肤则为水肿；水湿壅盛，必然阻滞气机，气滞血瘀，故本病水能病血，血能病水，水肿与瘀血互为因果。中医治以益肾活血，方选六味地黄丸合桃红四物汤加减，用六味地黄丸来健脾益肾，桃红四物汤以活血化瘀。活血化瘀法可应用于 NS 患者治疗的全过程，或应用 NS 治疗的某个阶段；可以一法独用，亦可配合他法灵活应用；既可作为主法主药应用，亦可作为辅助疗法和臣药、佐药应用。常用的活血化瘀方剂有桃红四物汤、桃核承气汤、血府逐瘀汤、补阳还五汤等。

【医案 24】

患儿黄某，女，6 岁。2004 年 7 月 3 日就诊。其母代诉：患儿反复蛋白尿、血尿 1 年半余，伴多饮、多尿。查体见其身高和体重较同龄儿童相比低 2 个标准差，其余未见异常。尿常规：尿蛋白微量，RBC 7 个 /μl，WBC 13 个 /μl，尿比重（SG）1.015，pH 值 6.7；中段尿细菌培养见大肠埃希菌；肾早期损伤指标示：尿微量白蛋白 73.60mg/L，尿转铁蛋白 6mg/L，NAG 66.70U/L。生化检查结果示：血尿素氮（BUN）3.6mmol/L、血肌酐（Scr）41μmol/L，K^+ 3.11mmol/L。免疫功能检查结果示：C3 0.73g/L，C4 0.11g/L，IgG、IgA、IgM 正常。血常规、血沉均正常。彩超结果示：双肾皮质回声增强，探及众多强光团，于肾窦周围呈放射状排列，后方声影不明显。彩色多普勒血流成像提示：双肾弥漫性病变（海绵肾声像）。腹部平片示：双肾区可见高密度影散在、侧位靠后，考虑双侧海绵肾。郑健教授拟临床诊断：儿童海绵肾；泌尿系感染。中医以益肾活血，滋阴利尿为法，方选六味地黄汤加减治疗。处方：生地黄 15g，山茱萸 6g，怀山药 15g，牡丹皮 15g，茯苓 9g，石韦 12g，赤芍 9g，当归 6g，甘草 3g，车前草 9g。治疗 10 天后，复查尿常规结果显示：WBC 4 个 /μl，恢复至正常范围内，但之后反复泌尿系感染。同时口服氯化钾溶液（每次 20ml，每日 3 次），2 个月后血钾恢复正常，继续口服氯化钾溶液维持血钾的正常水平（每次 7.5ml，每日 2 次）。治疗 6 个月后患者多饮、多尿症状完全缓解，尿中泡沫消失，尿蛋白、白细胞、红细胞持续为阴性。3 年后复查彩超示：双肾弥漫性病变（海绵肾声像），血流分布及流速较前明显改善。血常规、电解质未见异常。身高和体重达到同龄儿童的正常值。

按语：髓质海绵肾（medullary sponge kidney，MSK）在 1948 年由 Cacchi 和 Ricci 首先报道，是肾脏远端集合小管呈囊性扩张而形成小囊或囊腔的先天性发育异常性疾病。发生率为 1/20 000～1/5 000，该畸形在出生时虽已存在，但多数病例无临床症状，实验室检查结果也正常，仅在偶然的影像学检查或尸体解剖时被发现，少数病例于 30～50 岁后因出现肾结石或尿路感染而得以诊断，儿童期起病者少见。MSK 患者若病变轻微、无并发症，可无任何临床表现，预后良好。症状的出现大多因扩张的集合小管中尿液滞留继发感染，或海绵肾结石引起，表现为尿频、尿急、尿痛、脓尿、反复发作的血尿、腰痛，少数可出现肾绞痛。若并发严重或反复的尿路感染及结石形成，可发展至肾功能减退，预后较差，良好的治疗不仅要避免肾功能逐步恶化，还要避免儿童期生长发育迟缓。

本病目前西医无特殊疗法，一般采取对症治疗。本病例属中医学“肾积”范畴，证属肾虚血瘀型，患儿先天禀赋不足，肾气虚弱，久病不愈，阻滞脉络，气滞血瘀，进而导致瘀积形成；肾虚封藏失职，精微外泄，而成蛋白尿；久病耗损，肾阴不足，虚火妄动，热伤血络，血随尿出；外邪入侵尿道而成脓尿；病性属正虚邪实之证。采用益肾活血、滋阴利尿法治疗后，患儿临床症状完全缓解，身高、体重和血钾恢复至正常范围，蛋白尿、血尿、脓尿消失，彩超结果提示血流分布及流速亦得到明显改善。

九、血尿

【医案 25】

卢某，女，10 岁，2016 年 6 月 9 日初诊。其母代诉：患儿尿血 10 天，起病时伴流涕、咳嗽等上呼吸道感染症状。查体：血压 60/90mmHg，咽部充血，双侧扁桃体 I 度肿大，心肺听诊未见明显异常，眼睑及双下肢无浮肿，舌红苔薄黄。尿常规示：隐血（+++），红细胞 187 个 /HP，余正常。补体、抗链球菌溶血素 O、血沉、乙肝五项、抗核抗体、抗双链 DNA 抗体均正常。肾血管彩超提示“左肾静脉压迫综合征（胡桃夹综合征）”。西医诊断：上呼吸道感染；胡桃夹综合征。中医诊断：尿血（风热犯肺证）。治宜疏风解表，清热凉血。郑健教授处方：银翘散加减，金银花 6g，连翘 9g，薄荷（后入）6g，牛蒡子 9g，蝉蜕 6g，浙贝母 9g，射干 9g，白茅根 15g，仙鹤草 15g，甘草 3g。4 剂，水煎服，每日 1 剂。

患者 4 天后复诊时上呼吸道感染症状痊愈，尿常规：隐血（+++），红细胞 71 个 /HP。查体：咽部无明显充血，双侧扁桃体 I 度肿大，舌淡红，苔薄白。治当健脾益肾，活血化瘀，改用六味地黄汤合桃红四物汤加减。生地黄 15g，山药 10g，山茱萸 10g，茯苓 10g，牡丹皮 10g，桃仁 3g，红花 3g，川芎 5g，当归 5g，赤芍 10g，白茅根 15g，茜草炭 9g，甘草 3g。患者服药 7 剂后复查尿常规示：隐血（+），红细胞 24 个 /HP。以上方随症加减 3 个月，每周复查晨尿尿常规，红细胞稳定在 5 ~ 10 个 /HP。

按语： 诊断小儿胡桃夹综合征要注意鉴别诊断，在排除其他疾病引起的血尿

和 / 或蛋白尿后，在超声或高分辨率 CT 等辅助检查手段的配合下，方可作出诊断。对于胡桃夹综合征伴有其他肾脏系统疾病的患儿，在治疗过程中要分清主次和轻重缓急。中医认为，本病为本虚标实之证，本虚以脾肾气虚为主，标实以湿热、热毒为主，其病位在肾，主要病机为热伤脉络和脾肾不固，且静脉受压，脉络受阻，血行不畅，滞而成瘀，进一步阻滞脉络，血不归经而溢于脉外。因此，治疗上以补脾益肾为主，清热凉血为辅，而活血化瘀法贯穿治疗始终。遣方六味地黄汤合桃红四物汤，用六味地黄丸健脾益肾，桃红四物汤以活血化瘀，又不可过度拘泥此法此方，临床应灵活把握，充分体现中医辨证论治、因人制宜的思想。

【医案 26】

患儿吴某，女性，12 岁，1992 年 5 月 12 日入院。其母代诉：患儿持续出现肉眼血尿伴蛋白尿 3 个月。患儿 3 个月前无明显诱因出现持续性全程血尿，不伴有尿频、尿急、尿痛，无少尿、浮肿、头晕及发热，尿蛋白（++++），尿红细胞（+++），血红蛋白 13g/L，外院拟诊“肾炎”，予青霉素治疗 2 周，治疗后尿蛋白（++），尿红细胞（++），24 小时尿蛋白定量 3.4 ~ 3.6g，尿蛋白电泳为“选择性蛋白尿”，肾功能显像示：肾功能相异常，排泄明显迟缓；肾功能轻度受损。B 超示：双肾增大。曾服泼尼松 10mg/d，用药 5 天无明显效果。1 个月前查尿蛋白（ ± ~ ++），尿红细胞（++ ~ +++），异常红细胞大于 95%，血红蛋白 71 ~ 88g/L，网织红细胞百分比 1.0%，血小板计数（372 ~ 347）$\times 10^9$/L，红细胞沉降率（ESR）86mm/h，BUN 147 ~ 139mg/L，Scr 9 ~ 10mg/L，血总蛋白、脂质、电解质及 C3 正常，谷丙转氨酶（GPT）正常，抗核抗体（ANA）(–)，乙型肝炎表面抗体（HBsAb）(+)，抗链球菌溶血素 O 1：500，类风湿因子（RF）(–)，静脉肾盂造影（–）。复查肾 B 超示：双肾体积增大，并见弥漫性损害。肾图示：右肾功能轻度受损，左肾功能明显受损。患儿入院前 10 天发热，胸片示：左肺门炎性阴影。结核菌素试验（–）。入院检查：血红蛋白 85g/L，红细胞 3.58×10^{12}/L，白细胞 4.2×10^9/L，红细胞压积 26.5%，网织红细胞 0.5%，红细胞形态大致正常，血小板计数 239×10^9/L；骨髓穿刺检查：符合缺铁性贫血；血 K^+、血 Na^+、血 Cl^-、血 Ca^{2+} 正常，ESR 50mm/h，抗链球菌溶血素 O 1：800，C3 1.72g/L（参考值 0.55 ~ 1.5g/L），BUN 3.96mmol/L，HBsAg（+），HBsAb（+），血 IgG 9.8g/L，血 IgA 2.3g/L，血 IgM 1.67g/L，

ANA(–)。尿红细胞 100 ~ 200 个 /HP，颗粒管型 0 ~ 1 个 /HP，蛋白（+ ~ ++），尿蛋白定量 923mg/24h，肌酐清除率（CCR）133.92ml/min[校正 189ml/(min · m^2)]。尿红细胞形态：环状 75%，大淡 15%。复查肾 B 超示：双肾未见明显异常。光学显微镜检查：可见 5 个肾小球，其中一个呈节段性硬化，伴有小型新月体形成，其余小球系膜细胞和基质轻度弥漫增生，伴有节段性内皮增生。毛细血管壁无明显病变，伴有片状萎缩，肾间质可见淋巴和单核细胞浸润。结论：轻度系膜增生性肾小球肾炎。免疫荧光检查：见 5 个以上肾小球，结构清晰，IgA 染色（++ ~ +++），IgG（++），C3（+），有明显粗细不均颗粒在肾小球基底膜及系膜区沉积，免疫球蛋白 A(+ ~ ++）在系膜区沉积，IgM(–)，小管区未见明显异常。3 个月来患儿 24 小时尿量在 1 000 ~ 2 000ml，血压正常。发病前 1 个月患儿患“水痘”，自愈。10 天前患儿咳嗽，口服土霉素 1 周后好转。家族史中无肾脏病及耳聋患者。西医诊断：IgA 肾病。中医诊断：尿血（肾虚血瘀证）；虚劳。中医治以益肾活血。郑健教授处方：生地黄 15g，山药 10g，山茱萸 10g，茯苓 10g，牡丹皮 10g，赤芍 10g，茜草炭 9g，三七 5g，仙鹤草 15g，六角仙 15g，玉米须 15g，甘草 3g。

患儿服药 2 周后临床症状明显好转。此后在上方的基础上进行辨证加减和对症处理，治疗 3 个月后尿蛋白转阴，继续治疗 1 年后临床症状完全消失。

按语： IgA 肾病（IgA nephropathy，IgAN）是一组由多种病因引起的具有相同免疫病理学特征的慢性肾小球疾病，以 IgA 或 IgA 为主的免疫球蛋白弥漫沉积于肾小球系膜区及毛细血管袢为特征而引起的一系列临床症状及病理改变，是临床中最常见的系膜增生性肾小球肾炎，目前已成为全球最为常见的肾小球疾病。由于 IgA 肾病具有多样的临床表现、复杂的病理改变和不同的预后，越来越多的学者认为 IgA 肾病不是单一的疾病，而是一个综合征，是我国慢性维持性血液透析的首位原发病。中医认为内因是禀赋不足、素体虚弱；外因是感受外邪、饮食不节、劳倦内伤。内因是发病的基础，外因是发病的条件。外邪侵袭，素体阴虚、气虚，或气阴两虚，劳累过度、饮食不节、情志失调以及治疗不当等都会诱导疾病发作。其中，感受外邪尤其是风湿热毒是发病的主要原因；肾元亏虚、肾体受伤则是发病的主要内因；而过度劳累、饮食不节、情志失调、汗出当风、冒雨涉水等，则常为本病的诱因。本病常因外感风热、湿热，或风寒、寒湿入里化热，或咽炎、乳蛾、疮毒等邪毒，或湿热下受，或情志失调等，而致急性发作。通常起病较急，尤以感受风热湿毒者为甚。但是，也有些患者起病隐匿，多在体检时才被发现。IgA肾病的病位常以肾为病变中心，并可涉及肺、脾、肝等。其病性多属本虚标实、虚实夹杂之证，本虚主要是阴虚和气阴两虚，标实则为外感、湿热、瘀血等。急性发作期多以邪实为主，慢性进展期则以正虚或虚实夹杂为主。其病势多因风、热、湿、毒等邪侵袭，而由外及里，从上而下；或湿热下受，波及于肾，终致肾体受损。目前尚无全国统一的IgA肾病的中医辨证分型及证候诊断标准，现阶段较为被接受的证候分型主要分为气虚、阴虚、气阴两虚三大主证及风热、湿热、瘀阻三大兼夹证。也有人将本病分为病变初期和病变持续期两个阶段进行辨证，病变初期感染征象明显，湿热毒邪较甚，而病变持续期则患者常见蛋白尿及镜下血尿，以脾肾气阴两虚、湿热瘀血为常见。

十、过敏性紫癜

【医案27】

林某，男，7岁11个月，2019年12月7日来院就诊。其母代诉：以皮肤瘀斑、瘀点伴咳嗽4天，腹痛1天为主诉。患儿4天前受凉后，双下肢及臀部可见散在鲜红色瘀斑、瘀点，部分可见融合成片，偶有踝关节疼痛，可自行缓解，无腹痛、呕吐，无皮肤瘙痒、破溃，无牙龈出血、黑便，无尿频、尿急、尿痛，无肉眼血尿等，伴咳嗽偶作，痰少未咳出，鼻塞，流清涕，未予重视，未行诊治。2天前就诊于我院门诊，诊断为“过敏性紫癜”，予“西替利嗪”“西咪替丁”“双嘧达莫”及中药口服1天后，上症未见好转。1天前患儿出现腹痛，位于脐周，呈阵发性胀闷痛，余症同前，患儿家属自行加用“强的松”，症状未见好转。刻下症见：双下肢及臀部可见散在鲜红色瘀斑、瘀点，部分可见融合成片，偶有腹痛，位于脐周，呈阵发性胀闷痛，咳嗽偶作，痰少许未咳出，鼻塞，流清涕，纳差，寐安，二便调。查体：双下肢、臀部皮肤可见散在瘀斑、瘀点部分融合成片，呈对称分布，稍高出于皮肤，压之不褪色，无溃破，余皮扶黏膜色泽正常。神志清楚，精神可，咽充血，咽后壁未见分泌物及滤泡，双侧扁桃体Ⅱ度肿大，舌质红，苔黄，脉数，心、肺、腹、关节检查未出现阳性体征。西医诊断：过敏性紫癜。中医诊断：小儿紫癜病（血热妄行证），治以清热解毒，凉血止血。

郑健教授处方：生地黄 15g，水牛角 30g，赤芍 12g，牡丹皮 12g，白茅根 30g，仙鹤草 15g，紫草 9g，侧柏叶 15g，芋环干 15g，防风 6g，荆芥 6g，白术 9g，金银花 9g，连翘 9g，桔梗 6g，竹叶 15g。5 剂，每日 1 剂，水煎服，浓煎至 100ml，分 2 次餐后服。

二诊：服药 5 剂后患儿未见新发皮疹，双下肢、臀部可见暗红色瘀斑、瘀点，无腹痛，伴咳嗽偶作，痰少未咯出，轻微鼻塞、流清涕，纳食增，寐安，大便 2 日未解，小便调。处方：生地黄 15g，水牛角 30g，赤芍 9g，牡丹皮 12g，白茅根 30g，蒲黄炭 9g，紫草 9g，枇杷叶 9g，芋环干 20g，蒺藜 9g，地肤子 9g，炒麦芽 20g，炒谷芽 20g。6 剂，煎服法同上。

三诊：服药 6 剂后，患儿未见新发皮疹，无腹痛、关节痛，无咳嗽、鼻塞、流涕，纳可，寐安，二便正常。效不更方，续予上方 7 剂，患儿临床症状消失。

按语： 患儿以皮肤瘀斑、瘀点、腹痛为主症，咳嗽偶作，痰少许未咳出，鼻塞流涕，纳差，舌质红，苔黄，脉数，属“小儿紫癜病”范畴。风热之邪入里，内犯营血，与气血相搏，热伤血络，迫血妄行，溢于脉外，渗于皮下，发为紫癜；邪热循经，郁阻经脉，不通则痛，故见腹痛；风邪入里，肺气失宣，故见咳嗽；邪热焦灼津液，故见痰少难以咳出；邪热上行肺窍，故鼻塞，流清涕；小儿脾常不足，邪热下传中焦，故纳差，结合患儿舌脉，辨证为“血热妄行证”，治宜清热解毒，凉血止血。方中水牛角咸寒，凉血止血，清热解毒；生地黄凉血助阴生津，一则助水牛角清热凉血止血，二则恢复已失之阴液；赤芍、牡丹皮清热凉血，活血散瘀；白茅根、仙鹤草、侧柏叶凉血止血；金银花、连翘疏风解表，清热解毒；荆芥、防风疏风清热，解表透邪；紫草清热解毒；芋环干疏风止痒；桔梗宣肺祛痰利咽；淡竹叶清热养阴生津；白术健脾益气。全方共奏疏风清热解毒、凉血止血之功。二诊中患儿咳嗽、咳痰、流涕明显改善，故去金银花、连翘、荆芥、防风、桔梗，加淡竹叶、蒺藜、地肤子；另无新疹发，旧疹色暗，故去侧柏叶、仙鹤草，减赤芍量。患儿用药时间稍长，影响饮食，故去白术，加麦芽、谷芽消食和中，醒脾开胃。

【医案 28】

林某，男，15 岁，2016 年 8 月 5 日初诊。其母代诉：患儿发现紫癜样皮疹 2 周，伴鼻塞、流浊涕，轻微腹痛、膝关节疼痛，无血便、黑便，无明显咳嗽、咳痰。尿常规：正常。查体：神清，精神可，双侧扁桃体Ⅰ度肿大，舌质红，苔薄白，双肺呼吸音清，未闻及干啰音或湿啰音。紫癜样皮疹散在于双下肢，伸侧多发，皮疹部分呈绿豆大小，部分融合成片。腹部触诊软，无压痛、反跳痛。西医诊断：过敏性紫癜。医诊断：小儿紫癜病（风热伤络）。治以祛风清热，凉血安络。郑健教授处方：蜜麻黄 6g，苦杏仁 3g，连翘 9g，赤小豆 24g，荆芥 6g，防风 6g，紫草 12g，浮萍 12g，牡丹皮 15g，徐长卿 9g，三七 5g，乌梅 9g，甘草 3g。7 剂后复诊，皮疹明显消退。续服上药 7 天，临床症状消失。

按语：此案患儿卫表不固，外感风热之邪，肺气宣发肃降失常。发病初期正气不足，邪毒与气血相互搏结，合并外感，以卫气分证多见，正如《证治准绳》中言："夫紫癜风者，由皮肤生紫点，搔之皮起而不痒痛者是也。此皆风湿邪气，客于腠理与气血相搏，致荣卫否涩，风在于肌肉之间，故令色紫也。"治疗当以疏风清热，凉血安络为主，中药汤剂以麻黄连翘赤小豆汤主之。方中麻黄辛、微苦，归肺、膀胱经；苦杏仁苦、微温，归肺、大肠经，两者合用意在宣发肺气，解表散邪；连翘苦、微寒，归肺、小肠经；赤小豆，甘、酸，归心、小肠经，与徐长卿并用旨在清热解毒；荆芥、防风、浮萍，解表散邪，紫草、牡丹皮以清热凉血，三七活血止血，甘草甘缓和中，其药物组合共奏祛风清热、凉血安络之效。

【医案 29】

邱某，女，12 岁，2016 年 5 月 7 日初诊，诊断为过敏性紫癜，中医治以清热解毒，凉血活血，方选犀角地黄汤加减（犀角已禁用，现多用水牛角代），治疗 3 周后皮疹、腹痛症状消失，跟踪尿常规半年未见异常，既往无肾病史。2017 年 4 月 1 日因皮疹复发而来复诊，诉患儿偶见双下肢散在针尖样皮疹，伴疲乏无力，腰膝酸软，纳差，寐欠安，二便正常，月经 11 岁初潮，现 2 个月未至。查尿常规示：尿红细胞计数 37 个 /HP，尿蛋白（–），余正常。查体：神清，双下肢散在针尖样支疹，咽部（–），肺部听诊呼吸音清，未闻及干啰音及湿啰音。舌淡红稍暗，苔薄白。中医诊断：紫癜性肾炎（肾虚血瘀证），治以益气补肾，活血化瘀。郑健教授处方：生地黄 15g，山药 10g，山茱萸 10g，牡丹皮 15g，茯苓 10g，黄芪 20g，三七 5g，仙鹤草 15g，六角仙 15g，蒲黄炭 9g，大蓟 10g，甘草 3g。服用 7 剂后皮疹消失，月经已至，尿常规提示高倍镜下尿红细胞减少。以上方辨证加减，连续用药

1 年，尿常规检查连续 3 个月未见异常。

按语：过敏性紫癜一般在半年内出现肾脏损害，此医案患儿患过敏性紫癜 11 个月后紫癜复发才发现肾脏损害，且既往无肾病病史，临床比较少见。过敏性紫癜性肾炎（hypersensitive purpura nephritis）发病初期正气不足，邪毒与气血相互搏结，常合并外感，以卫气分证多见，初期血热妄行，治疗当以疏风解表、清热凉血为主，中药汤剂以麻黄连翘赤小豆汤主之。中期邪热炽盛，入里化火，常见营血证表现，以清热凉血解毒为治则，方当以犀角地黄汤主之（犀角已禁用，现多用水牛角代）。方中君药水牛角清热，凉血，解毒；生地黄清热，凉血，养阴，臣药赤芍、牡丹皮共奏清热凉血、活血散瘀之效；佐以三七、琥珀等活血化瘀。后期病久致肾虚血瘀，以气阴两虚多见。治疗应兼顾补益肾阴，凉血活血，汤剂以六味地黄丸主之，三补三泻，共助滋阴清热、补肾凉血，兼顾脾肾之功。本例患儿病程较长，后期累及肾脏，致肾精、肾气亏虚，脾肾阴阳失调，无以充养血海，故见月经后期；后天之精不足，无以推动气化功能，统血无力，血溢肌腠，故见偶发皮疹；邪热日久，灼伤血络，故尿中见红细胞。治以益肾活血，用六味地黄丸加减以健脾滋阴补肾，方中生地黄滋阴补肾，填精益髓，为君药。山茱萸补养肝肾，涩精，取“肝肾同源”之意；山药补益脾阴，亦能固肾，共为臣药。三药配合，肾、肝、脾三阴并补，以补肾为主。泽泻利湿泄肾浊；茯苓淡渗脾湿，并助山药健脾助运，与泽泻共泄肾浊；牡丹皮清泄虚热，均为佐药，三补三泻，共助滋阴补肾之功。并佐以仙鹤草、三七、蒲黄炭、大蓟等药以助清热凉血、活血止血之功。

十一、荨麻疹

【医案 30】

徐某，男，4 岁，初诊日期 2019 年 12 月 12 日。其母代诉：患儿近 4 日不明原因反复出现颈胸部红色风团，瘙痒明显，有灼热感，遇热遇风加重，时起时没 4 日，始终未能全部消退，伴流涕、喷嚏。刻下症见：颈胸部红色风团，伴瘙痒、流涕、喷嚏，纳食可，寐欠安，二便调。查体：神清，精神可，舌红苔薄白微黄，脉浮数。颈胸部散在红色风团，略高出皮面，皮疹呈大片不规则形，有明显瘙痒抓痕，余查体未见异常。西医诊断：急性荨麻疹。中医诊断：瘾疹（风热犯表证）。郑健教授治以疏风清热止痒，处方：柴胡 6g，防风 6g，乌梅 9g，五味子 4.5g，地肤子 9g，地骨皮 9g，浮萍 6g，乌梢蛇 9g，炒蒺藜 9g，苍耳子 6g，甘草 3g。中药颗粒剂，6 剂，每日 1 剂，分 2 次餐后开水冲服。

二诊：6 日后复诊，家长诉服药后患儿风团减少，无新发皮疹，瘙痒明显减轻，但头部汗多，已无流涕、喷嚏，寐转安，纳可，二便调。原方去炒蒺藜、苍耳子，加麻黄根 7g，再服 7 剂，诸症渐消，随访 1 个月未见复发。

按语：本案属于风热犯表证，小儿肺脏娇嫩，卫外功能未固，若感受风热之邪，易侵袭并停聚于皮肤，郁于腠理，营卫失调，发为皮疹；风邪易袭阳位，善行而数变，故颈胸部反复出现红色风团；鼻为肺窍，风邪袭表，肺卫失宣，故见流涕、喷嚏；舌质红、苔薄白微黄、脉浮数均为风热犯表之征。治宜疏风清热止痒，方中取柴胡、防风之散，与乌梅、五味子之收敛，两收两散，收者顾其肺本，散者祛其风邪，以达疏风散邪、御卫固表之功；地肤子清热利湿，祛风止痒，《本草经集注》云其能“去皮肤中热气”；地骨皮清肺降火，《雷公炮制药性解》言其亦能“疗在表无定之风邪”；浮萍长于宣散风热，乌梢蛇偏擅祛风止痒，配以蒺藜活血祛风，寓“治风先治血，血行风自灭”之理；加之苍耳子宣通鼻窍，甘草调和诸药，疗效确切。复诊时患儿风团减少，无新出皮疹，瘙痒明显减轻，已无流涕、喷嚏，故在原方基础上去炒蒺藜、苍耳子，加用麻黄根加强卫外固表之功，再进 7 剂以巩固疗效。

十二、小儿惊风

【医案 31】

陈某，男，3 岁。其母代诉：患儿 2 天来肌热不撤，不时惊跳而就诊。诊时患儿突然手足抽搐发作，两目上视，神志昏迷，少顷，抽搐稍止，神志清醒，烦躁不安，口渴欲饮，但无项强、呕吐。大便秘结，3 日未解，小便短赤，舌红苔黄，脉弦数。王著础主任辨证责之邪热化火，迫发肝风，治宜清心降火，平肝息风，方取龙胆泻肝汤加减。患儿服药 2 剂后，热退搐止，诸恙随之悉平。处方：龙胆草 6g，枯芩 6g，生枝子 9g，川木通 6g，车前草

15g，柴胡 5g，双钩藤 6g，杭菊花 5g，淡竹叶 9g，生大黄（后下 6g）。

按语：王著础主任认为小儿属于"纯阳"之体，感邪之后易于化热化火，心性属火属热，火性上扰，易表现出心火上炎等临床症状，如面红，目赤，口渴唇裂，甚至口舌糜烂；若移热小肠，则小便黄赤淋痛，治宜清心降火为主，佐以平肝息风。

【医案 32】

许某，男，7 岁。其母代诉：患儿颈项、眼睑抽动 1 个月余。患儿身体消瘦，1 个月前其父母察其在观看电视时出现颈项抽动，稍后观察发现眼睑亦抽动，时发时止，未及时就诊。2 日前又伤风感冒，上述抽动症状更加明显，前来求治中医，刻下颈部抽动时发，但嘱其注意控制时抽动消失，性格急躁，言语较多，小动作频繁，注意力不集中，又有鼻塞，流涕，夜寐易惊易醒，二便正常，舌红，苔薄黄。中医诊断：小儿抽动症。证属外邪侵袭，引动肝风。郑健教授拟用祛风清热，化痰息风。处方：法半夏 6g，茯苓 6g，干竹茹 6g，枳壳 6g，胆南星 6g，蝉蜕 6g，防风 6g，北柴胡 4.5g，远志 4.5g，石菖蒲 6g，葛根 9g，郁金 9g，地龙 15g，钩藤 9g，白芍 15g，小春花 15g，陈皮 6g。7 剂，水煎服。

二诊：其母代诉，患儿感冒症状消失，抽动症状明显减轻，继用前方去防风、北柴胡，加入当归 6g、生地黄 15g。服用 7 剂后，患儿神清症减。

三诊：其母代诉，患儿抽动症状明显减轻，在上方的基础上去胆南星、葛根，继续用药 2 周后，抽动症状消失。

按语：儿童抽动障碍由先天因素与后天因素构成，先天因素包括来自父母遗传的禀赋因素、孕期胎养因素、围产期产伤因素；后天因素则有情志劳倦、病后失养、饮食内伤、风邪外感等。中医认为本病主要病位在肝，同时与肾、心、肺、脾四脏有关；涉及病理证素有"风""火""痰""瘀""阴虚"等，其中最常见为"风""火（热）""痰"，基本病机为肝亢风动，痰浊内阻，风痰胶结而发病。《小儿药证直诀》云："凡病或新或久，皆引肝风，风动而上于头目，目属肝，风入于目，上下左右如风吹，不轻不重，儿不能任，故目连扎也。"《素问·至真要大论》亦说："诸风掉眩，皆属于肝。"因此，抽动障碍之病机与"肝""风"关系紧密。中医认为"怪病多从痰论治"，小儿抽动症各种奇怪动作百出，故从患儿的症状反推，其病因病机与"痰"有关。本案用温胆汤加味以平肝清热，化痰息风。其中用竹茹开胃土之郁，清肺金之燥，凉肺金以平肝木；半夏能和胃而通阴阳，除痰而利小便，使上下通则阴阳和；合茯苓、枳壳四药共奏理气化痰、利胆和胃之功；再加归肝经之胆南星化痰息风止痉；蝉蜕、防风祛风止痉，防外风入内引动肝风；钩藤平肝定惊，配蝉蜕则有凉肝止痉之效；地龙清热定惊通络，《本草纲目》曰其具有治“急慢惊风，历节风痛”之功，既安神益智，又祛痰开窍。石菖蒲开窍醒神，宁神益志，化湿和胃，《神农本草经》载其“主风寒湿痹，咳逆上气，开心孔，补五脏，通九窍，明耳目……”二药相合，化痰之功较强；白芍养血敛阴，柔肝，平肝，息风；小春花清肝热止动风，丝瓜络通经络，祛风，和血脉，化痰顺气。方后加用当归、生地滋阴养血，柔肝止痉，补其素体之虚，济其阴津不足，以制偏亢之阳，使阴阳互调。

【医案33】

叶某，男，8岁。其母代诉：患儿手足抽动2个月余，点头频作，素持笔无法书写，尤以傍晚发病，进食辛辣之品症状加重，素体偏热，口气重，性格急躁，夜寐梦多，智力正常，诊察合作，二便正常，舌红苔白。西医诊断：抽动障碍。中医诊断：小儿抽动症（心火亢盛，引动肝风证）。治当清心泻火，凉肝息风。郑健教授处方：干竹茹6g，茯苓9g，枳壳6g，煮半夏6g，小春花15g，石菖蒲6g，郁金9g，地龙干15g，白芍10g，钩藤12g，栀子9g，淡豆豉9g，14剂。

二诊：治疗14天后患儿症状明显减轻，但纳谷不香，原方加麦谷芽20g，神曲9g，继续用药2周后临床症状消失。

按语：中医常说：“百病多因痰作祟”“怪病多从痰论治”，小儿脾常不足，更易生痰化痰，阻滞经络，引发抽动，欲止惊风之动，还需辅以清热化痰之法。故本案中用温胆汤加味以祛风散邪，化痰息风。本病在临床上常根据“肝风证”立法，结合痰证论治，强调辨标本虚实，辨病位病性，并结合小儿“阳常有余，阴常不足”的生理特点来审证求因，标本兼顾。对于病程日久的患儿，酌情加入虫类药物如乌梢蛇、蕲蛇、白花蛇、全蝎等，以加强镇肝通络之功。此外，还可应用心理辅导疗法，嘱家属与小孩亲切交流，鼓励其自我控制与锻炼，避免看恐怖片、玩游戏等精神过于兴奋的行为，以促进疾病痊愈；而患儿家长则需了解病情，树立信心，耐心对待患儿，给予开导、教育，此法常收到意想不到的疗效，乃是上工之治。

【医案 34】

林某，男，9 岁，初诊时间：2019 年 9 月 7 日。其母代诉：患儿眨眼、耸肩 2 个月余，加重 10 余天。患儿于 2 个月余前无明显诱因出现不自觉地眨眼、耸肩，伴性格急躁易怒，无摇头、噘嘴踢腿、异声秽语等症状。家长未予重视，未诊治。10 余天前患儿上诉症状加重，出现清嗓子、噘嘴巴、皱鼻，遂于我院门诊就诊。现症见：不自觉眨眼、耸肩、清嗓、噘嘴、皱鼻，性格急躁易怒，坐立难安，小动作频繁，纳可，寐欠安，二便调。舌质红，苔黄。中医诊断：小儿抽动症（痰热上扰，引动肝风）。治宜涤痰清热，平肝息风。郑健教授处方：涤痰汤加减，半夏 6g，竹茹 6g，枳壳 6g，陈皮 6g，茯苓 9g，天麻 6g，钩藤 12g，石菖蒲 9g，青礞石 15g，白芍 15g，甘草 3g，僵蚕 6g，地龙 12g，蝉蜕 4.5g，7 剂，每日 1 剂，水煎，分 2 次服。另嘱家长多关心孩子，帮助缓解孩子的不良情绪，鼓励孩子尽量控制抽动的症状。近期清淡饮食，注意休息。

二诊：2019 年 9 月 14 日。家长代诉：患儿药后清嗓症状未见缓解，余症状明显改善。舌质红，苔白。处方：涤痰汤加减，上方去僵蚕、蝉蜕，加木蝴蝶 10g、胖大海 9g、乌梢蛇 10g，7 剂，每日 1 剂，水煎，分 2 次服。

三诊：2019 年 9 月 21 日。家长代诉：患儿偶有清嗓，眨眼、耸肩、噘嘴、弄鼻等症状消失，舌淡红，苔薄白。处方：涤痰汤加减，上方去青礞石、僵蚕、地龙、蝉蜕，加全蝎 6g。7 剂，每日 1 剂，水煎，分 2 次服。1 周后随访患儿抽动、清嗓、眨眼、弄鼻等症状完全消失。

按语：本案患儿或因感受外邪，或因情志不畅，或因饮食不节，导致脏腑功能失调，津液停聚而成痰，痰饮蕴而化热，引动肝风，故见眨眼、弄鼻、噘嘴、清嗓等症状。故选用具有涤痰开窍之功的涤痰汤作为基础方，再根据患儿的不同临床表现进行加减治疗。小儿脾常不足，脾胃发育未臻完善，加之小儿饮食不知自节，易于损伤脾胃，聚湿生痰；而小儿肝常有余，土虚则木易亢，而致风动痰扰，发为抽动。本病其本在于痰聚，其标为风邪引动，故在涤痰汤的基础上加用天麻、钩藤、僵蚕、地龙、蝉蜕以增强平肝息风的作用。此外，饮食不节与情志因素都有可能导致患儿病情的反复。故本案例中，强调在药物治疗的同时配合合理饮食、心理干预，以提高临床疗效。

【医案 35】

柳某，男，9 岁，2019 年 12 月 14 日首诊。其母代诉：患儿不自主摇头、耸肩1周。1周前患儿无明显诱因出现摇头、耸肩、眨眼、噘嘴等异常行为，未予重视，未予诊治。2日前症状加重而就诊。刻下症见：患儿摇头、耸肩发作频繁，时伴眨眼、噘嘴，急躁易怒，食欲欠佳，大便每日2~3次，不成形，夜寐欠安。查体：神清，精神可，咽红，双侧扁桃体未见肿大，咽后壁未见分泌物附着，心、肺、腹未见异常。舌质红，苔白腻，脉弦数。西医诊断：抽动障碍。中医诊断：小儿抽动症（肝亢风动），治宜平肝潜阳，息风止痉。郑健教授处方：天麻6g，钩藤12g，僵蚕9g，陈皮6g，半夏6g，茯苓9g，白芍15g，乌梅9g，苍术9g，神曲15g，蜈蚣3g。7剂，每日1剂，水煎，早晚分服。

二诊：患儿服药后摇头、耸肩明显缓解，偶有眨眼、噘嘴，仍急躁易怒，纳食增加，二便调，夜寐欠安。舌质红，苔白稍厚，脉弦。中药效不更方，守上方，去神曲，继服14剂。

三诊：患儿服药后诸症缓解，眨眼、噘嘴消失，偶有摇头、耸肩，伴鼻塞、咳嗽、咯痰不爽，纳食正常，二便调，寐安。舌质红，苔白，脉稍弦。前方去白芍、乌梅、苍术、蜈蚣，加全蝎5g，枳壳6g，竹茹6g，桑白皮9g，辛夷9g，继服1周。1个月后电话随访，患儿抽动症状消失，一般状况良好。

按语：《黄帝内经》云："诸风掉眩，皆属于肝。"郑健教授认为本病的首要病机为肝亢风动；病位在肝，因其在体合筋，其华在爪，在窍为目，在志为怒，故肝的病变易引起筋骨、肌肉、爪甲、目窍的功能异常；又因肝主疏泄与藏血，被称为"血海"，与肺、脾、肾关系密切，故肝的病变会迁延于此三脏，而肺、脾、肾的病变又会影响肝脏的生理功能；小儿脾常不足，饮食不知自节，常嗜食煎炸油腻或者生冷食品，损伤脾胃，脾胃腐熟运化功能失司，痰浊内生；或者学龄期儿童，刚离开熟悉的家庭环境去陌生的学校，无法适应，或者父母家教严格，心情压抑，肝气不疏，气机不利，津液运化失常，停聚而为痰饮，加之气郁日久化热，炼津成痰，痰浊停聚于皮肉，经络气血运行不畅，故见"筋惕肉瞤"；痰浊停聚于官窍，故见眨眼，口出怪声等症状。《证治准绳·幼科》曰："水生肝木，木为风化，木克脾土，胃为脾之腑，故胃中有风，瘈疭渐生。其瘈疭证状，两肩微耸，两手垂下，时复动摇不已，名为慢惊。"《小儿药证直诀·肝有风甚》亦指出："凡病或新或久，皆引肝风，风动而止于头目，目属肝，风入于目，上下左右如风吹，不轻不重，儿不能任，故目连扎也。”联系本病可见，其病机责于肝风痰火胶结成疾。肝体阴而用阳，主藏血，喜条达而主疏泄，为风木之脏，风性善行而数变。肝“其声为呼”“其变动为握”，若肝失其藏血的功能与疏泄之职，气血两滞，郁滞成疾；郁久化火，火极生风，而形成肝风内扰之候。血虚生风，筋脉失养，则见不自主肌肉抽搐诸症。肝失疏泄，则脾必先失其运化之职，水湿不行，痰浊内生，闭阻心窍，脉络闭滞，肝强脾弱，木克土则肌肉功能异常。肝病多累及肾，乙癸同源，精血失充，相火内炽，痰随火升，循经上逆，痹阻咽喉，形成木火刑金之势，金鸣异常，而见怪叫。痰与风在病理方面关系密切，往往风动则火盛，火盛则风动，风火相煽，则熏灼津液为痰而上壅，痰壅则气逆窍闭，既可因风而生痰，亦可因痰而生风；风痰窜动可抽搐；痰阻气逆则喉中痰鸣，上盛下虚，阴阳不相维系的病理状态。治疗上宜平肝潜阳，化痰息风。方用天麻钩藤饮化裁，方中以天麻平肝阳、熄肝风，以钩藤清肝热、息风止痉，二药相伍以平肝息风，共为君药；僵蚕、蜈蚣入络息风止痉；白芍滋阴柔肝；乌梅味酸，可敛肝木；半夏、陈皮、茯苓、苍术燥湿化痰，健脾助运；神曲消食和胃。全方共奏平肝息风、健脾化痰之效。

【医案 36】

陈某，男，5 岁 8 个月。因“反复眨眼、耸肩、口中秽语 4 周”，于 2021 年 8 月来医院就诊。其母代诉：患儿 4 周前无明显诱因出现频繁眨眼、噘嘴、耸肩、摇头，口中重复无意义字句，每当学习紧张、疲劳或遭家长训斥后抽动发作更加频繁。轻微头痛头晕，时作时止，偶有清嗓和秽语，平素脾气急躁、注意力不集中等症状，曾就诊于当地医院，诊断“抽动障碍”，予可乐定（具体用量不详）治疗后，症状未见好转，家长自行停药后至我院儿科门诊就诊。刻下症见：频繁眨眼、噘嘴、耸肩、摇头，轻微头痛头晕，时作时止，偶有清嗓，口中重复无意义字句，注意力不集中，平素脾气急躁，容易冲动，口干口苦，时有梦语，夜寐不安，大便秘结，数日一解。舌质红，苔薄白，脉弦数。体格检查：体温 36.8℃，脉搏 105 次 /min，呼吸 22 次 /min，血压 90/60mmHg，体重 18kg。神清，舌质红，苔薄白，脉弦数。咽部稍充血。双侧甲状腺无肿大。双肺呼吸音清，未闻及异常呼吸音，双肺未闻及干啰音或湿啰音。心律齐，心音正常，各瓣膜听诊区未闻及杂音，无异常周围血管征。腹软，腹部可见数条紫纹，无压痛、反跳痛，未触及包块。肝脾肋下未触及，Murphy 征阴性，麦氏点无压痛，各输尿管压痛点无压痛。叩诊肝浊音界存在，肝上界位于右锁骨中线第 V 肋间，移动性浊音阴性，肝区无叩击痛，肾区无叩击痛，肠鸣音 4 次 /min。四肢关节无畸形、无浮肿。双侧足背动脉可扪及。神经系统检查：颈软无抵抗，病理征未引出。既往无高热惊厥、癫痫病史，否认癫痫等家族史。辅助检查：脑电图（2021 年 8 月 30 日）检查未见明显异常。头颅 CT（2021 年 8 月 30 日）未见异常。生化、电解质（2021 年 8 月 30 日）检查大致正常。微量元素（2021 年 9 月 2 日）检查大致正常。耶鲁大体抽动严重程度量表（YGTSS）：轻度。西医诊断：儿童抽动障碍。中医诊断：小儿抽动症（肝风夹痰证），治宜平肝息风，化痰开窍。郑健教授处方：天麻 6g，钩藤 15g，法半夏 6g，陈皮 6g，麸炒枳壳 6g，竹茹 6g，茯苓 10g，天竺黄 9g，全蝎 6g，僵蚕 6g，石菖蒲 6g，郁金 6g，蝉蜕 6g。7 剂，水煎，每日 1 剂，分 2 次餐后服。

二诊：2021 年 10 月 6 日。其母代诉：患儿耸肩、噘嘴症状较前减少，继续服用前方 1 周。

三诊：2021 年 10 月 13 日。家长诉患儿眨眼、噘嘴、耸肩、摇头、头痛头晕、清嗓等症状较前缓解，刻下主要表现为眨眼、摇头。在前方的基础上加菊花 6g，密蒙花 9g，葛根 6g，桂枝 4.5g。14 剂，水煎，每日 1 剂，分 2 次餐后服。

四诊：2021 年 10 月 27 日。家长诉患儿眨眼、摇头症状明显改善，时有发作，频次不多，调整方中药物，去掉全蝎、僵蚕，加乌梢蛇 6g，小春花 15g，丝瓜络 10g，搜风通络，化痰顺气。14 剂，水煎，每日 1 剂，分 2 次餐后服。

五诊：2021 年 11 月 10 日。其母代诉：患儿抽动症状基本缓解，上方加用当归 6g，生地黄 15g，滋阴养血，柔肝止痉，补其素体之虚，济其阴津不足，以制偏亢之阳，使阴阳互调。14 剂，水煎，每日 1 剂，分 2 次餐后服。

患儿经中药治疗 8 周，通过耶鲁大体抽动严重程度量表（YGTSS），对运动性抽动和发声性抽动的抽动次数、频率、强度、复杂性、干扰性进行 5 个方面评估疗效。结果：患儿治疗前 14 分，治疗 2 周后 5 分，治疗 4 周后 8 分，治疗 8 周后 3 分。疗效：治疗 4 周后好转，治疗 8 周后显效。

按语：本病的首要病机为肝亢风动，故平肝息风为其首要治法。临床采用息风止动汤（自拟方）加减治疗。由天麻、钩藤、地龙、乌梢蛇、白芍、小春花、胆南星、石菖蒲、枳壳、竹茹、郁金、甘草等中药组成。方中天麻、钩藤为君药，共奏平肝息风之效，《药性论》称赞天麻是“定风草”，《药性赋》认为“钩藤甘寒专解痉，功在清热熄肝风”；小春花、白芍、地龙、乌梢蛇、胆南星、石菖蒲为臣药，地龙、乌梢蛇、小春花、白芍协助君药清热平肝息风，胆南星、石菖蒲息风豁痰开窍；枳壳、竹茹、郁金为佐药，加强全方豁痰开窍化瘀之功效；甘草为使药，中和方中诸药之药性。诸药合用共奏平肝息风、清热化痰之效。还可根据临床表现进行加减。如眩晕、瞬目明显者，加密蒙花、菊花清肝明目；清嗓明显或者外感诱发而咽红者，加木蝴蝶、蝉蜕疏风利咽；喉中痰鸣音明显、喉间气逆喘息者，加青礞石、旋覆花、代赭石清热豁痰，降逆下气；擤鼻明显者，加辛夷、白芷、苍耳子宣通鼻窍；扭头歪脖者，加葛根解肌通络；上肢动作明显者加桂枝、桑枝通经活络；腹肌抽动者，加大甘草、白芍用量；四肢抽搐明显者，加全蝎、蕲蛇、僵蚕搜风通络；注意力不集中者，加五味子、益智仁、远志健脑益智；不寐者加夜交藤等；烦躁不宁，舌质红者，加栀子、淡豆豉清热除烦；纳呆腹胀、舌苔厚腻者，加厚朴、山楂、麦芽、谷芽下气消食。

【医案37】

郑某，男，9岁，2018年9月9日初诊。其母代诉患儿3个月余前无明显诱因出现不自觉颈项抽动、眨眼、弄鼻，患儿家属以为是习惯问题未及时就诊，抽动症状进一步加重，遂就诊于我院门诊。刻下症见：不自觉颈项抽动、眨眼、皱鼻，性格急躁，坐无不定，小动作频繁，纳食夜寐尚可，二便调，舌质偏红，苔薄白，脉弦。西医诊断：抽动障碍。中医诊断：小儿抽动症。辨证：肝风内动，痰热内扰证。治法：平肝息风止痉，化痰开窍醒神。治以涤痰汤加减。郑健教授处方：半夏6g、陈皮6g、茯苓10g、枳壳6g、竹茹6g、胆南星5g、菖蒲10g、天麻9g、钩藤12g、全蝎6g、僵蚕9g、小春花20g、密蒙花9g。7剂，水煎服，每日1剂，分2次服用。嘱患儿家属亲切与患儿沟通，鼓励其尽可能自我控制其症状。

二诊：2018年9月16日。其母代诉，患儿不自觉颈项抽动、眨眼、皱鼻症状明显减轻，但患儿夜间梦话多，口气晨起偏重，舌尖偏红，苔薄白，脉弦。予上方去全蝎、僵蚕，加乌梢蛇10g、栀子9g、淡豆豉9g。7剂，服法同上。

三诊：2018年9月23日。其母代诉，患儿偶见不自觉颈项抽动、眨眼、皱鼻症状，无夜寐梦话，无口气臭，舌质淡红，苔薄白，脉稍弦。予上方去胆南星、栀子、淡豆豉，加青礞石15g。7剂，服法同上。

随访：服药后患儿抽动症状消失，嘱患儿平时注意控制其动作。

按语：患儿眨眼、秽语、弄鼻3个月余，西医诊断为“抽动障碍”。古代中医未见对抽动症的明确记载，但从其发病机制与症状可归属于“肝风”“慢惊风”“瘛疭”等疾病范畴。抽动症首当辨其标本虚实，辨病位、病性。元代朱震亨《格致余论·阳有余阴不足论》：“主闭藏者，肾也，司疏泄者，肝也。”肝主疏泄，调畅全身气机，主藏血，藏魂，其声为呼，其变动为握，开窍于目。患儿平素性格急躁，坐无不定，日久致肝失疏泄，肝气郁滞，“气有余便是火”，火热蕴蒸，炼津为痰，肝气郁久化热则生风，风痰相窜，故见眨眼、弄鼻、不自觉颈项抽动等症；肝为心之母，肝风痰火内扰，扰乱心神，则见夜间梦话多。此患儿病位主要在肝，病性属实热，证属肝风内动，痰热内扰证，故当平肝息风止痉，化痰开窍醒神。

【医案38】

叶某，男，9岁。其母代诉：患儿21天前不慎从堤上跌下，破伤额角出血少许，1天前病发，症见牙关紧闭，继以面肌强直，状如苦笑，项背强硬，四肢挛急，但无明显抽搐，当即送往某医院，诊断为破伤风。家属将患儿抬回，求诊于王著础主任。患儿症状如前所述，苔白，脉弦。王著础主任认为证属风毒乘隙侵袭，伏而发病，即仿张锡纯氏逐风汤加减。处方：蜈蚣1g，全蝎尾3g，当归4.5g，生黄芪9g，羌活4.5g，钩藤9g，蝉衣3g，白芍15g，水煎服。

患儿服药5剂后，精神好转，牙关渐开，周身强硬较为灵活，但仍手不能握物，足不能行步，继即加入生地、乌豆、木瓜之品，藉以增强养血舒筋。药后日见好转，经调理月余竟告而愈。

按语：破伤风又名“金创痉”，指由皮肤破伤处受邪而致抽风的一种病症。病因为血虚不能养筋，风毒之邪由伤口入侵，流窜经络，甚则内传脏腑而成。治疗大法以祛风止痉为主。本例乃破伤风初起，邪窜经络，故取逐风汤为治。本方系张锡纯治疗破伤风之验方，原方药只六味，原为祛风镇痉、温养气血而设，今去独活加钩藤、蝉衣、白芍，意为儿童属于纯阳之体，用药不宜过于温燥。故患儿在服药5剂之后，所有症状已见改善，乃悟前人谓治风先治血，血行风自灭之意。继于前方中又加入生地、乌豆、木瓜，不但取其增强养血舒筋之功，而且又可制其蜈蚣、全蝎之辛烈，诸药合用，更能发挥其祛风镇痉的作用。且方中蜈蚣一味始终不去，正如张锡纯所谓“蜈蚣最善搜风……而其性甚和平，从未有服之觉瞑眩者”，真是经验之谈。

十三、小儿虫症

【医案 39】

陈某，男，14 岁，1961 年 7 月 21 日入院。患者于 1961 年 7 月 15 日发病，上腹部阵发性绞痛，持续性增剧，痛甚曾昏厥二三次，吐蛔虫 3 条，汗多口渴，食欲锐减，便秘尿赤，曾在某医院诊治，诊断为胆道蛔虫病后，来院求治。体格检查：体温 38℃，脉搏 100 次 /min，血压 98/80mmHg。发育中等，急性病容，精神倦怠，面赤唇红，心肺正常。剑突下有明显压痛，腹软，肝脾未触及。脉弦数，舌苔黄糙。王著础主任拟诊：木横胃热，夹蛔作祟（胆道蛔虫病偏热型）。治法：平木和胃，清中安蛔。处方：龙胆草、川楝子各 9g，白芍 15g，沙参 12g，枯芩 6g，吴茱萸炒黄连 3g，延胡索、煮半夏、毛柴胡各 4.5g，乌梅 2 枚。2 剂，每日 1 剂，水煎服。

1961 年 7 月 24 日，患者上腹部疼痛消失，但有发热口干，脉仍弦滑有力，舌苔黄燥，大便未通，小便黄赤。处方：沙参 18g，煮半夏、毛柴胡各 4.5g，黄柏 6g，黄连 3g，白芍 15g，乌梅 3 枚，大黄、川楝根、使君子各 9g。

1961 年 7 月 25 日，患者药后大便通畅，下蛔虫 17 条，脉转缓和，舌苔亦渐退，胃口转佳。

1961 年 7 月 26 日痊愈出院。

【医案 40】

林某，男，4 岁。其母代诉：患儿 1 个月来面黄肌瘦，腹大，经常脐周胀痛，多在饭后发作，纳食减退，口干不多饮，便溏，溲利，舌淡红，苔薄白，脉濡数。王著础主任认为证系虫积交侵，脾失健运，乃疳证初成，急宜图治，法取消补兼施，佐以驱虫，方取肥儿丸加减。处方：太子参 15g，白术 5g，炙甘草 3g，川楝子 12g，乌梅 6g，胡黄连 3g，白芍 9g，黄连 3g，木香 3g，麦芽 9g，谷芽 9g。每日 1 剂，水煎服。

患儿服 2 剂腹痛止，胃纳增加，予原方加使君子等驱虫之品，服 2 剂后，得下蛔虫数条。不久即告恢复健康。

按语：“蛔厥”之症，现代医学称为胆道蛔虫病。多由饮食不节，或驱虫不当，以及人体偏寒偏热，或寒热错杂等原因，使蛔虫上窜，钻入胆道。此时治法：如痛剧先予安蛔为主，佐以温中或清胃，或寒热两法并用，至病势稍缓，即予驱蛔。医案39患者为偏热型，由于木郁气滞，热蕴虫动。方中以龙胆草、黄芩清热平肝；川楝子、延胡索理气止痛；柴胡、白芍、半夏疏肝和胃；乌梅、吴茱萸安蛔。患者药后痛止，即给川楝根、使君子等驱虫药，并加入大黄以助泻下。医案40属偏虚寒型，方中以太子参、白术、麦芽、谷芽、炙甘草健脾和胃；川楝子、木香理气止痛；黄连清中；乌梅、胡黄连安蛔。投2剂后痛停，随加使君子等驱下蛔虫而愈。至于遇有寒热错杂病例上述两法可相互参照使用。

医话医论篇

一、论闽派中医儿科发展与特色优势

南北朝时期，在医事分科中首先将小儿科载入史籍的，见于《隋书》，这也表明小儿医学在两晋南北朝时期已有所发展，同时也出现了有关小儿医药的专著。成书于唐末宋初的《颅囟经》，经清代辑佚后成为我国现存最早的一部儿科专著。宋代钱乙精研《颅囟经》，专攻儿科40余年，他撰著的《小儿药证直诀》是我国也是世界上较早、较实用的儿科专著，奠定了中医儿科学独立理论和实践体系的基础。此后，中医儿科名医辈出，儿科论著精彩纷呈。闽派中医人才济济，家学渊源，底蕴深厚，特色鲜明，如一代名医董奉、苏颂、杨世瀛、郑樵、蔡元宝、朱端章、李迅、宋慈、陈修园等。据俞慎初主编的《闽台医林人物志》统计，宋代是闽派中医药繁荣昌盛的第一个高峰时期，也是八闽文化形成的鼎盛时期。从历代成名医家和传承著书来看，闽派中医药以妇、儿科和中药学见长。

（一）宋代闽派中医儿科的发展

1. 闽派中医儿科初始于南宋的朱端章。朱端章为福建长乐人，是一名称职的地方官，也是一位著名的儿科医家，著有《卫生家宝小儿方》《卫生家宝方》《卫生家宝产科方》《卫生家宝汤方》。《卫生家宝方》的第1~6卷分别为内、外、妇、儿各科病证验方。《卫生家宝产科方》收集了宋以前的众多医学名家的产科、儿科的经验方，内容涉及妊娠、临产、产后诸症、新生儿护理及婴儿常见病的治疗等。《卫生家宝产科方》卷八还列有“形初保育”篇，重视婴儿的保育和哺养，汇集了巢元方、孙思邈、张涣、钱乙等著名医家有关新生儿、婴儿护理、哺育的论述，参众所长并融于一体，分门别类加以阐述，重点介绍新生儿的护理、拭口、断脐、洗浴、婴儿哺养、体格锻炼等16种保育法。篇后附有5种新生儿常见病的证治，例如初生儿拭口，对于初生儿口中秽液，他采录了《备急千金要方》的“以棉裹指拭口”法和《小儿集验方》的“洁净旧软帕”裹指蘸“井华水或微温水”拭口法，方法简便，在当时有一定的实用价值。同时又收录了《肘后备急方》及《小儿集验方》中以黄连、甘草药汁拭口法，有助于清解胎毒，此法流传至今。又如新生儿及婴儿保育，因为“小儿初生，肌肤未成”，护理特别重要，为防上损伤皮肤，他引用巢氏之法，用“故絮著衣，莫用新棉”，但“不可令衣过厚”，以免“害血脉，发杂疮”。同时又强调，婴儿从小应加强锻炼以适应外界环境，“天和暖无风之时，令母将抱日中嬉戏，数见风日，则血凝气刚，肌肉硬密，堪耐风寒，不致疾病”。这些主张对小儿保健均有重要的指导意义。对于婴儿喂养，重视乳母的身体状况，“形初保育”篇规定乳母“春夏切不得冲热”“秋冬勿以冷哺乳孩子”“醉后不得哺孩子”“如不禁忌，即令孩子百病并生”。又指出，婴儿除哺乳外，应及时增添辅食，如引钱乙之见“半年以后宜煎陈米稀粥，取粥时时与之；十月以后，渐与稠粥烂饭，以助中气”，确系经验之谈。婴儿的体格锻炼，朱氏取效张涣之法，半岁“当教儿学坐”，二百日“当教儿地上匍匐”，三百日“当教儿独立”，周岁“当教儿行步”，不可“抱儿过时，损伤筋骨”。从这些记载中可见朱氏育儿经验之丰富，也反映当时中医儿科学的水平。

2. 南宋时期福州名医杨士瀛对儿科殊有建树。杨士瀛，字登父，号仁斋，闽三山郡（今福建省福州市）人，家世业医，至其父尤精。杨氏治学严谨，对《黄帝内经》《难经》等中医经典及仲景学说，无不潜心钻研，对晋唐以后的医家名著，亦多博览精读，深究医理，且能融会贯通，自树一家之言，以自家之明而示人，“割前哲未言之蕴，摘诸家已效之方”。例如，提出著名的“气为血帅”的理论，在气血理论研究方面作出了重要贡献；倡导“凡人以胃气为本”的学术观点，重视小儿脾胃；推广诊断小儿的虎口三关法；创新治痘三法和先补后攻治疗疳证等，在脉学、伤寒、儿科及内科杂病方面多有成就。杨士瀛一生撰有多部医学著作，据史书记载主要有《伤寒类书活人总括》《仁斋直指方论》《仁斋小儿方论》《医脉真经》《医学真经》《脉诀》《察脉总括》等，因其年代较远，其医籍多有散乱和遗失。明代朱崇正于嘉靖二十九年（1550 年）将杨氏部分医书补遗和重刊，清代《四库全书》及鲍泰圻的《鲍氏汇校医学四种》中又将杨氏的医书再版传于世，故现存有《仁斋直指方论》《伤寒类书活人总括》。杨士瀛的学术思想主要在《仁斋直指方论》，此书是一部专论儿科临床证治的医书，全书共分五卷，细分为初生、变蒸、惊、中风、疳、积、热、伤寒、脾胃、丹毒、杂症、疮疹12 类，系统阐述了儿科常见病症的诊断与治疗，内容丰富，理法缜密，对后世中医儿科学的发展起到促进作用。杨氏儿科临证师法北宋儿科名医钱乙，并阐发钱乙有关小儿生理病理特点的论述，指出“小儿脏腑柔嫩，易实易虚，易冷易热”“小儿神气嫩弱”“脏腑娇嫩”等，强调小儿形体娇弱和病变迅速的特殊性。在儿科临证施治方面，杨氏能顾及小儿的体质特点，告诫儿科临床应“慎用药”，“谨勿妄投通关利膝等剂”，“切不可过用寒凉及银、粉、巴、硝”等攻下之品，如果“不当用而用，或当用而过焉”，不仅易于损伤脏腑功能，而且能导致病情恶化，“必生他证”。因为小儿“脏腑柔弱”“易虚易实、易冷易热”的生理病理特点，杨氏特别强调对儿科疾患应诊断准确和用药对症，重视“目视指切”，注意对小儿各种临床体征的观察和切诊，以及婴幼儿指纹诊察法的运用，对儿科常见病症所出现的神态、面色、五官、四肢、毛发、唇齿及二便等方面的异常变化均有详细描述。杨氏善于运用钱乙的五脏辨证方法，以钱乙的五脏辨证为基础，并与八纲辨证紧密结合，临床灵活运用。杨氏十分重视顾护小儿脾胃，由于脾胃为后天之本、气血生化之源，脾胃失调是导致儿科多种疾病的重要原因，在书中特撰“脾胃”专篇，论述脾胃虚实证治，临床时慎用攻伐药物，重视调护脾胃，体现其对儿科脾胃的重视。杨氏擅长治疗惊、疳两证，善于诊察小儿惊风的临床症状，据证辨治，最早把惊风的各种证候概括为“四证八候”。他认为小儿惊风证“皆因脏腑虚而得之，虚能发热，热则生风，是以风生于肝，痰生于脾，惊出于心，热出于肺，而心亦主热”，因此，把“惊，风、痰、热”合为四证。四证已具，八候生焉，搐、搦、掣、颤、反、引、窜、视，曰为八候。他以四证八候作为惊风的论病之纲，并进一步阐述了惊、风、痰、热的病理机制，认为“心家受热而积惊，肝家生风而发搐，肝风、心火二脏交争，血乱气并，痰涎壅塞，所以百脉凝滞，关窍不通，风气燔盛而无所泄”导致惊风发病，出现“热盛生痰，痰盛生惊，惊盛生风，风盛发搐”之候，治疗上提出“治搐先于截风，治风先于利惊，治惊先于豁痰，治痰先于解热”的治疗步骤，并详细介绍了治疗急惊风的通关定惊法、截风定搐法、治惊轻下法、治惊稍重下法、治惊重下法、和胃助气法、定志宁神法 7 种治法，并附 43 首药方，其中多数是杨氏的经验方，为后世儿科医家所效法。杨氏治疳，注重小儿脾胃虚和食积的病机特点，临床善于运用消积和胃法。杨氏临证重视小儿痫证诊治，以钱乙的五脏痫证理论为基础，把痫证分为惊痫、风痫、食痫三种证型，又以阴阳为纲，作为临床辨证施治的依据，临证治疗提出“通行心经，调平心血，顺气豁痰”的痫证治疗原则，其有关论述，为宋代以后的多部儿科医书所收载。

（二）明清时期闽派中医儿科的发展

1. 明代闽派中医儿科医家聂尚恒，字久吾，少习举业，历任庐陵（今江西省吉安市）教谕、抚宁（今河北省抚宁县）知县、福州府（今福建省福州市）治学教授、宁化知县。聂氏为官的一生中，同时精研岐黄，潜心医术，博览方书，在公事之余为人治疾，活者不计其数，写下了《活幼心法》《痘疹活幼心法》《痘疹论》《医学汇函》《奇效医述》等多部医学著作，尤其在儿科痘疹和治痢方面，经验丰富，成效卓著。聂尚恒之子聂杏园继承父志，弃仕途而终生专力于医。《活幼心法》全书共9卷，主要论痘证、疹证、幼儿杂证，详载各证尤其是痘证的辨治与方药，从病因病机、临床症状及调治方药方面进行分析讨论，在存录历代前贤有关论治痘疹的理论和经验的同时，对诸家优弊进行比较，然后提出自己的见解，发前人之所未发，是一部论述痘疹的专著。聂尚恒重视气血在痘疹发病过程中的重要作用，提出"痘疮全凭气血成功"，"痘毒之气实发于五脏，全赖气血通畅运送毒气出于体外"，使痘疹化浆结痂后病愈。并从痘的形态来辨别气血盛衰，治疗上重视及时补足气血。聂氏认为治病必先辨虚实寒热，尤其是痘疮，若辨不明则用药必错，造成严重的后果。"聂氏集痘疹之大成，开幼科之法眼"，其辨证也，简而明；其立方也，精而切。

此外，明代还有闽县郑大忠，集各家论述编辑成《痘经会成保婴慈幼录》(一名《痘经会成》)；闽县医家齐德成，世代业医，至德成技术尤为精湛，擅长小儿科，著有《全婴宝鉴》。

2. 清代闽派中医儿科医家周士祢专事儿科，对小儿惊风、疳积、痞癖等常见疾患辨证准确，立法得当，处方用药合理，临床多有特殊疗效。周氏撰有《婴儿论》，其书编写体例类似《伤寒论》《金匮要略》，每篇病脉证治示人以病与证结合的意义，是中医病证结合的雏形，从论述病因病机开始，继而根据儿科病症的特点，病情的复杂变化，提出主证，然后据证提出治法，利于学者掌握该篇所述疾病的证治规律。此外，还对每种病症的定义、病机、治法与处方详细加以分析、比较、鉴别、说明，其论实用精当，实补张仲景对于儿科之所缺。周氏辨病重视四诊合参获取病证信息，对于不善于言语表达的婴儿，特别是在初生儿的辨治中，望、闻、切三诊尤其重要。周氏论治亦多遵从经典，对于小儿外感寒热病症的辨治，基本是按照仲景六经辨证论治之法，同时采纳了后世众多医家的论治经验，参入自治的验方。《婴儿论》重点分析了阳痫、阴痫、惊痫、急惊风、慢惊风等多种带有精神症状疾病的病脉证治，其中还论及其他中风相关病症，包括脐风、破伤风、暴卒、中暍、虫惊、虚惊、客忤、中风等急症、危症、重症的辨证与抢救措施，提出“急惊者宜寒泻方，慢惊者宜温养方”的治疗原则。周氏根据临床，明确疳病为脾胃病，疳证因发病原因不同而有不同的类型，如疳癖、谷瘕、缺乳疳、脑疳、疳眼、疳泻、热疳、阏冷疳、疳劳等。周氏还以三焦分论小儿病，涵盖了儿科常见全身性疾病，上焦病包含膈以上部位的儿科常见病症，包括头面五官诸疾；中焦病包含小儿腹部、胁下各种疼痛性疾患及癖块、癥结等病；下焦病包含小儿的大小便异常以及疝肿、梦遗、阴部疾患和脚气、痹、痿等病脉证治。其论遵经典，从仲景，以中医辨证论治的理法来辨治婴儿疾病，采纳了历代医家效方验方，更在大量临床实践中创制了不少验方。周氏还专辟“护养”篇于书末，提示人们调理养护的重要性和具体做法，即首先不要溺爱，不要穿戴过暖，小儿稚阳之体，宁可让其“受三分冷”，以适应四时之气的变化。对于饮食，周氏在书中多处强调其在养护中的重要性，认为“病多从口成，乳后勿与食，食后勿与乳”，杂食与乳食要错开，不可过量，要求“吃七分饱”就行，免积滞不化之病。饮食原则上要求“儿吃热勿吃寒，吃软勿吃硬，吃少勿吃多”，病中不可贪食，要控制其饮食；病后不可强食，否则易导致食复之证。而对于机体的康复，则认为食养远胜过药补。《婴儿论》一书后传入日本，受到日本医家的高度重视，认为“周氏之精哑科，犹叶生鉴病于镜，脏腑癥结，了然可知”。

3. 清代闽派中医儿科名医邓旒，自幼聪颖胜人，读书业儒，过目成诵，时有学习医经，略知医术。27岁时其妻张氏因病去世，激发其治病救人之心，遂以毕生精力勤究岐黄之术，博览医书，探求良方，足迹遍布八闽，涉及江浙和台湾地区一带。嘉庆年间邓氏曾在广东学牛痘接种术，后回省推广。邓氏擅长儿科，尤精麻痘证治，晚年著有《保赤指南车》一书，图文并茂。该书以儿科为重点，兼有内、外、妇科杂症以及中毒急救的诊治方药，均有独到见解，以此闻名海内外。邓氏对儿科杂症和麻痘防治有较详尽的论述，认为小儿“外感六淫，风寒火邪易袭，内因诸症，心肝脾肺为多”，以望气色、察指纹、闻声音、辨部位来诊断病情，提出“三岁以前验指纹，五龄于上脉参论。观颜闻气须兼力，好手医人切莫昏”，撰有“观面部五色歌”“察形辨色总歌诀”“察色断病歌”“指纹断病歌”“食指三关歌”“审纹断病歌”和“察额脉断病歌”等内容，补充儿科四诊方法，对临床很有指导借鉴作用。此外，邓氏还总结了在其他杂症治疗上的经验。邓氏分析小儿惊风四十余种，所用针灸药治诸法，均是经验之谈，很有借鉴意义；在“麻科精论”中率先指出“疹虽胎毒，却因时令不正，男女传染而成”，提出隔离诊治，对麻疹的预防、护理、治疗叙述颇详，并善用活血化瘀方药治疗麻疹危重急症，总结出麻疹八十一种并发症的辨证论治，大多为经验之谈；邓氏根据天花的流行情况，注重气候、时间和小儿身体差异的影响；博采前人经验，创制诞生第一单方，即将新鲜脐带煅制存性研末，用当归、生地黄煎汁喂幼儿服食，可以“终身永无疮疹，兼除百病”，相当于现代自动免疫法，率先赴广东学习接种牛痘方法，并在《保赤指南车》中具体阐述了牛痘苗的采制、保管、接种方法等。陈修园的《南雅堂医书全集》是清代较著名的医学丛书，陈氏博览医书，临证经验丰富，著述较多，丛书内容十分广泛，涉及医经、本草、医论等基础理论，包括《伤寒论》《金匮要略》内容精华，以及内、外、妇、儿、五官等临床各科证治，是临床较好的参考书，在普及医学知识方面有较大贡献。

此外，清末南安人洪泽秋家藏秘本《活婴金鉴》，是一部记载辨证诊疗的儿科专著，流传于闽南等地，1991 年由林禾禧、陈文展等人注释。陈扬祖，字耀甫，清代福建长乐县江田人，专于幼科痘疹，有奇效，著有《痘疹新书》。还有熊宗立的《妇人良方补遗大会》《类证陈氏小儿痘疹方论》2 卷及《类证注释钱氏小儿直诀》10 卷，郑大忠的《痘经会成保婴慈幼录》，齐德成的《全婴宝鉴》，黄鸿元的《小儿科秘论》，黄作宾的《小儿秘诀》，魏秉章的《保赤新编》等亦有一定影响。

（三）近代闽派中医儿科的发展

1. 近代著名医家、中医教育家吴瑞甫，福建同安人，祖辈七代咸以医名。自幼力学不倦，博览历代医学，曾评注、校订宋代医书《圣济总录》和陈无择的《三因极一病证方论》。吴瑞甫重视医疗经验的总结，一生著述颇丰，著有《中西温热串解》《删补中风论》《新订奇验喉证明辨》《中西脉学讲义》《评注陈无择三因方》《校正圣济总录》，自编讲义《伤寒纲要》《四时感症论》《中医生理学》《中医病理学》《传染杂病学》《内科学》《妇科学》

《儿科学》等16种，还主编《厦门医药月刊》《国医旬刊》等医学杂志。

2. 福州桂枝里陈氏儿科，享盛名二百多年。陈氏其祖少邱于清代乾嘉年间从河南迁居榕城，其四世医燮藩精痘疹，五世医笃初，六世医逸园、桐雨，均为福建儿科名医。陈桐雨为福建省名老中医，行医近五十年，不仅擅长温病，对杂病辨证也有见地，晚年还致力于急症重症的治疗探索，著有《陈桐雨儿科医案医话选》一书，该书分为两大部分，分别介绍麻疹、杂病。陈桐雨先生幼传家业，广采众长，临证数十年，活人甚众，主张“活幼全婴，燮脾为先，动和相济，寒热勿偏”。陈氏总结了治疗麻疹，以及治疗顽固性呕吐、巨结肠、五软、急惊风等疑难疾病的经验。其临床诊疗特色突出表现为：①调理脾胃，动和相济。如脾胃娇嫩，积湿生痰；斡旋中宫，必兼疏木；健脾宜动，切忌壅补；养胃滋阴，润燥开关。②阳热虎踞，清凉涤燔。如寒风贼表，温凉齐下；外邪化热，清里为重；杂病多火，慎辨虚实。遣药入微，自出杼轴。如用药宜精，轻灵悠长；通权知变，奇兵挥戈；泻胃清肺，妙施石膏；邪热伤津，苦甘互进；惊痰作祟，金蝉冠玉。

3. 李氏中医儿科原籍永泰，迁居福州苍霞之滨百有余年，子孙一脉相承，五代传人子光，幼承庭训，善读古著，精幼科，擅痘疹，多以飞针拯救危急患儿，活人无数，驰誉榕城。著有《杏园老人论医集》《李子光临诊医案汇编》等书。其子学耕早年随父侍诊学医，尽得其传，曾任教于福建中医学院，桃李满天下，著有《小儿飞针疗法》一书，由福建科学技术出版社出版。该书介绍李氏用飞针治疗小儿急症如高热、惊痫、昏迷、痉证、呕吐、泄泻等有捷效，亦可用于疳证等慢性疾病。其临床诊疗特色突出表现为：①幼幼哑科，尤重望诊。②阳热居多，清解唯要。③注重脾胃，善扶脾阳。④重视阳气，善用通阳。并形成以下诊疗特色：辛温复辛凉，治表兼治里；温热湿热，区分性质而治；急难重症，飞针回春；遣药精当，通阳护本等。

4. 闽派郭氏儿科始祖郭有良为清代名医，其医学传承于郭永淦（郭秋泉）、方澎桐、郭云团、郭小团和学生王著础、陈明生、叶冠峰、王立卓、王美聪、郑健等。郭氏儿科第五代代表性传承人王著础，福州鳝溪人，15岁在老师林朝尧指导下初探医籍，17岁师事福州名医郭云团，其师出生于名医世家，精于儿科，对时疫温病尤其擅长。王氏过从其门，潜心钻研温病学及儿科专著，临证尽得其旨，更进博采医家各派之长，广搜民间单方，取其精华，用于临床，注重脏腑论辨证，善遣经方奏捷效，倡行化瘀疗痼疾，用药轻灵重祛邪，巧用草药治顽症，善用虫药解难症，病证相辨求疗效。王氏擅长治疗小儿咳嗽、泄泻和肾病，临证用药丝丝入扣，方简效著，著有《中医预防医学概说》《王著础临床治验选编》等书。其临床诊疗特色突出表现为：推崇钱乙重脾胃，勤研修园精辨证，四诊合参问诊先，望诊尤须重舌诊，注重脏腑论辨证，善遣经方奏捷效，倡行化瘀疗痼疾，用药轻灵巧祛邪，巧用草药治顽症，善用虫药解难症，擅长温病疗时疫，病证相辨求疗效。

5. 塔移影林氏中医儿科始于开芳，二百多年已历八代。近代寿淇精治喘证、泄泻等常见病及疑难疾患，学术传于其侄景堂，林景堂是林氏儿科第七代传人，为福建省名老中医，他重视临床实践，博览、研究、活用中医经典著作及儿科群书，勤于钻研《医宗金鉴》，取其精华，用于临床，颇有心得，对泄泻、痢疾、喘证等儿科常见疾病殊有专长，与福建省著名西医儿科专家叶孝礼长期科研合作，其治泻成果尤为国内同仁推崇。《林景堂医案医话》由林恒英等整理，包括林氏医案 30 多则，如疳证、积滞、哮喘、泄泻、惊风等治疗经验，内容翔实，实用性强。林景堂与叶孝礼合著《新生儿临床手册》，该书以儿科基础知识及儿科临床常见疾病防治方法为主，联系临床实际，将历年来中西医临床行之有效的防治方法重新整理，荣获全国医药卫生科学大会奖，深受国内儿科专家好评。其临床诊疗特色突出表现为：治法崇尚清滋，求索治泻新知，论治贵在权变，积滞重在运脾，降逐痰火治癫，辨析“脑病”六法等。

6. 连江陈氏中医儿科，儿科世家，祖传十代。第九代传人为陈建桐，擅种痘，长治麻疹之术，临证通权达变，运药神奇。建桐身后传其子宜根，为十代传人，幼承家学，又受业于福州中医专门学校，从医六十余年，学验俱丰，为首批全国老中医药专家学术经验继承工作指导老师。陈宜根著有《中医儿科证治要诀》，介绍了中医儿科基础知识、新生儿疾病和小儿常见病，并附有医案。该书根据祖传经验及作者五十多年临床心得撰写而成，具有很好的临床指导意义。其临床诊疗特色突出表现为：治泻要诀，周全创新；厌食证治，应策六法；哑科遣药，心得十要；芽儿罹病，外治功捷等。

7. 闽派张氏中医儿科始祖福慧上人，清末福州怡山长庆寺（西禅寺）方丈，为一代著名医僧。张氏中医儿科第三代代表性传承人张贞镜，一生苦读，博采众方，勇于创新，医术精湛，治病常施针法，遣药灵活独特，善用扁头针、婴儿皮肤针，研制点舌丹、乳菰灵丹、戊己散等特色中药制剂，以“一针开口噤，一丸定惊病”而蜚声榕城，被誉为幼科巨臂，名列《福州地方志》医界之榜首。张氏儿科，历经六世200余年，积累了丰富的临床经验，形成独具特色的诊疗方法，治疗手段别出心裁，以“一针开心噤，一丸定惊痫”而享誉八闽大地。张贞镜著有《中医汉字八音字典》《张氏祖传医方秘籍》和张氏祖集家方《保赤心书》《祖传婴冲秘旨》《张贞镜临床医案》等医著，计有300多种经验方和秘方配药。其临床诊疗特色突出表现为：①针药结合，内外兼施，采用针、推、药三位一体的治疗方法；②注重运脾，佐以消导；③治病求本，本于阴阳；④注重四诊，审证求因。

此外，近代名医余勉堂，漳州人，出生于医学家庭，少时入私塾，后读师范。其父为当时闻名儒医，余勉堂深受其父的熏陶及影响，勤奋好学，秉承父亲医业。早年就随父从事诊疗活动，并阅读历代医学著作，深入研读《黄帝内经》《伤寒论》《金匮要略》《神农本草经》等经典医书，博览历代医家名著，涉猎名医验案，集思广益，融会贯通。其临床诊疗特色突出表现为：强调审证入微，见微知著，视外揣内，辨证精明，立法严谨，处方灵活，遣药机变。

近代儿科名医郑起英，福建省龙岩市人。出身于中医儿科世家，祖父郑养钟、父亲郑景轩均以擅长儿科闻名遐迩。郑起英精通中医经典、幼科专著和家传秘本。他先后在龙岩寿堂氏、熙春、仁济堂、杏仁春等药房行医，求医者甚众。郑氏擅长儿科，根据“小儿稚阳之体，阴常不足，阳常有余”的理论，用药多为滋阴，并遵循“五脏之中肝常有余，脾常不足，肾常虚，心热为火同肝论，娇肺遭伤不易愈”的观点，注重调理肺、脾二脏，尤其对治疗小儿潮热、疳热、腹泻、疳积、麻疹、乙脑等有丰富的经验，享有盛誉。

（四）闽派中医儿科的特色与优势

闽派中医儿科学发展至今，已逐步形成自己的特色和优势，主要体现在以下几个方面：第一，历代名家博采众长，传承发扬，融汇临床，著书立说，百花齐放，百家争鸣；第二，家世业医，数代相传，勤于钻研，善于总结，广纳众家之长，融以家传经验及个人心得，传承创新，特色纷呈，代有人杰；第三，善研经典，精于临床，注重脏腑论辨证，善遣经方疗痼疾，对小儿肺系疾病、脾胃病、肾病、温疫之病及小儿外治疗法等深入研究，优势突出，疗效显著。

二、论病证结合的中医临床思维

（一）症证结合是中西医结合临床最有效的诊疗模式

辨证论治是中医认识疾病和治疗疾病的基本原则和方法，是中医临床的特色和优势，是运用中医望、闻、问、切四诊方法收集患者所表现出来的症状、体征等病情资料，以中医基础理论为依据，采用八纲辨证、脏腑辨证、卫气营血辨证、三焦辨证等方法，通过分析、归纳、综合以判断疾病当前的病因病机和病位病性，确定相应的治疗原则和选方用药，体现中医的整体恒动观和天人合一的整体观，重视人体内在的抗病能力，强调具体情况具体分析的个性化和精准性。然而，中医辨病和辨证主要依据患者的主观描述与医生的主观判断，中医辨病常常为症状性病名，多以临床症状来命名，如水肿、咳嗽等，缺乏客观的检查指标和诊断标准。

现代医学以辨病为要，借助现代科学的理论和工具，通过物理、生化等多方面的检查，用定量、定性的直观数据阐明疾病的致病原因、发病机制、局部组织器官的病理变化等，重视局部的器质性和功能性变化，运用现代科学技术和手段对疾病施行诊断和治疗。西医辨病是建立在形态学、病原微生物学、免疫学、生物化学、流行病学等直接观察的基础上，对每一种疾病发生发展过程中的具体变化均有比较详细的观察和论述，并有一定的检测指标来判断，但是容易忽视环境对人体的影响（如中医天人合一的整体观）及患者的个体化表现。

现代医学的症状、体征反映机体的生理、病理变化；中医学的证也是病因、病机的外在表现。中医的“证”属于现代医学“症”与“征”的范畴，现代医学的一病可以有中医的数证，中医的一证亦可包括现代医学的数病。例如，中医儿科肾脏病常引进现代医学“病”的概念，借助西医病名、指标使中医病症诊断更加客观化、标准化，病证结合可以提高临床疗效。近年来，我们对于小儿原发性肾病综合征（primary nephrotic syndrome，PNS），在采用西医辨病治疗的同时结合中医辨证论治，根据疾病发生发展的不同阶段进行精准辨证分型，立法选方用药，取得良好的临床疗效。例如笔者应用病证结合的方法治疗难治性 PNS 患儿 60 例，结果有效率 76.19%，复发率 33.3%，其疗效明显高于单纯西药对照组（$P<0.01$），达到国内先进水平。临床实践证实，中西医结合的治疗方法明显优于单纯中医或西医治疗。临床上常常在辨病的基础上，根据本病的证候特点和发病演变规律进行中医辨证分型。如小儿 PNS 是以脾肾功能失调为中心，以阴阳气血不足为病变之本质，以风邪、湿邪、瘀血为病变之标，表现为本虚标实，虚实夹杂之证，临证中首先要明确标本虚实之主次。病变早期水肿较甚（激素治疗前），临床表现以脾虚湿困证为主，多兼有标实表现，标实表现需明辨风热、湿热、湿毒、气滞、水停、瘀血之偏颇；激素治疗以后，水邪退却，尿蛋白持续不消，病变重在脾肾两虚，同时可兼夹有风邪、湿邪和血瘀。临床辨证，脾肾两虚证要细辨气虚、血虚、阳虚、阴虚之不同，兼证要明辨风寒、风热、水湿、湿热、气滞和血瘀之差异。本证以脾虚湿困证、脾肾两虚证为基本证型，在疾病早期或水肿期，以脾虚湿困证为多见，在水肿消退期，根据激素诱导期、减量期、维持期和停药期的不同，临床上常表现为阴虚火旺证、脾肾气虚证、脾肾阳虚证和肝肾阴虚证之不同。在整个疾病过程中都可出现外感、水湿、湿浊、湿热（毒）和血瘀兼夹之证，以此作为标证的常见证型，而肾虚血瘀证常贯穿于疾病的全过程，尤其是疾病后期或反复发作的患儿。中医的肾虚血瘀证亦可见于现代医学的小儿肾病综合征、急性或慢性肾小球肾炎、紫癜性肾炎、狼疮性肾炎等疾病的发病过程中，临床中都可选择益肾活血法进行选方用药，中医辨证，西医辨病，病证结合，优势互补。应用中医辨证的灵活性、精准性和整体观，借助西医病名、检测指标使中医病症诊断和疗效评价更加客观化、标准化，尤其是临床上无症可辨的情况下，可应用疾病发生发展的演变规律采用微观辨证和分期辨证的方法，在临床中常常可以获得较好的疗效，不仅促进了中医辨证论治的客观化、标准化和规范化，而且逐步形成了辨病论治与辨证论治相结合、微观辨病与整体辨证相结合、同病异治与异病同治相结合，以及辨病论治与分期辨证相结合的中西医结合医学独特的诊疗模式，促进了中西医结合临床疗效的提高。临床中常采用两种中医临证思维方式：一是辨证组方辅以辨病选药，一是辨病组方辅以辨证选药，两者相互补充，灵活应用。

（二）辨证组方辅以辨病选药是中西医结合最主要的临床思维方法

辨证组方辅以辨病选药是中西医病证结合的常用临证思维方法。例如，小儿肾病综合征、紫癜性肾炎、狼疮性肾炎、乙肝相关性肾炎、IgA 肾病等，在疾病发生发展过程中的某一阶段（如疾病后期或反复发作的患儿）都可表现为肾虚血瘀证，临床不仅要观察腰膝酸软、畏寒肢冷、小便清长、头晕耳鸣、牙齿松动脱落、短气喘逆、皮肤粗糙、色素沉着、肌肤甲错、肝脾肿大、面色晦暗、舌质紫暗、瘀斑瘀点等症状，还应包括现代医学研究的最新成果，特别是某些无 / 或轻微临床症状的肾病患者，必须辨证与辨病相结合，从疾病的发生发展规律和现代科学微观指标来认识疾病的本质，才能获得正确的诊断和满意的疗效。肾虚为本，血瘀为标，两者相互影响，互为因果。临床中我们应用清解肾康灵组方治疗肾虚血瘀证的小儿 PNS（福建中医药大学附属人民医院协定处方：生地黄、山茱萸、山药、茯苓、牡丹皮、三七、黄芪、绣花针等），在辨证组方的基础上加以辨病选药，如 PNS 患儿表现为大量蛋白尿，可酌情加入玉米须、石韦、太子参、苍术等；若为紫癜性肾炎的大量血尿，常常加入水牛角、赤芍、牡丹皮、白茅根等；若为狼疮性肾炎、乙肝相关性肾炎、IgA 肾病而表现为蛋白尿和血尿的患儿，可酌情加入玉米须、太子参、积雪草、三七、琥珀等。小儿 PNS 患儿在疾病初期或复发时，临床表现为脾虚湿困证，中医治疗常用五苓散合五皮饮组方；在大量激素治疗的诱导期临床多辨证为阴虚火旺证，临床常用知柏地黄汤组方；在激素减量或撤减期，临床常辨证为脾肾气虚证或脾肾阳虚证，常选用肾气丸组方。在此辨证组方的基础上，若水肿明显加车前草、石韦、积雪草等；若尿蛋白明显加玉米须、石韦、生黄芪、苍术等；若血尿明显者加白茅根、仙鹤草、小蓟、蒲黄炭等；若气虚明显者加黄芪、太子参、白术等；若阳虚明显者加菟丝子、淫羊藿、冬虫夏草等；若阴虚明显者加知母、鳖甲、旱莲草、女贞子、枸杞等。小儿患上呼吸道感染者，临床上可以表现为风寒型、风热型、时疫型等，辨证选方分别为荆防败毒散、银翘散、银翘散合普济消毒饮。在辨证组方的基础上辨病选药，如化脓性扁桃体炎可酌情加黄芩、浙贝母、射干、玄参等；变应性鼻炎可酌情加辛夷花、苍耳子、徐长卿、乌梅等；疱疹性咽峡炎可酌情加入板蓝根、贯众、马勃、山豆根等；结膜炎可酌情加入薄荷、蝉蜕、菊花、桔梗、射干等。

（三）辨病组方辅以辨证选药是中西医结合最常用的临床思维方法

辨病组方辅以辨证选药是中西医病证结合另外一种临证思维方式，与上述临证思维可以相互补充，灵活应用。例如，小儿 PNS 的初期或复发时，临床表现为大量蛋白尿，我们常用归地汤（当归、生地、黄芪、龟甲、山药、玉米须）组方，在归地汤的基础上根据中医辨证选药，若证属脾虚湿盛者加薏苡仁、苍术、太子参等；若外感风邪证者加蝉蜕、防风、连翘等；或血瘀证明显者加三七、赤芍、绣花针等；若为肾虚血瘀证者常合用六味地黄汤并加活血化瘀药，病证结合可以明显提高临床疗效。又如小儿 PNS 激素治疗后期或激素撤减时，临床表现为少量蛋白尿或尿蛋白转阴时，临床常常无症状可辨，这时可根据疾病发生发展的演变规律采用微观辨证和分期辨证的方法来辨病组方结合辨证选药，根据疾病发生发展的演变规律，临床上常常表现为肾虚血瘀证，肾虚又可分为脾肾气虚证和脾肾阳虚证，在激素减量期或维持期多表现为脾肾气虚证，在激素撤减期或停药时常表现为脾肾阳虚证，而血瘀证贯穿始终。微观辨证可以发现，此时 PNS 患儿的血浆皮质醇水平明显低下，尿 17- 羟皮质类固醇、17- 酮类固醇水平下降，提示阳虚的表现，同时可出现高凝指征和症状，提示血瘀证的存在。这时可采用辨病组方辅以辨证选药的临证思维方法选方用药，辨病组方可应用清解肾康灵方，在此基础上若偏于脾肾气虚证而表现为舌质淡或胖大、苔薄白或白腻、脉沉细弱或缓者加太子参、白术、苍术；偏于脾肾阳虚证而表现为面色白、舌质淡、苔白厚、脉沉者加菟丝子、淫羊藿；偏于营卫气虚证而表现为反复感冒或易感染者可加黄芪桂枝五物汤合玉屏风散。笔者应用辨病组方辅以辨证选药的方法治疗小儿难治性肾病 33 例，治疗有效率 100%，复发率 21%，与单纯西药对照组比较差异有统计学意义（$P<0.01$）。

郑健教授应用中药喘康通煎剂（福建中医药大学附属人民医院协定处方：麻黄、桑白皮、杏仁、甘草、苏子、莱菔子、枳壳、竹茹、鹅管石、毛冬青、丝瓜络、地龙干、丹参等），中西医结合治疗小儿支气管哮喘病急性发作期，在辨病组方的基础上辅以辨证选药，如证属风寒束肺者加桂枝、白芥子、细辛、干姜等；证属痰热阻肺者加石膏、葶苈子、瓜蒌、鱼腥草等；证属外寒内热者加石膏、葶苈子、桂枝、白芥子、细辛、干姜等。治疗总有效率为 90%，其疗效优于单纯西药对照组（63.3%，$P<0.05$），差异有统计

学意义。

对于慢性胃炎患者，郑健教授常常辨病选方，用半夏泻心汤治疗，辅以辨证选药。如证属胃热证者，加大黄芩、黄连用量，减少干姜用量，或改干姜为生姜，酌情加入大黄、竹茹、芦根等；证属胃寒证者，减少黄芩、黄连用量，加大干姜用量，酌情加入高良姜、香附、厚朴等；证属食滞胃肠证者，酌情加入山楂、神曲、莱菔子、木香、砂仁等；证属肝胃气滞证者，酌情加入柴胡、白芍、枳壳、佛手等；证属脾胃虚寒证者，酌情加入黄芪、党参、白术、茯苓、陈皮等；证属胃阴不足证者，酌情加入沙参、麦冬、玉竹、石斛等。

综上所述，中医临床中常常引入现代医学“病”的概念，中医辨证，西医辨病，病证结合，优势互补，根据疾病发生发展的演变规律，采用辨证组方辅以辨病选药或辨病组方辅以辨证选药的方法，两者相互补充，灵活应用，充分发挥中医辨证施治的整体观、个性化和灵活性，并借助西医病名、检查指标的精准性和规范化，充分展现疾病全过程与阶段表现的有机结合，以疾病全过程来分析临床阶段表现的演变规律，从疾病某个阶段的临床表现来归纳疾病发生发展的演变规律，以体现精准医学的科学内涵，努力提升临床诊疗水平。

三、论“小儿稚阴稚阳之体”学说

“小儿稚阴稚阳之体”学说中，“稚”是指幼嫩尚未成熟，“阴”是指机体的精、血、津液及脏腑、筋骨、脑髓、血脉、肌肤等有形之质；“阳”是指脏腑的各种生理功能，“稚阴”指的是精、血、津液等有形之质皆未充实、完善；“稚阳”指的是各脏腑的功能活动均属相对幼稚不足和不稳定状态。“稚阴稚阳之体”学说包括了机体柔嫩、气血未盛、脾胃薄弱、肾气未充、腠理疏松、神气怯弱、筋骨未坚等特点，高度概括了小儿时期无论在形体方面还是生理功能方面均处于相对幼稚和不足的状态，需要随着年龄的增长而逐步趋向完善和成熟。

“小儿稚阴稚阳之体”学说的相关文献最初见于我国现存最早的一部儿科专著《颅囟经·脉法》中，称“凡孩子三岁以下，呼为纯阳，元气未散”。《灵枢·逆顺肥瘦》曰：“婴儿者，其肉脆，血少气弱。”隋代巢元方在《诸病源候论·养小儿候》中说："小儿腑脏之气软弱。"到了北宋中医儿科学鼻祖钱乙发展了这一理论，他在《小儿药证直诀·变蒸》中称，小儿"五脏六腑，成而未全……全而未壮"。该书原序中也说："骨气未成，形声未正，悲啼喜笑，变态不常。"而"稚阴稚阳"一词最早是由清代吴鞠通提出，他从阴阳学说立论，在前人论述的基础上，将这种生理现象归纳发挥为"稚阳未充，稚阴未长"，创立了"稚阴稚阳之体"学说。《温病条辨·解儿难》曰："古称小儿纯阳，此丹灶家言，谓其未曾破身耳，非盛阳之谓。小儿稚阳未充，稚阴未长者也……小儿岂盛阳者哉！"文中可见，吴鞠通是在纠正历代医家"小儿体属纯阳"和"盛阳之体"的理论基础上而提出"小儿稚阴稚阳之体"学说，吴鞠通文中所提"稚阳未充，稚阴未长"的概念是针对小儿生长发育过程中的生理特点而言，是长期以来对"纯阳之体"不同认识进行争鸣的产物。

历代医家对小儿"体属纯阳"和"稚阴稚阳之体"理论众说纷纭，有作"阳盛阴微"者，有作"独阳无阴者"，有作"阳气极盛"者，有作"生机蓬勃而阴精相对不足"者，虽其中不乏可取之处，然终觉牵强，各有偏执显而易见，其学术争议主要是从生理特点出发或是从病理角度立论。

有医家从小儿生理特点理解，认为小儿有阳无阴，或阳盛阴微。如清代冯兆张《冯氏锦囊秘录》说："天癸者，阴气也，阴气未至，故曰纯阳，原非谓阳气有余之论。"认为"纯阳"是指小儿肾气不足，天癸未至。宋代《圣济总录·小儿风热》："小儿体性纯阳，热气自盛，或因触犯风邪，与热气相搏，外客皮毛，内壅心肺。其状恶风壮热，胸膈烦闷，目涩多渴是也。"明代万全《育婴秘诀·鞠养以防其疾》曰："小儿纯阳之气，嫌于无阴，故下体要露，使近地气，以养其阴也。"这种观点认为小儿在生长发育时期处于一种有阳无阴或阳盛阴微的阴阳失衡状态，显然违背了中医关于"阴平阳秘，精神乃治"和"孤阴不生，孤阳不长"的阴阳互根互生的动态平衡学说。正如张景岳《类经》所云："阳不独立，必得阴而后成……阴不自专，必因阳而后行。"小儿出生后须臾不能离开后天水谷精微的滋养，也就片刻不能没有阴的存在；且先天元精元阳能促进后天水谷精气的吸收，后天水谷精气能长养先天元精元阳。小儿纯阳非盛阳之体，是小儿之阳相对于成人乃不足之阳而论，从阳气充实、完善的角度分析，小儿阳气是稚弱的、未充的，此与"稚阳"观点有相通之处。清代儿科医家陈复正指出："幼科论证，悉以阳有余阴不足立论，乖误相承，流祸千古，后人误以婴儿为一团阳火，肆用寒凉，伤脾败胃。”

有医家从小儿病理角度立论，认为小儿患病后多从阳化，易于化热化火。这种观点从病变特点来认识，把小儿热病居多的特点归咎于“纯阳”体质，这是不全面和不恰当的。如金代刘完素《黄帝素问宣明论方·小儿门》认为：“大概小儿病者纯阳，热多冷少也。”《临证指南医案·幼科要略》云：“小儿热病最多者，以体属纯阳，六气着人，气血皆化为热也。”又曰：“襁褓小儿，体属纯阳，所患热病最多。”徐灵胎《医学源流论·幼科论》认为：“小儿纯阳之体，最宜清凉。”临证力主寒凉。上述医家所论之“纯阳”多从小儿“阳旺热盛”的病理特点立论，主要从小儿的生长发育旺盛，发病之后容易化热化火的临床表现特点和病理特点来阐述。

小儿在纯阳之元气的作用下，后天饮食之精气尽化为先天元精元气，先天精气不断壮大，所以表现出生机蓬勃、发育迅速的生理特点。“纯阳之体”正是为了表述小儿时期先天元精、元气完整不泄漏，并且主宰一切生命活动这一状态所形成的概念，《颅囟经》将其简单地解释为“元气未散”。这种观点是内丹修炼的道家说法，与中医学的阴阳理论相差甚远，虽然也有人用以解释小儿的生理特点和病理现象，但难以完整、准确地解释中医学中的小儿病理生理特点。

我国历代儿科医家通过长期的临床观察和实践，建立了“稚阴稚阳之体”学说和“体属纯阳”学说两大理论，高度概括了小儿生理特点的两个方面。前者指小儿脏腑娇嫩，形气未充，阴阳二气均较幼稚不足；而后者指小儿这种幼稚不足并非停滞不前，而是时刻处于不断生长发育过程中。在这个过程中，无论在机体的形态结构方面，还是各种生理功能活动方面，都在迅速、不断地向着成熟完善的方向发展，既是生机蓬勃，发育迅速，同时又相对地感到阴的不足，更需要营养物质的不断补给、充实，从而才能阳生阴长，使阴阳到达一个新的平衡，小儿生长发育也就达到一个新的水平。如此循环反复上升，小儿就能不断地生长发育，成熟完善，以致逐步向成人方向迈进。以形体发育为例，小儿从初生至周岁体重增长约 3 倍，身长增长约 1.5 倍，头围增长 0.5 倍，其他如动作功能、语言行为、智力发育及脏腑功能活动等方面的发育也是快速增长，不断向完善、成熟的方面发展。“稚阴稚阳之体”学说在理论上是“体属纯阳”学说的发展，说明小儿体质除生机蓬勃、发育迅速之外，还存在脏腑娇嫩、形气未充的一面。因此说“稚阴稚阳之体”和“体属纯阳”学说是小儿生理特点的两个方面，是在阴阳学说范畴内从不同角度来阐述同一个问题，他们之间并无矛盾之处。

“稚阴稚阳之体”既是小儿的生理特点，也是小儿的病理基础，生理特点是前提，没有“稚阴稚阳”的生理特点，就不可能有阳常有余、心常有余、肝常有余和阴常不足、肺常不足、脾常不足、肾常虚的“三有余四不足”病理特点。要阐明小儿“稚阴稚阳之体”的生理特点，不但要从脏腑生理功能出发，而且需要用临床病理表现加以佐证。正如《诸病源候论》提出的“小儿脏腑娇弱”是“稚阴稚阳”生理特点之一，由于小儿生理上存在着“脏腑娇弱”这一特点，病理上就表现出“发病容易，传变迅速”的特点。《儿科辑要》曰：“小儿为稚阳之体，初生之际，最易感受外邪，然旋感旋出，而使其他脏腑经络受病，或则伤及元气，而变证出焉。”这充分说明了小儿脏腑功能和卫外功能均较薄弱，不仅容易罹患疾病，而且在病程中最易传变。又如小儿大脑组织、神经中枢发育不全，决定了学龄前小儿缺乏思维能力和意识行为，在病理上则表现为较少七情致病，轻病可不药而愈，即使是重病，只要及时治疗，用药恰当，护理得宜，病情则比成人向愈迅速，即所谓“脏气清灵，易趋康复”的临床特点。由于“稚阳”的存在，某些脏腑在功能上表现相对不足，如“脾常不足”，在临床上表现为易患消化不良。由于“稚阴”的存在，某些脏腑“阴”相对不足而出现“阳”的相对“有余”，如“肝常有余”，在临床上容易出现高热惊厥等现象。小儿患病之后变化迅速的特点具体表现在疾病的寒热虚实容易相互转化或同时并见上，《小儿药证直诀》指出：小儿“脏腑柔弱，易虚易实，易寒易热”，高度概括了小儿时期的病理特点。例如小儿肺炎喘嗽，初起外感风寒，肺气闭塞，可见恶寒发热、咳嗽流涕等风寒外束的寒证、实证；寒邪郁久化热，热极生风，出现高热抽搐等风火相煽的热证；而急惊风患儿在高热抽搐、风火相煽的实热内闭的同时，也可因正不敌邪，转瞬出现面色苍白、汗出肢冷、脉微欲绝等阴盛阳衰的危证；或失治误治，则可迅速出现面白肢冷、大汗淋漓、唇紫、心悸等症，表现为正虚邪陷、心阳暴脱之虚证。但是小儿因体禀纯阳，生机蓬勃，精力充沛，脏气清灵，反应敏捷，组织再生和修补的过程较快，且病因比较单纯，疾病过程中受情志因素的干扰和影响与成人相比较少，所以轻病容易治愈，重病若及时诊治，护理得宜，大多数也能获得痊愈。正如

《景岳全书·小儿则》中说“其脏气清灵，随拨随应，但能确得其本而撮取之，则一药可愈，非若男妇损伤积痼痴顽者可比，余故谓其易也”，这是对小儿生理病理及治疗特点的高度概括。由于生理上的“稚阴稚阳”特点，决定了临床用药使用大苦、大寒、大热、攻伐和有毒之品时应慎之又慎。正如清代吴瑭《温病条辨·解儿难》中指出：“其用药也，稍呆则滞，稍重则伤，稍不对证，则莫知其乡。”因此，“稚阴稚阳之体”学说总结出小儿“脏腑娇嫩，形气未充；生机蓬勃，发育迅速”的生理特点和“发病容易，变化迅速；脏气清灵，易趋康复”的病理特点；而“体属纯阳”理论确切反映了小儿生机蓬勃、发育迅速的生理特点及其体质易病倾向，这对小儿日常的预防保健和疾病的辨证施治都具有十分重要的临床指导意义。

四、论钱乙巧用经方，创小儿脾胃学说之先河

钱乙，字仲阳，郓州（今山东东平县）人，约生于北宋景祐二年（1035年），卒于徽宗政和七年（1117年），行医50余年，是当时最享盛名的儿科医生。他学识渊博，造诣精湛，经验丰富，善于变通古法，化裁古方，并自创许多新方。如闻名于世的六味地黄丸、泻白散、导赤散、异功散、七味白术散等，至今仍为临床医生所喜用。后人曾誉钱乙为“儿科之父”，谓其方有“回生之力”，称其书为“幼科鼻祖”。宋初，中医儿科学界由于缺乏对小儿生理、病理的正确认识，不辨虚实寒热，妄攻误下，或滥用刚燥克伐之剂，造成小儿脾胃受伤，产生诸多坏症、误症，使钱氏痛心疾首，提出“脾胃虚弱，四肢不举，诸邪遂生”的论点。《小儿药证直诀》全书共分3卷：卷上论述脉证治法，是本书的核心部分，突出反映钱乙脏腑辨证和整体观念的学术思想；卷中记载了钱乙所经治的47个病案，体现了理论联系实际的思想；卷下诸方收集了钱乙常用方剂114首，虽有部分古方，更多的是自创新方，可备临证选用。而在上篇载有脉证81条，其中论及脾胃者42条；中篇载有所治病证23条，从脾论治12例，兼治脾者3例，钱乙注重调理脾胃由此可窥一斑。

（一）阐述病理，注重脾胃虚弱

钱乙在前人理论启发下，通过临床实践，认识到小儿肌骨嫩怯，脏腑柔

弱，五脏六腑，成而未全，全而未壮的生理特点，并对脾胃病理有独特的认识。小儿一方面表现为生机蓬勃，发育旺盛，需要大量的营养物质供给；另一方面却表现为脏腑娇嫩，脾胃嫩弱，功能尚未健全的特点，形成营养需求大而消化负担重的矛盾。加之寒暖不能自调，饮食不能自节，生活不能自理，一旦冷热饥饱失度，脾胃纳运的功能易于紊乱而出现纳呆、吐泻以及疳证、积证等脾胃病。因此，无论饮食、外感、内伤，还是药之不慎，均可伤及脾胃。《小儿药证直诀》除立泻黄散泻脾经伏热外，又立益黄散、调中丸、温中丸、藿香散、异功散、白术散等剂，处处顾及脾阳胃阴，故有脾常不足之说。《小儿药证直诀》上篇具体论及脾胃病证治 44 处，脾虚者 36 处，实者仅 8 处。例如，“实则困脾，身热，饮水；虚则吐泻，生风”言简意赅地点出脾病的虚与实的主要症状表现，而且常以虚实结合寒热来分辨多种儿科疾患。中篇所示从脾论治验案 12 例中，有 11 例属于脾虚寒，且《小儿药证直诀》中列不治证 12 种，因于脾胃衰弱不治者 4 种，所举治案仅 2 例死案，其中 1 例即因脾胃之气衰败而致。由此可见钱氏尤其注重脾胃虚弱证。

（二）临床治疗，重在调治脾胃

钱乙认为脾胃失调是小儿疾病的重要因素，小儿内伤尤以脾胃病居多。在论治方面，钱氏不但把吐泻、伤食、腹胀、积、疳、慢惊、虫症、虚羸、黄疸等病归于脾胃论治，而且认为疮疥、咳嗽、夜啼、肿病等都与脾胃相关，也可从脾胃论治。因此，钱氏把调治脾胃当成治疗诸多疾病的关键，从而扩大了调治脾胃病于临床证治中的应用范围。

脾主困，主运化，喜燥而恶湿，钱乙在治疗脾胃病时特别强调助其运化，即使对于脾胃虚弱者，亦注重运脾。钱乙创制的补脾方剂有一共同的特点，即重视运脾而不是一味地壅补，强调补而不滞，比如益黄散，又名补脾散，应用陈皮、丁香、青皮等具有理气降气作用的药，以运脾达到补脾的作用。《小儿药证直诀》中的橘连丸记载有治疗疳瘦的功效，久服消食和气，长肌肉，从方义理解当为补脾之剂，然而该方组成为陈橘皮一两，黄连一两五钱，去须米汤送服，无一味补药，黄连又为清热燥湿之品，更加体现出补脾与运脾有机结合的思想。脾胃功能恢复，脾气散精，上归于肺，才能化生足够的精气血津液，才能使脏腑经络、四肢百骸以及筋肉皮毛等组织得到充分的营养。另外，白术散是钱乙用之甚广的补脾方剂，方中以四君子汤补脾，葛根、藿香、木香行气助运，而葛根、藿香之用更增一层深意，即强化脾的运化功能，重在对脾阳的升运，葛根、藿香有鼓舞升阳之功，因此能治疗脾虚，达到运脾、补脾的目的。当代著名儿科医家王伯岳对本方运用得十分灵活，称其方更是轻灵活泼，对于小儿脾湿泄泻之证，常奏桴鼓之效。

（三）辨证治疗，处处顾护脾胃

在临床中，钱乙总以脾胃为重，无论何种病证，只要涉及脾胃，总是先顾脾胃，后治他证。如《小儿药证直决·日晚发搐》言："当补脾治心肝。"《小儿药证直诀·伤风手足冷》曰："当和脾后发散。"《小儿药证直诀·虚实腹胀》认为："所治宜先补脾，后下之。"《小儿药证直诀·肝病胜肺》里说："肝强胜肺，肺怯不能胜肝，当补脾肺治肝。益脾者，母令子实故也。"在论治方面，钱乙提出以妄攻误下为禁约，不可有泻无补、攻伐生生之气为准则的论点。钱氏在注重脾胃、脾病多虚的学术思想指导下，处处注意小儿的生理病理特点及五脏的虚实寒热，在祛邪务尽的原则下，力求攻邪不伤正，补正不滞邪，或消补兼施，或寒温并投，并从柔调方面下功夫，以扭转世医滥用香燥刚伐药物的偏向。例如异功散、白术散均由经方四君子汤加味而成，两方均为培土生金之常用方，前方加陈皮，有补而不滞、涩而不燥之功，适合小儿脾常不足、易为虚实疾患所用；后方加藿香、木香悦脾而健胃，葛根升清止泻，生津止渴，成为临床治疗消渴之圣药，疳证初起之妙剂。钱氏不但善于论载经方，而且勇于在经方的基础上创制新方，并能注意到脾胃功能的恢复及其相互间的整体关系，并顾护脾胃。如泻白散除用桑白皮泻肺化痰、降逆平喘外，又用地骨皮滋阴退热，甘草、粳米益胃和中，如此则能泻实顾虚，泻肺顾脾，用之有泻肺清热之功，而无苦寒碍胃之虑，故李时珍称此方为泻肺诸方之准绳。又如益黄散用青陈皮、丁香理气燥湿，芳香化浊，另有诃子肉涩肠敛气，甘草守中，虽不用一味补脾之药，却有益脾之功，可见立方之奥。

小儿稚阴未充，体属纯阳，在疾病过程中常呈阴虚阳亢而表现阳热的证候，因此治疗小儿疾病应以顾护阴液、扶助脾胃生气为重要宗旨，如著名的地黄丸，即在经方金匮肾气丸的基础上减桂、附之温燥，而存六味之柔润，变温阳之剂为养阴之方，适合小儿阴常不足的生理特点。又如泻白散、导赤散等，皆以甘寒柔润之品组方，虽然泻白、导赤二方均为清热泻火之剂，却不用苦寒的黄芩、黄连等，因为黄芩、黄连易于化燥伤阴。藿香散是在仲景麦门冬汤的基础上化裁而成，方义为甘寒养阴，即用甘寒之法以治疗脾胃阴虚有热，形成甘寒生津以滋养脾胃之阴的独特思路。另外，白术散可生胃中津液，提出渴甚倍用葛根，热甚发渴去木香，进一步说明脾胃阴液受伤较甚时要注意避免辛燥伤津。

（四）遣药剖剂，方方慎护脾胃

钱乙学术特点表现不仅从理论上继承了《黄帝内经》《伤寒论》《金匮要略》《诸病源候论》等古典医著的学术成就，而且在方药的应用上最能深究诸多经方古方，灵活增损，尤为儿科所适用。例如，仲景五泻心汤（大黄黄连泻心汤、附子泻心汤、生姜泻心汤、半夏泻心汤、甘草泻心汤）中皆用黄连，以其苦寒降火，能消除中焦无形邪热壅滞之痞结。钱乙悟及此理，并结合小儿心火易亢之特点，仅择取仲景五泻心汤中的通用药物黄连一味，直折其心火，使心火降则气亦降，用以治疗小儿心气实，火热阻中，气机不畅，喜仰卧而不喜俯卧者，既不背经旨，又贴切儿情。钱乙大黄丸和三黄丸二方也是从仲景大黄黄连泻心汤脱化而来。大黄丸系仲景原方去黄连，仅用大黄、黄芩二味，且大黄用量减半，意在既能泻阳明之实热，更可清金而制木。剂型以炼蜜为丸，服法用蜜水送下者，乃取其“丸者缓也”，蜜以润之之意，使该方泻下之力既微且缓，而清热之功又可充分发挥，以此方治疗小儿肺胃有热，肝风欲动，里实而有下证指征者，甚为合拍。三黄丸药味虽与仲景原方无别，但在药量与剂型上略有变更。方中重用黄芩，用量为其他各药之五倍，目的在于着重清泄三焦实热，而非专事攻下。剂型用面糊为丸，服法以米饮送下，亦全在顾护胃气，制约苦寒，从微从缓，以达到清泻而不伤正的目的。

在温补脾胃方面，钱乙将仲景理中丸中甘草用量减半，易名为调中丸，意取温补脾胃，调运中州，蒸化阳气，消磨水谷之谓。又方温中丸，即将干姜易作生姜汁，面和为丸，其温中之力则较调中丸稍微和缓，有此二方，可于临证时视患儿中焦虚寒程度之轻重，酌情选用。六君子汤理脾和胃，善治脾胃不健，不思饮食，胸膈胀满，呕吐吞酸，大便不实等。钱乙于该方中，除去温燥之半夏，名曰“异功散”，既温脾健胃，益气和中，又补而不滞，温而不燥，对于小儿脾常不足、易虚易实以及阳常有余、阴常不足的生理病理特点尤为适宜。又如，泻黄散一方，既以山栀、石膏泻其脾胃积热，以防风疏散脾胃伏火，更用藿香、甘草理气和中，以使胃气不为苦寒所损。凡小儿脾胃有热，发热口渴便秘，或口唇干裂，或有口疮等均可用此方治疗。益黄散“不用补益中州，反用陈、青二橘，辟除陈气，其旨最微。婴儿久泻，连绵不已，乳食积滞于内，故需二皮专理肝脾宿荫，即兼诃子以兜涩下脱，丁香以温理中州，甘草以和脾气，深得泻中寓补之法”（《张氏医通》）。此方以温燥芳香、除湿悦脾为长，虽不用一味正补之药，而方名却曰益黄、补脾，可见其立方之奥，甚合《黄帝内经》“脾苦湿，急食苦以燥之”“脾欲缓，急食甘以缓之，用苦泻之，甘补之”之旨。

钱氏调剂制方，几乎全为丸、散、膏成药，其中丸药多以蜜或糯米粉、白米粉等益胃之品作赋形佐料，或以米饮、乳汁、参汤等送服药，这样既顾护了脾胃之气，又易于小儿接受和脾胃吸收。《小儿药证直诀》载方 120 首，除外用 9 方，余 111 方中丸剂 64 方，其中蜜丸 19 方，面丸 18 方，糯米、粟米、饭丸 12 方，其他丸（枣和丸、水和丸等）15 方，服药多用米饮等送服。

纵观《小儿药证直诀》全篇，除充分反映钱氏儿科学上的突出贡献外，亦处处体现钱氏注重脾胃的学术思想，突出表现为其在深研经方的基础上创制新方，为儿科临床所应用，不仅为后世脾胃学派的形成与发展奠定了基础，对我们今日的临床仍有深刻指导意义，值得挖掘、整理、提高。

五、郭氏儿科论修园

郭氏儿科非常推崇陈修园的学术思想，认为陈氏在临证诊治方面有许多独特观点，对儿科临床很有指导意义。陈修园，字念祖，清代福建长乐人，学识渊博，著述丰富。他在临床上不但精通内科、妇科，而且对儿科也有丰富的经验，对指导儿科临床实践有一定的参考价值。

（一）在诊断上的见解

由于小儿不能用语言表达自己的痛苦，或不能详尽可靠地陈述病情，有时往往又因啼哭吵闹而致脉象紊乱，影响辨证，所以历代医家对儿科有“哑科”之称。陈氏有鉴于此，主张诊察小儿必须在四诊中，掌握重点和采取特别的方法。如在《医学实在易》中提出小儿验纹、按额、诊脉三种诊察方法，歌曰："五岁以下，脉无由验，食指三关，脉络可占，热见紫纹，伤寒红象。青惊白疳，直同影响；隐隐淡黄，无病可想；黑色曰危，心为怏怏。若在风关，病轻弗忌；若在气关，病重留意；若在命关，危急须记。"只此寥寥数十言，简明扼要地总结了观察指纹的经验。在按额诊断方面，歌曰："半岁小儿，外候最切，按其额中，病情可晰，外感于风，三指俱热，内外俱寒，三指冷冽。"这就是说，医者用三个指头按在患儿的前额，根据冷热的触觉以测病情的寒热与外感的有无。时至今日，在儿科临床上仍有实际应用的价值。至于小儿诊脉方面，歌曰："五岁以上，可诊脉位（一指定三关），指下推求，大率七至，加则火门，减则寒类，余照《脉经》，求之以意。"指五岁以上的小儿，一息脉率七次为正常脉，若超过七次为数脉，多属热象，不及七次为迟脉，多属寒象，其余均按照《脉经》的脉象主病而推求之。此外，还应以浮沉辨表里，以有力无力定虚实，又有痰饮积滞的滑脉，肝病疟疾的弦脉，湿邪致病的濡脉，心阳不足或心气受损时的结代脉等，也应仔细辨别，这仅就小儿常见脉象主病而言，意在引申了陈氏对小儿诊脉运用的要领，临床还应结合四诊才能全面。

（二）在辨证上的见解

陈氏在《医学三字经·小儿篇》中有这样的记载："小儿病，多伤寒，稚阳体，邪易干。"说明在儿科疾病中比较常见的是伤寒，即包括多种急性外感热病。"稚阳"的含义，是指小儿的体质幼嫩，阳气不足，容易遭受病邪的侵犯。"凡发热，太阳观，热未已，变多端"，所称太阳，即外感疾病的初起阶段，症如发热、恶寒、头痛等，凡小儿开始受病出现了这些症候群，就可以把它看成是太阳病。如果发热持续不退，病情就会转变得复杂而严重。这时医者需要留心对患儿进行严密观察。又曰："太阳外，仔细看，遵法治，危而安。"说明疾病如发展已经超越太阳病的范围，那就必须根据所出现的症状仔细观察，遵照《伤寒论》六经所提示的纲领，予以辨证施治，才可以使许多严重的疾病转危为安。"若吐泻，求太阴，吐泻甚，变风淫，慢脾说，即此寻"，阐明了如果患儿出现吐泻不止，那就会引起抽风，即所谓"风淫末疾"，也就是"慢脾风"的一种病变。"阳明病，二太擒，千古秘，理蕴深"，说明辨认小儿的疾病，不论阴证和阳证，首先须要注意辨别清楚，凡是属于三阳证的，则应从太阳经着手治疗，凡属于三阴证的应从太阴经着手治疗。所有这些辨证论治的方法，完全是陈氏毕生实践经验所积累下来的要诀，是非常可贵的。

（三）在治疗上的见解

陈氏小儿篇中，对治疗提出“遵法治，危而安”与“阴阳症，二太擒”的辨证论治纲领，具有一定的临床指导意义。盖因小儿致病因素，虽有千头万绪，归纳起来不外阴阳不和而成。故在治疗上遵从伤寒分经审证施治的法则，从调整阴阳着手，则可“得其机要”，“动小而功在，用浅而功深”。任应秋论伤寒学派时，对陈修园的评价谓：“陈念祖固为维护旧论的健将，而对于伤寒理论的运用，采用分经审证一法，亦最具有现实意义。”陈氏首创分经审证学说，不但运用于内科，而且也适用于儿科，北京中医学院（现北京中医药大学）编的《医学三字经白话解》就是根据这些论点而编写的，其中小儿篇中补充了许多有临床意义的方剂和治法。比如：凡病开始，有发热恶寒的症状就可以把他看作是太阳病，用桂枝汤来治疗……如有头项强急，口噤不开，项背反张的现象，称为“痉”病，无汗的用桂枝加葛根汤，有汗的用桂枝加瓜蒌根汤，这是太阳病兼阳明病治疗；如有寒热往来而且多呕的现象，当用桂枝汤合大柴胡汤或小柴胡汤，这是太阳兼少阳病的治法；如果出现吐泻、腹痛、口不渴等症状，就应该按照太阴病来处理，治法当以理中汤为主；假如吐泻后冷汗不止，手足厥冷，可在理中汤中加附子，或再加通脉四逆汤为辅佐，这是太阴病兼少阴病的治法；又如吐泻、手足厥冷，烦躁，不吐食入吐涎沫，服理中汤没有效果时，可再用吴茱萸汤为辅佐，这是太阴病兼厥阴病的治法。至于邪在三阴出现已经化热的证候，便不能再用理中汤了。如太阴病腹时痛时止，当用桂枝加芍药汤，或腹痛大便不通的用桂枝加大黄汤；少阴病咳而呕，口渴心烦不得眠，当用猪苓汤，或心中烦不得卧，当用黄连阿胶鸡子黄汤；厥阴病消渴，气冲，吐蛔，下痢当用乌梅丸；或下痢不畅，口渴喜饮当用白头翁汤。从这些补充的内容来看，可以说是对陈氏书中的儿科治疗方法的进一步发挥。王著础主任从事儿科临床多年，对于小儿常见病、多发病以及部分疑难的病症，也喜欢用伤寒方来治疗，如患儿林某，男，3 岁，证见痢下脓血日夜 8～9 次，身微热，口渴欲饮，肛门口发红，小便短赤，舌红苔黄，脉象滑数。根据《伤寒论》“热利下重者，白头翁汤主之”和“下利欲饮水者，以有热故也，白头翁汤主之”，王著础主任认为本病当属热毒深陷血分，泻下脓血之证，论治当从清热解毒、凉血止痢着手，方宗白头翁汤为主加木香、北山楂、马齿苋等，叠投三剂，旋即热退痢止，大便复检无异常。又如患儿柯某，男，7个月，患泄泻4个月之久，日夜6～7次，大便稀薄或如稀水，时轻时重，间有乳食不化，面黄肌瘦，舌淡苔白。王著础主任认为久泻不止，属虚，本“虚则太阴”之说，治以理中汤，温中止泻，但小儿为纯阳之体，故又加入少量香连丸，意取温清兼顾相得益彰之效，服药仅4剂，竟告痊愈。可见陈氏所提出的“遵法治，危而安”确有临床实用价值。

六、功过悬殊话附子

1944年福州市郊霍乱流行，死亡甚众，陈某病势危笃，家属邀王著础主任往诊。症见吐泻交作，神呆色夺，昏不知人，浑身冰冷，口噤不开，六脉俱无，气息奄奄。举家恸哭，忙着准备后事。王著础主任诊后认为是寒霍乱危候，杯水难济车薪，急以大剂四逆汤温经回阳，方用：炮附子、干姜各30g，炙甘草20g。但患者口噤不开，汤药难入，恰巧患者先天性上唇缺损，就将上药浓煎后，慢慢从唇裂处滴入。次日凌晨，患者苏醒过来，吐泻已平，继以调理以善其后。附子性味大辛大热，气雄不守，通行十二经，功擅回阳救逆，用于阴寒内盛、阳气欲脱之证，确有奇效，故为回阳救脱主药。但附子毕竟刚燥易耗阴劫液，用之不当，祸必接踵而来。

王著础主任年轻时在秋天得了一场大病，症见恶寒发热，早晨稍爽，午后增剧，傍晚更甚，每随热重则心烦伴谵语。经人推荐，就诊于福州某医，认为是“太少两感”，投桂枝、附子、茯苓、半夏等药，连服5剂，反觉肌热如焚，烦渴更甚，甚至狂乱谵语，举家惶恐。幸遇先师郭云团，断为伏暑化热，方用栀子豉汤合凉膈散去芒硝和大黄，服1剂，汗透热退，身凉脉静，霍然而愈。

七、穿破石合剂疗肾炎

王著础主任应用穿破石合剂治疗慢性肾炎取得较好的疗效。药物组成：

穿破石 30g，绣花针 30g，忍冬藤 15g，钩藤根 15g，淡竹根 15g。该方具有活血祛瘀、消炎利尿之功效，主要用于治疗慢性肾炎、尿毒症等。慢性肾炎系由水邪湿浊逗留日久蕴结，郁而化热兼夹瘀血，气化失职，关门闭塞所致，王著础主任创拟此方，应用于临床，颇有疗效。方中穿破石清热利湿，活血通络；绣花针活血祛瘀，涩精益肾，又能祛风湿，清热涤痰，为君药；辅以钩藤根，舒筋活络，清热消肿；淡竹根清热利尿；忍冬藤通经活络解毒。诸药配伍，共奏活血祛瘀、清热利尿之功。肾阳虚者加金匮肾气丸；肾阴虚者加六味地黄丸。同时还以本方加减治疗其他类型的肾炎，如有浮肿、尿少，加桑白皮、冬瓜皮、连皮茯、泽泻、猪苓、车前子；血尿明显，加大小蓟、紫珠草、仙鹤草、生地、琥珀、侧柏叶；脓尿明显者，加萹蓄、薏苡根、土茯苓、爵床；蛋白尿明显者，加蝉蜕、苏叶、益母草、玉米须；血压高者加夏枯草、草决明、豨莶草、石决明等，伴有寒热、咳嗽，加麻黄、杏仁、苏叶（偏风寒型），或加麻黄、连翘、赤小豆（偏风热型）。

八、话说野麻草

野麻草为大戟科铁苋菜属植物铁苋菜，以全草入药，鲜用或晒干，性凉，味甘涩、微苦，入肺、大肠经，具有清热解毒、消积、止痢之功效，是民间常用治疗痢疾、泄泻的一种草药。用 9 ~ 15g 野麻草药材煎汤分服，如用鲜品，小孩用 30g，成人用 60g，水煎分次口服。疗程：依照上述用量和服法，连续服至主要症状消失为止。

例 1：王某，男，1 岁，麻疹后 1 周患腹泻脱水，经住某医院治疗 10 余天，脱水症状消失，但泄泻未止，日泻 7 ~ 8 次，量多带黏液，曾服西药无效，故来求诊。检查面色苍白，精神倦怠，呼吸自如，心肺无异常变化，腹部略有膨满，肛门黏膜潮红，舌苔中黄边赤，指纹青紫，体温正常。经诊断为热痢，王著础主任遂用生野麻草 1 两煎汤加冰糖匀 2 次服。第二天泄泻次数已减过半，嘱再服 1 剂，以后连服 4 天，便状恢复正常。

例 2：王某，男，2 岁。其母代诉：患儿麻疹后 10 余天，发热腹泻已有多日，泻下不消化物及黏液，日泻 6 ~ 7 次，食欲锐减。王著础主任遂给予野麻草生药 1 两，煎汤分 2 次服，1 剂告愈。

例 3：郭某，男，1 岁，其母代诉：病儿麻疹后泄泻已有多次，时愈时作，现又泄泻 3 天，晚间有微热，且啼吵不休，似有腹痛之状，大便拉后均带黏液或血丝。王著础主任诊断为热痢，给予野麻草成药 6ml，分 3 次服，1 剂即瘥过半，2 剂后痊愈。

九、话说乌柏木根皮

乌柏木根皮系一种植物的根皮，到处都有，取之颇易。民间常用来治疗黄疸病，临床疗效显著。《本草纲目》曰：“乌柏根性沉而降，阴中之阴，利水通肠，功胜大戟……气虚人不可用之。”《本草从新》亦曰：“苦凉，性沉而降，利水通肠，功胜大戟……极能泻下，稍虚者忌。”王著础主任在临床中常用本药治疗黄疸，无论肝炎、胆囊炎、胆管炎、胆石症等而发之黄疸，每用则效。临床应用，每见患者经服此药后，尿量增多，大便通畅，这足以说明其凉利之功，以其治疗黄疸，确有良效。黄疸一症，在中医来说，则有阳黄和阴黄之分。在病理机制方面，阳黄属实、属热、属阳；阴黄属虚、属寒、属阴。若论治法两者大异：阳黄宜清利，故用此药有效；阴黄宜温补，则此药断断不可服之，服之则有“虚虚”之弊。至于本药治疗传染性肝炎，中医认为此症是湿热内蕴，治必清热利湿，故用此药，殊为合适。

临床用法，采用新鲜的乌柏木根皮，取其乌柏根的二重皮（即在采用时，去其表面之粗皮），树皮最佳，枝干之皮次之。用量：儿童 5 岁以上每日 2 两，成人每日 4 两，开水冲炖服，或煎汤服亦可，大约加水 300ml，煎至 150ml，一天之内分 3 次服完。儿童加水减半，如有冰糖，尽可加些，借以矫味，以便小儿服用。

王著础主任从 1959 年 5 月间开始使用此药治疗传染性肝炎，共治疗 7 例，全数治愈。治愈时间平均为 14 天。7 例中 4 男 3 女，所有患者均经过西医师配合诊断，确诊为传染性肝炎后，服药治疗。应用本药治疗自觉症状消失迅速（如发热、疲乏、胃口不好、腹满胁痛等），尤其是黄疸消失较快，最快 7 天，最长 14 天，平均 10 天。治疗中未见不良反应。

典型病例：患者郭某，女性，6 岁，于 1959 年 5 月 27 日就诊。其母代诉：发热 3 天，上腹部偏右胀痛，恶心，疲乏，胃口不好，皮肤黄疸。就诊时发热开始减退，右胁下痛，恶心，食欲不振，大便 2 天未通，小便短少。查体：发育及营养中等，神志清晰，但疲倦异常，舌苔黄浊，脉搏弦滑，咽不红，心肺未见明显异常，皮肤及巩膜黄染，鲜明如橘子样，肝在肋下可触及一横指，脾未触及，肝区有明显压痛，腹软。采用乌柏木根皮治疗，服药4天，黄疸减退过半，食欲好转，再嘱服药4天，黄疸消退，精神振作，食欲佳良。

十、话说胎黄

新生儿黄疸，中医称为胎黄，是胎中禀受脾胃湿热，或寒湿内蕴，或日久气滞血瘀，以致肝失疏泄、胆汁外溢而形成的黄疸。新生儿黄疸分为生理性黄疸和病理性黄疸，病理性黄疸又称为新生儿高胆红素血症，包括新生儿溶血性黄疸、肝细胞性黄疸、胆道畸形、胆汁淤滞、败血症等。临床中首先要辨清是生理性胎黄还是病理性胎黄。病理性胎黄以八纲辨证为纲，首先辨其阴阳。若起病急、病程短，黄疸色泽鲜明，舌苔黄腻者，为阳黄；若起病缓、日久不退，黄疸色泽晦暗，舌淡苔白者，为阴黄；若病程经久，日渐加重，黄疸色泽晦暗渐转墨绿，肝脾肿大质硬，为淤积发黄。生理性黄疸一般不需治疗，若黄疸虽轻而诊断未能明确者，可用单味茵陈蒿煎服；病理性黄疸的治疗，以利湿退黄为基本法则。

新生儿阳黄，症见目黄、身黄颜色鲜明如橘皮，哭闹不安，呕吐、腹胀，不欲乳食，口干而渴，或大便秘结，小便短赤，或有发热，舌红苔黄腻，指纹紫滞。其病因多为孕母受湿热传入胎儿，或婴儿于产时、出生之后，感受湿热邪毒，熏蒸肝胆，以致胆汁外泄而发黄疸，又称“胎黄”或“胎疸”。王著础主任自拟新生儿阳黄清解汤，疗效显著。新生儿阳黄清解汤组成：绵茵陈 10g，白英 6g，生栀子 6g，黄柏 3g，川金钱草 15g，川郁金 3g。该方具有清热利湿、化瘀退黄之功效。主要用于治疗新生儿黄疸，包括新生儿感染伴有发热及黄疸，新生儿肝炎综合征及部分新生儿阻塞性黄疸等，临床症状以阳黄为主要表现者。方中茵陈、白英清热利湿，利胆退黄，共为主药；生栀子、黄柏、金钱草苦寒泻火，清利湿热，均为辅药；郁金理气活血为佐，诸药协同，共奏清热利湿、化瘀退黄之功效。只要新生儿湿热俱盛出现阳黄症状者，皆可加减应用，每获良效。若身有发热者加柴胡、黄芩祛邪热；呕吐者加鲜竹茹、陈皮和胃降逆；大便秘结者加生大黄通腑泄热，釜底抽薪；小便欠利者加滑石、车前草利水通淋；腹胀甚者加枳壳、厚朴。

典型病例： 龚某，男，3个月，初诊日期1982年11月15日。其母代诉患儿在2个月前出现身目俱黄，逐渐加深，曾往某医院儿科诊为“不完全阻塞性黄疸”“肝炎综合征”，经治2个月无效，特来就诊。刻下患儿症见全身及面目中度黄染，腹胀，便溏色似白陶土，尿短赤如浓茶，口干，纳呆，舌暗红，苔黄，指纹紫滞。王著础主任辨证责在脾胃湿热蕴蒸，瘀热阻滞，胆汁被迫外溢而发黄（阳黄），治宜清热利湿，化瘀退黄，遂用前方治疗。患儿服药12剂后，黄疸全部消退，二便均已正常，胃纳转佳，精神振作，舌净而告愈，1年后随访未见复发。本病例属于阻塞性黄疸，病延多日，瘀热阻滞，故取清利湿热与活血化瘀，双管齐下，药证合拍，宜其诸症迎刃而解。

十一、效法张锡纯，顽病得福音

王著础主任回忆新中国成立前，福州鼓岭村一名9岁男孩，跌伤额角，出血少许，两旬后病发，牙关逐渐紧闭，继则面如苦笑，项脊强硬，四肢挛急，某医院诊断为破伤风，其家素贫，无力住院诊治，而来求诊。因牙关紧闭，难察舌苔，然脉弦，审证求因，认为是风毒乘外伤侵袭之，潜伏而发。意取张锡纯逐风汤，去独活加双钩藤、蝉蜕、白芍，患儿服5剂后，牙关渐开，精神好转，身体较为灵活，但仍不能握物走行。旋悟“治风先治血，血行风自灭”之理，继加养血舒筋之品，服药后日见好转，仅调理匝月而告愈。逐风汤（黄芪、当归、羌活、独活、全蝎、蜈蚣）为张氏治破伤风之验方，今去独活，因儿童为纯阳之体，用药不宜过于温燥，加入蝉蜕、钩藤、白芍，藉以增强镇惊息风之效，方中蜈蚣最妙，正如张氏所谓“蜈蚣最善搜风，性又和平”，故倚为主药。

1983年秋，一名11岁男童脐腹时作疼痛，历时3个月之久。患儿每早起床时发作，持续2个小时左右自止，俨若常人。曾经医治，均无好转。此次就诊时，脉弦涩，苔浊，舌质晦暗，认为肝脾不和，夹有气滞，以四逆散、左金丸、金铃子散、百合乌药汤等化裁，毫无奏效。思之再三，乃悟“不通则痛”，“久病入络”之训，逐改投张锡纯金铃泻肝汤加味（川楝子、乳香、没药、三棱、莪术、生地黄、熟地黄、炙甘草），给药3剂，首剂痛轻，3剂痛除。张氏云："此方不但治胁疼甚效，凡心腹作疼，而非寒凉者，用之皆甚效验。"本例之捷效，证明张氏所言真不诳也。

十二、辨证施治话厌食

1. 脾胃湿热证 近廿年由于生活水平显著提高，有的家长溺爱独生子女，饮食多予膏粱厚味、辛热炙煿之品，数食肥令人内热，数食甘令人中满，以致饮食积滞中脘，脾失运化，水湿之邪，蕴而化热，或可由于湿热之邪外侵，内外合邪，均可导致湿热困于中焦，而成厌食之证。临床表现为食欲不振、口苦口臭，渴不欲饮，脘腹痞闷，舌质红，苔黄厚或腻，脉滑或濡数。治宜清热燥湿，和胃运脾，王著础主任以自拟茵芩汤治疗，药用绵茵陈、黄芩、佩兰、厚朴、茯苓、白豆蔻、陈皮、麦芽。茵陈清热利湿，《本草正义》云茵陈"味淡利水，乃治脾胃二家湿热之专药"，《本草述钩元》谓其"发陈致新，与他味之逐湿热者殊，而渗利为功者，尤难相匹"。以茵陈为主药，黄芩清热燥湿，佩兰化湿醒脾，白豆蔻祛湿畅中，陈皮理气健脾，茯苓渗湿健脾，麦芽禀天地生发之气，为健脾助运之良药。

2. 木土不和证 肝与脾胃在生理上相互为用，在病理上又相互影响。就生理而言，脾为气血生化之源，职司运化；胃为水谷之海，乃脏腑之本源，而脾胃运化与肝之关系密切，全赖肝木之气以疏泄之，而水谷乃化；就病理而言，肝常有余，脾常不足，肝木易乘脾土，以木性暴且正克故也。升降失司，胃不受纳，脾不运化，则见食欲不振，烦躁易怒，好动多啼，咬牙龂齿，便溏溲少，舌质淡红或红，苔薄白或净，脉弦。治宜平肝调胃之法，王著础主任常投温胆汤（竹茹、枳壳、茯苓、陈皮、煮半夏、甘草）加薄荷、神曲、白芍、龙胆草为治。方中竹茹甘凉，入胆、胃二经，清肝和胃，开郁进食；白芍平肝，《本草纲目》谓"白芍药益脾，能于土中泻木"，《神农本草经疏》认为白芍能制肝补脾，肝平则脾不为贼邪所干；半夏燥湿化痰，和胃降逆；陈皮理气醒脾；枳壳性缓于枳实，行气宽中；薄荷疏肝，龙胆草泻肝胆实火，少量有苦寒健胃之效；甘草调和诸药。现代研究小量龙胆草（0.6～0.9g）有刺激胃液分泌、促进食欲、帮助消化的作用，如用量较大，反会引起恶心呕吐、头昏、不思饮食的副作用。运脾平肝药可增强大鼠蛋白酶活性，促进家兔离体回肠吸收葡萄糖，提高小鼠血清胃泌素水平。因此，通过疏肝理气可以达到理气健脾的目的，临床治疗厌食症常在健脾助运的基础上加上疏肝理气之品以提高临床疗效。

3. 气阴两虚证 小儿素体阴虚或热病伤阴，均可致胃阴受损；病后失调，或不思饮食，亦可导致脾胃虚弱，中气不足，水谷精微化生不足，症见厌食，面色萎黄，倦怠少言，口渴喜饮，心烦盗汗，夜寐不宁，溲赤便干，舌质淡或红，苔少或花剥，脉细数。王著础主任认为治宜益气养阴，双管齐下。然补不宜太温，滋阴切忌碍阳，自拟金参汤应用临床疗效显著。处方：金钗石斛 15g，太子参 15g，怀山药 15g，芡实 15g，扁豆 15g，沙参 15g，麦冬 10g，麦芽 15g，陈皮 4.5g，山楂 3g，甘草 3g。方中石斛生津益胃，无清凉碍脾之虑，为无上妙品，张寿颐云："古人惟以色黄如金，茎壮如钗者为贵。"太子参健脾益气，《本草从新》谓其"大补元气"；怀山药、芡实、扁豆甘平健脾，补而不燥；沙参、麦冬养阴，重用沙参，大滋阴液，纵观叶天士养阴四法必用沙参；麦芽禀天地之气，开胃醒脾，陈皮理气，山楂、甘草尚有酸甘化阴之妙。

十三、论小儿痿证

痿证是指肢体筋脉弛缓，软弱无力，日久因不能随意运动而致肌肉萎缩的一种病证。就现代医学来说，则为各种病因所致的下肢运动神经元性瘫痪、肌病性瘫痪、癔症性瘫痪以及少数表现为软瘫的中枢性瘫痪。本病的病因有外感、内伤两方面：外因以温邪、湿热为主，而致耗伤津液；内因以正虚或久病致虚，或劳伤过度，气血阴津亏损。本证的治疗原则首先应辨虚实两大类，凡起病急，发展较快，属于热伤阴津或湿热浸淫者，多属实证，治宜清热生津，或清热利湿；病程较久，起病与发展较慢，以气血不足与肝肾亏虚为多，两者均属虚证，治宜补益气血或补益肝肾。若实中有虚，虚中夹实之证，应虚实兼顾，如气虚血瘀者治宜益气生津，化瘀通络之法。病案举例如下：

例 1：热伤阴津型

潘某，男，9 岁。其母代诉：患暑温病（乙型脑炎），经某医院住院治疗月余好转出院，但后遗双下肢软弱无力，难以步履，心烦口渴，轻咳咽干，手足心热，纳谷不香，大便干结，小便短少，舌红绛少津，脉象细数。

王著础主任认为此乃温热病后，肺胃阴津亏耗，筋脉失养，以致形成痿证。治宜清热生津，养阴荣筋，方取沙参麦冬汤合复痿汤加减。处方：北沙参18g，麦冬10g，玉竹24g，石斛24g，玄参12g，生地18g，天花粉9g，地龙干9g，白芍12g，粉甘草3g，忍冬藤30g，牡丹皮4.5g，3剂，水煎服。

患儿服上方3剂后，烦渴显减。但两足痿软依然，嗣以在前方基础上增减。续治20余天后，双下肢逐渐恢复如常而愈。

例2：正虚邪恋型

萧某，男，1岁6个月，于1980年10月5日初诊。其父代诉，患儿出生后即随父母前往福建省光泽县居住，其时当地有“脊髓灰质炎”流行。1980年7月患儿患病，初起类似感冒发热，几天后出现两脚痿软无力，右侧较重，不能站立，经当地治疗无效，转福州市某医院治疗，诊断“脊髓灰质炎瘫痪期”，经服西药治疗月余未见明显改善，而来就诊。刻下症见：形体消瘦，双下肢痿软无力，不能站立，伴有低热，口干欲饮，食欲不振，舌质淡红晦暗，指纹淡紫，大便软，小便自可。王著础主任细思此症，纠缠数月，显系邪热未清，流注经络，津气亏损，气血失调，筋脉失养，以致形成痿躄之证。治拟益气生津，活瘀通络，方取补阳还五汤加减。处方：生黄芪、地龙干各6g，生地黄12g，玄参、赤芍各9g，桃仁、红花各5g，全蝎尾2.1g，当归、地鳖虫、怀牛膝各5g，7剂，水煎服。

二诊：患儿服药后潮热减轻，药已对症，仍步前意。在前方的基础上去赤芍、红花、地鳖虫、怀牛膝，加桑寄生9g及牡丹皮、秦艽各5g，7剂，水煎服。

三诊：患儿潮热已退，精神振作，舌有薄苔，但脚痿依然，摸之手足不温，此乃病久阳气亦虚，瘀阻经络，拟助阳益气，活瘀通络继治，方取补阳还五汤合当归黄芪桂枝汤加减。处方：桂枝3g，生黄芪9g，当归尾5g，赤芍6g，地龙干4.5g，怀牛膝5g，桑寄生、续断、杜仲各9g，红花3g，五加皮6g，12剂，水煎服。

四诊：患儿服药后手足转温，已能站立，能独立行走4～5步，但脚步不稳，易于跌倒。守原方加减，在三诊处方的基础上去怀牛膝，加川芎3g、威灵仙6g，21剂，水煎服。

五诊：患儿形体日见健壮，脸色转佳，双足能自动行走，但仍无力，前方加以养血舒筋药，在三诊处方的基础上去生黄芪、地龙干、杜仲、红花，加木瓜 5g、乌豆 30g、甘草 3g，20 剂。

六诊：患儿症已消失，双足走路基本正常。拟补气血，益肝肾，舒筋活络。方仿独活寄生汤合六味地黄丸加减，以资巩固疗效。处方：木瓜 3g，桑寄生 15g，杜仲 6g，生熟地各 9g，当归 5g，怀牛膝 5g，生黄芪 6g，福参 15g，茯苓 9g，甘草 3g，白芍 6g，川芎 3g。连续服药 2 个月。同时用六味地黄丸每次 9g，每天 2 次，空腹开水冲化送下，嘱服 2 个月以善其后。半年后随访，患儿恢复良好，行走如常人。

按语：本例在整个治疗过程中，分为三个步骤。第一步，在患儿出现下肢瘫软、潮热口渴时，为邪热未清，津气亏损，气血失调，筋脉失养所致。故以益气活血的补阳还五汤为主，配合增液汤增液生津，兼清余热，同时加全蝎、地鳖虫、牛膝以增强活血通络之功效。服药 2 周后，潮热已退，但脚痿依然。第二步，三诊时因患者病久阳气亦虚，手足不温，故在本方基础上又合黄芪当归桂枝汤化裁，法取助阳益气，活血通络，10 剂后手足转温，且能初步行走。第三步，六诊时临床症状基本消失，行走功能恢复如常，乃拟双补气血，补益肝肾治法，作善后调理，以资巩固。精准辨证，灵活施治，并善用虫类药以治顽疾。

十四、从异病同治谈加味麻杏石甘汤的应用

例 1：喘证

梁某，男性，14 岁，1982 年 4 月 10 日初诊。其母代诉：患儿发热 4 天，始则恶寒发热，继以寒热均罢，咳嗽气促，痰黄质稠，难以咯出，经外院诊断为“支气管肺炎”，治疗 2 天症状无明显改善，且气喘加剧，入夜尤甚，伴口唇干燥，大便 2 天未解，小便黄赤，舌质红，苔黄腻，脉浮滑近数。王著础主任认为证系外感风热，闭阻于肺，治以疏风清热，宣肺平喘，佐以化痰止咳，方用麻杏石甘汤加味，处方：生麻黄 4.5g，苦杏仁 4.5g，生石膏 24g，生甘草 6g，芋环干 15g，蒲公英 15g，夏枯草 15g，浙贝母 9g，鱼腥草 15g，桑白皮 9g，百部 9g，2 剂，水煎服。另用蛇胆陈皮散 2 支冲服。

复诊：患者服药 2 剂后咳喘基本已平，唯自觉有微汗，舌苔转为黄白相兼，脉乃滑中带数。药已中病，守前方继服 2 剂而愈。

按语：本病系热邪闭肺，肃降失常之证，热邪闭肺是其病机，咳喘气逆是本

方主症，方中以麻黄配石膏以清宣肺热，消除致病之因；降逆平喘以治主症，故以二味为主药。辅以蒲公英、鱼腥草、芋环干增强清热解毒之功。佐以苦杏仁、桑白皮、百部、浙贝母、蛇胆陈皮末以化痰止咳。甘草不但能调和诸药，且与麻黄、芋环干配伍还具有抗过敏的作用，但甘草用量要大。临床上凡热邪闭肺引起的咳喘病都可以应用麻杏石甘汤加减治疗。

例 2：哮证

王某，男性，3 岁，1982 年 2 月 15 日初诊。其母代诉：患儿以哮喘 4 天为主诉就诊。4 天前患儿因外感风寒，内有恣食生冷而致哮喘发作，喉间痰鸣如拽锯，痰白而黏，伴发热无汗，喷嚏流涕，口干喜饮，食欲不振，脘腹微胀，舌质红少苔，脉浮数。王著础主任认为究其病因传变，责在风痰犯肺，夹有食滞，病延数日，势将化热。治宜疏风宣肺，化痰平喘，佐以消滞，方拟麻杏石甘汤加味主之。处方：麻黄 4.5g，苦杏仁 4.5g，生石膏 20g，生甘草 3g，苏子 9g，葶苈子 6g，莱菔子 9g，厚朴 4.5g，橘贝半夏颗粒（匀冲）5g，桑白皮 9g，茯苓 9g，前胡 6g，神曲 6g，南山楂 6g。患儿服上药 2 剂后，发热退，咳喘渐平。复诊时去神曲、南山楂，加佛手 6g，再服 2 剂而愈。

按语：《黄帝内经》云："形寒饮冷则伤肺。"患儿本感于寒，因病延数日，且小儿为"纯阳"之体，极易化热，而见热闭于肺，诱发咳喘，口渴舌红，脉数为病势化热之象，故拟辛凉解表、宣肺平喘的麻杏石甘汤为主方，因里热不甚，石膏用量稍轻，因无汗表实，麻黄生用且用量稍重，佐以苏子、葶苈子、半夏、厚朴、茯苓等共奏降逆化痰平喘之功，又用神曲、南山楂取其消食导滞之效。

例 3：咳嗽

林某，男性，14 岁，1982 年 1 月 12 日初诊。其母代诉：患儿以咳嗽半个月为主诉就诊。咳嗽痰黄，早晚咳甚，咳时气促，伴头痛，口渴欲饮，舌质红，苔厚腻微黄，脉浮数。王著础主任认为此乃肺热夹痰，肺失宣肃之证，治宜清热化痰，宣肺止咳，方用麻杏石甘汤加味，处方：麻黄 6g，苦杏仁 6g，生石膏 20g，生甘草 3g，苏子 6g，莱菔子 9g，桑白皮 9g，前胡 6g，白芥子 6g，陈胆星 3g，鱼腥草 15g，马兜铃 9g。患儿连服 4 剂，咳嗽已平。

按语：本例系痰热俱盛之咳嗽，治法不宜偏颇，既要侧重清热，又须重视化痰。患儿病已半月，咳嗽较重，非寻常套方能胜其任，故以辛凉重剂麻杏石甘汤为主方，辅以鱼腥草、桑白皮、马兜铃清热化痰，佐以苏子、白芥子、莱菔子、前胡、胆星以降逆止咳。全方配伍得当，故患儿服药4剂而愈。

例4：鼻渊

陈某，男性，12岁，1981年2月22日初诊。其母代诉：患儿以鼻塞不通月余为主诉就诊。伴有鼻流脓涕，头痛头晕，舌苔黄糙，脉滑数。西医诊断：鼻窦炎；中医诊断：鼻渊。王著础主任认为证属外感风火，热毒阻于肺窍所致，治当疏风泄热，宣肺通窍，方拟麻杏石甘汤加味主之。处方：麻黄9g，苦杏仁9g，生石膏36g，生甘草6g，地龙干15g，辛夷花9g，苍耳子9g。患儿连服11剂而愈，随访年余，未见复发。

按语：本例系为风火热毒壅盛，肺窍不通的鼻渊之症。方中用大量生石膏配以地龙干清肺胃之热而通络，麻黄、杏仁、辛夷花、苍耳子疏风散邪以通肺窍。

例5：顿咳

陈某，男性，6岁，1982年3月14日初诊。其母代诉：患儿以咳嗽20余天为主诉就诊。咳嗽呈阵发性发作，咳时面红耳赤，弯腰捧腹，涕泪交加，咳末有回鸣声，甚则伴呕吐痰涎和所食之物，舌质红，苔黄腻，脉滑数。王著础主任认为此乃痰热互结，邪阻肺络，形成顿咳之症，治宜清热化痰，宣肺止咳，方拟麻杏石甘汤加味主之。处方：麻黄6g，苦杏仁6g，生石膏24g，生甘草3g，陈胆星4.5g，百部9g，桑白皮9g，蛇胆陈皮散2支匀冲。患儿连服9剂，咳嗽缓解而愈。

按语：本例为风邪化热，痰热内阻肺络而致顿咳，治以清化痰热以去其塞，宣肺降逆以平其气。方中石膏、桑白皮清肺胃之热，麻黄、杏仁宣肺散邪，胆星、蛇胆陈皮散、百部、甘草化痰止咳。

例6：瘾疹

郭某，男性，13岁，1981年1月16日初诊。其母代诉：患儿以瘾疹反复发作2年多为主诉就诊。3天前患儿因感冒诱发全身皮肤出现风疹团，此起彼落，遇风尤甚，瘙痒难忍，伴有恶寒发热，头痛汗出，咳嗽气促，胸闷不适，口干纳呆，小便短黄，便秘3天，舌苔黄糙，脉滑数。王著础主任认为病系肺胃蕴热，夹感风邪束表，治宜表里双解，方拟麻杏石甘汤加味主之。处方：生麻黄6g，苦杏仁6g，生石膏36g，生甘草6g，芋环干30g，紫浮萍9g，防风6g，大黄（后入）6g，芒硝6g匀冲，地肤子15g。患儿服药1剂，发汗透表，里热得泄，故寒热均罢，大便通畅，风团瘾疹渐退，但仍咳声不扬，为肺经余邪未平，上方去防风、大黄、芒硝，加鱼腥草15g、蝉衣5g、刺蒺藜9g，患儿连服2剂后，风疹消退，咳嗽气促已平，随访半年未见复发。

按语： 本例系顽固性荨麻疹，患儿素有肺胃蕴热，每因感受外邪所诱发，缠绵难愈。大便秘结为肠腑燥热之象，恶寒发热，咳嗽气促为肺卫不宣之症，故以麻杏石甘汤为主方，辅以紫浮萍、防风疏风解表，芋环干、地肤子疏风解毒，佐以大黄、芒硝泄热通下，全方配合具有表里双解之妙。复诊时，腑气已通，实热已去，故去大黄、芒硝，加鱼腥草、蝉衣、刺蒺藜以疏风解表止痒。

综上6例所见，临床上不同的疾病，只要具有相同的病机和证型，凡是热闭于肺者均可以麻杏石甘汤为主方，并获得满意的疗效。麻杏石甘汤是出自张仲景《伤寒论》的经典方，方中以石膏的辛、甘、寒来清泄肺胃之热而生津，麻黄的辛、苦、温来宣肺解表而平喘，二药相制为用，共为主药，既能宣肺，又能泄热，虽一个辛温一个辛寒，但是辛寒用量大于辛温，使本方仍不失为辛凉之剂；杏仁苦降，助麻黄以止咳平喘为佐药；甘草调和诸药而为使药。四药配伍共奏辛凉宣肺、清泄肺热之功，凡肺卫热盛者均可使用。

十五、论小儿麻疹之舌诊

（一）舌诊提示麻疹的早期诊断

麻疹的早期症状与感冒不易区别，王著础主任认为如能结合舌苔的变化和口腔麻疹黏膜斑，则对麻疹早期诊断很有帮助，尤以麻疹疫苗免疫后诱发者的麻疹黏膜斑不典型时，舌诊的意义更大。麻疹患儿在发热2～3日内，多见舌之边尖浅红，甚则红赤有刺而湿润（与梅刺舌不同，梅刺舌深红而津少）。臼齿颊黏膜的麻疹黏膜斑亦可同时出现，有时舌苔变化还稍早些。麻疹患儿舌苔这一变化，是因麻疹属阳邪，乃火毒有余之候（亦即火色）；亦有少数病例不出现舌边尖浅红有刺者，多属素体虚弱或热毒较轻之故。

例1： 林某，男，3岁。其母代诉：患儿发热2日，喷嚏轻咳，鼻流清涕，目泪汪汪，夜不安眠，胃纳顿减，并有麻疹密切接触史。切脉浮数，舌边尖有刺浅红而湿润，苔薄白，未见麻疹黏膜斑。王著础主任断为麻疹初热期，宜以解肌透表为治，次日复诊舌边尖红赤更为明显，同时麻疹黏膜斑出现。再以透疹为法处方治疗 2 剂，疹点逐渐透布，继以清里解热，善后调理而愈。

例 2：叶某，女，4 岁。其母代诉：患儿发热 4 日，咳嗽渐增，涕嚏交作，头面及胸背皮肤已布稀疏红色疹点，舌边尖红润有刺，苔薄白，脉象浮数，王著础主任诊断为麻疹出疹期，口腔未见麻疹黏膜斑，宜以宣透为治。复诊时疹点逐渐稠密红润过膝下，发热更甚，咳嗽增剧，续用宣透之剂 3 剂，疹点透达手足心。肌热随之缓解，但始终无麻疹黏膜斑出现。当其疹点消退后患儿皮肤有糠秕状落屑，色素斑沉着，足资为证。

（二）舌诊对麻疹病机传变的推测

王著础主任认为麻疹病势消长，可以从舌苔变化加以推测。病在表在卫，苔多薄白，但舌之边尖有刺浅红而湿润者。麻疹以热实之证居多，若见苔黄即是病邪较重；若见苔黄，舌红而干，即为肺胃热盛，毒邪已入气分；若见舌质红绛，有刺无津，或舌苔焦黄燥裂，则为麻毒化火入营，烧灼津液；若见舌质深红或晦暗，即为邪毒已入血分。在麻疹回收期，若见苔厚白腻不化，又为疹毒逗留不清。麻疹后期见舌红无苔，系肺胃阴伤。由此可见舌诊与麻疹病机传变，息息相关。

例 3：叶某，女，5 岁。其母代诉：患儿发热 3 日，喷嚏，咳嗽不扬，涕泪交加，脉来浮数，舌边尖红有刺而湿润，苔见薄白，口腔可见麻疹黏膜斑，但耳后发际尚未见皮疹，王著础主任认为乃麻疹初起邪在肺卫。治宜辛平宣透，方取葛根解肌汤加减，叠服 2 剂，疹点已透腹背，苔转薄黄，舌边尖赤如前，口微渴，继以辛凉透疹，患儿服药 2 剂后，疹点已达膝下，苔黄、舌红有刺而燥，脉转洪数，口渴心烦，夜不安寐，是麻毒兼有内热炽盛，治宜表里双解，药后疹达手足掌中，均匀红润，发热渐减，脉转滑数，舌苔渐化，舌质红绛少津，咳嗽烦渴未解，方改养阴清热为治，药服后热退，疹点回收而愈。

例 4：叶某，男，10 个月。其母代诉：患儿麻疹已退经旬，现症见喉间痰鸣，咳声嘶嗄，口内满布白屑，不喜吮乳，大便泄泻带有泡沫，量少，每日 2～3 次，舌质光红无苔，指纹青紫。王著础主任认为此乃麻疹余毒，逗留肺胃，灼液伤津，致使肃降失职。治宜养阴解热，清肃肺胃为主，佐以青黛冰硼散涂口，3 剂后，患儿咳平音清，口疮亦退，舌转红润，诸恙痊愈。

例 5：叶某，女，4 岁。其母代诉：患儿疹后 1 周，仅见轻咳，手足心潮热，胃纳欠佳，便溏，每日 2～3 次，体形消瘦，察舌苔白而中心厚腻，切脉濡滑，王著础主任认为乃疹后余邪未清，恣饮凉药，停滞中焦，脾胃运化不健，治宜清余邪、健脾胃入手，经治疗后舌苔渐化，泄泻消失，胃纳转佳，再以原方，以善其后。

（三）舌诊对麻疹论证的指导作用

例 6：肖某，男，1 岁。其母代诉：患儿发病 5 天，疹点隐约，高热剧咳，气促鼻煽，涕泪俱无，喉间痰鸣，呻吟不安，便秘尿赤，苔黄燥厚，舌质红，脉来浮数，指纹青紫，已达气关。王著础主任认为乃麻疹内陷，热毒闭肺，因病危笃转院抢救。10 日后出院，又来我院门诊，舌苔中心黄厚而腻，潮热，咳嗽音嘶，痰鸣气粗，口渴纳呆，大便燥结，小便短赤，指纹青紫，系疹毒逗留，阴伤未复，肺失清肃。治宜甘凉清热生津，佐以祛痰。复诊，咳嗽潮热均减，苔仍黄厚，继以前法出入，叠投 5 剂，热解咳平，音嗄亦爽，胃纳好转，舌苔逐渐清化，调理旬日，其病乃瘳。

例 7：潘某，男，5 个月。其母代诉：患儿发热 3 天，喷嚏、流涕、咳嗽，入暮热甚，惊惕不安，二便通畅，指纹浮紫，舌边尖红润而有刺，苔微黄，口腔麻疹黏膜斑已现，王著础主任认为乃麻疹初热期，以解肌透表。

二诊：患儿咳嗽频发，疹虽透达腰腹，但隐约不清，舌苔如昨，再拟清解继治。

三诊：患儿疹点虽达腿部，但咳剧气粗，嗜寐谵语，舌转红绛，指纹青紫，已透气关，审系疹毒炽盛，势有闭肺之虞，急宜辛凉开肺，清营透热。

四诊：患儿疹虽现而隐约稀疏，舌仍红绛，仍守前法继治。

五诊：患儿疹透色红，渐见稠密，无如烦热不解，喘息未平，舌红绛而少津，证系邪已入营，灼液伤津，急以清营解热，增液透邪。患儿服药 2 剂后，热退身凉，舌质转红润，微有薄苔，反疹渐次收没，诸症随之缓解。

（四）舌诊对麻疹预后的判断

例 8：萧某，男，4 岁。其母代诉：患儿于 3 日前傍晚突发高热，旋即惊跳不宁，目直神昏，手足搐搦，自用紫雪丹四分灌服，半小时后，痉平，子夜热退。翌日，继见轻咳，喷嚏，流涕，察其舌边尖有刺浅红而润，苔见微黄，臼齿颊黏膜已有麻疹黏膜斑。王著础主任诊断为麻疹初热期，宜以辛凉透疹为治。服药 2 剂后，疹点透达腰腹，但发热未退，脉象浮数，舌苔无甚变化，继用清热解毒透疹，迅即疹透热退，舌苔亦随之回常。

例 9：潘某，男，5 岁。1964 年 11 月 3 日就诊时胸背已见麻疹，高热 39℃（肛温），咳频，咽红，口腔可见麻疹黏膜斑，舌色红，脉频数，断为麻疹合并支气管炎。即予抗生素等药，2 日后疹点已达大腿部，11 月 5 日下午 1 时许，患儿突发高热惊厥，面色苍白，口唇发绀，牙关紧闭，口吐白沫，瞳孔散大，对光反射消失，心音减弱，肺布满水泡音，呼吸困难，遍身疹点隐没呈淡紫色，症已垂危，邀余会诊（用压舌板撬开门齿），见舌红绛起刺无津，脉数无伦，显系疹毒内陷，引动肝风之危证，转至某医院抢救，抢救无效死亡。

十六、论小儿咳嗽的分型论治

1. 风热型　咳痰色黄伴发热，汗出，口渴，咽痛，鼻塞流浓涕，舌苔白成微黄，脉浮数，指纹浮紫，治宜辛凉解表，宣肺化痰，方用治咳Ⅰ号（王著础主任自拟方）加减：主药为桑叶、菊花、前胡、杏仁、薄荷、浙贝母、牛蒡、芦根、黄芩、连翘。

例 1：谢某，男，1 岁，其母代诉：患儿咳嗽 3 天，伴发热汗多，口干咽红，鼻流浓涕，纳差，小便短赤，舌苔薄白质尖红，脉浮数，指纹偏紫，处方：桑叶 6g，菊花 3g，桔梗 4.5g，杏仁 4.5g，连翘 9g，芦根 15g，前胡 6g，竹茹 10g，车前子 6g。患儿连服 2 剂，症除。

按语：此例系风热犯肺，治疗侧重疏风清热，宣肺化痰，方中桑叶、菊花、薄荷、连翘、芦根疏风清热，前胡、杏仁、桔梗、竹茹、车前子宣肺化痰，由于药症合拍，故能再剂见功。

2. 风寒型　咳嗽频作，痰白而清，恶寒无汗，或发热头痛，鼻塞声重，流清涕，舌苔薄白，脉象浮紧，指纹浮红，治宜疏风散寒，宣肺化痰，方用治咳Ⅱ号（王著础主任自拟方）加减：主药为麻黄、杏仁、苏叶或苏子、半夏、桔梗、旋覆花、茯苓、厚朴、枳壳、甘草。

例 2： 谢某，男，1 岁 3 个月。其母代诉：患儿咳嗽痰鸣 2 周，伴鼻塞流清涕，纳少，二便如常，舌苔薄白湿润，脉浮，指纹浮红。处方：蜜麻黄 3g，杏仁 4.5g，苏子 6g，厚朴 4g，茯苓 9g，前胡 6g，陈皮 3g，苍耳子 5g，蝉蜕 3g，甘草 2g。患儿服药 3 剂，咳平。

按语： 本例咳嗽为风寒束肺，方中麻黄、苍耳子、蝉蜕疏散风寒，前胡、杏仁、苏子、厚朴、茯苓、陈皮宣肺化痰，如此则风寒解，痰湿化，肺气宣而咳嗽平矣。

3. 肺热型 咳嗽阵作，喉间痰鸣，痰稠难咯，发热口渴，面红唇赤，咽喉干燥，纳呆，大便干，小便赤，舌红苔黄，脉滑数，指纹紫，治宜清热泻肺，化痰止咳。方用治咳Ⅲ号（王著础主任自拟方）加减：主药为麻黄、杏仁、石膏、甘草、桑白皮、枯黄芩、鱼腥草、板蓝根、苏子、葶苈子、莱菔子。

例 3： 林某，男，6 岁。其母代诉：患儿咳嗽频作 2 天，伴发热口渴，咳时气促，痰声辘辘，质稠难咯，鼻流浓涕，汗出纳少，大便干结，小便短赤，舌红苔黄，脉象滑数。处方：生麻黄 4g，杏仁 6g，生石膏 24g，葶苈子 9g，苏子 9g，莱菔子 9g，桑白皮 9g，黄芩 6g，芦根 30g，板蓝根 10g，鱼腥草 15g，蛇胆陈皮散 1 支冲服。患儿连服 4 剂，上症悉平。

按语： 此例为肺热之咳嗽，方中麻黄、杏仁宣肺止咳，石膏、黄芩、芦根、桑白皮、鱼腥草、板蓝根清热肃肺，葶苈子、苏子、莱菔子和蛇胆陈皮散降逆化痰，如此则肺经热清，气道消而咳嗽平矣。

4. 痰湿型 咳嗽痰多，色白而稀，胸满纳呆，舌苔白腻或厚浊，脉滑，指纹紫滞，治宜健脾燥湿，止咳化痰，方用治咳Ⅳ号（王著础主任自拟方）加减：主药为陈皮、半夏、茯苓、厚朴、白前根、胆星、白芥子、杏仁、甘草。

例 4： 何某，女，10 个月。其母代诉：患儿咳嗽痰鸣 3 天，伴腹胀纳呆，舌苔白腻，脉滑，指纹隐约。处方：陈皮 3g，煮半夏 5g，茯苓 9g，枳壳 4g，竹茹 10g，厚朴 3g，杏仁 4.5g，莱菔子 4.5g，海浮石 12g，山楂 9g。患儿连服 3 剂，咳嗽痊愈。

按语： 此型为痰湿夹积之咳嗽，治宜侧重于健脾燥湿，化痰止咳，佐以消滞，方中以二陈汤合厚朴、山楂健脾燥湿消滞；竹茹、枳壳、莱菔子、杏仁、海浮石化痰止咳。

5. 久咳型 方用治咳Ⅴ号（王著础主任自拟方）加减：主药为桔梗、紫菀、百部、白前、荆芥、陈皮、川贝母、枇杷叶、甘草。本方可治小儿诸般咳嗽，唯以久咳、表证不明显者更为适用，阴虚肺燥之虚损咳嗽，则非其所宜，须当明辨。

例5： 朱某，男，5岁。其母代诉：患儿反复咳嗽月余，时轻时重，近日加剧，痰白而黏，纳呆体倦，舌苔薄白，脉滑。证系风痰恋肺，缠绵不解，治宜疏风化痰，润肺止咳。处方：紫菀9g，白前6g，百部9g，桑叶6g，枇杷叶9g，杏仁6g，陈皮3g，川贝母6g，枳壳4g，桔梗5g，甘草3g。患儿服药5剂，咳嗽渐平。

按语： 此型为风痰恋肺之久咳，治宜润肺止咳。方中紫菀、百部润肺止咳，桑叶、枇杷叶、杏仁、桔梗、白前疏风宣肺，枳壳、川贝母、陈皮、甘草理气化痰。

综上所述，小儿咳嗽的治疗重在辨证，随证加减。如风热咳嗽而见热重烦躁者，常加葛根、生栀子、淡豆豉、银花；咳重者加旋覆花、枇杷叶；咽痛者加射干、板蓝根、草河车；呕吐者加竹茹、藿香梗。郭氏儿科对麻杏石甘汤的临床应用颇有探研，常日，麻黄蜜炙后性较温和，宣肺止咳平喘效果显著，运用得当，四时皆可，老少均宜，只不过剂量和配伍须当权衡。

十七、话说钱乙白术散治疗小儿久泻

小儿久泻病名最早见于《证治准绳·幼科》，曰久泻“大法补虚消积……脾中有积，热迟留至使终年泻不休”。中医认为本病乃先天禀赋不足，后天饮食不节，养护失宜，或急性泄泻误治失治而致脾气虚，脾虚久泻伤及肾阳，终至脾肾阳虚。且久泻患儿多为急性泄泻转化而来，临床常见余邪留恋未尽，正虚抗病能力低下，易受外邪（尤其是湿热之邪）而致病情反复，湿热之邪深伏肠胃亦可伤及脾阴。正虚邪恋互为因果，致使病程缠绵难愈。王著础主任认为本病属于现代医学的小儿迁延性和慢性肠炎范畴。钱乙七味白术散为脾虚久泻而设，由太子参、白术、茯苓、藿香、木香、葛根、甘草组成，具有健脾养胃、益气升清的功效。《小儿药证直诀》曰：“白术散治脾胃久虚，呕吐泄泻，频作不止，精液若竭，烦渴躁，但欲饮水，乳食不进，羸瘦困劣……不论阴阳虚实并宜服。”方中以四君子汤补中，木香、藿香芳香悦脾而健胃，葛根升清止泻而解渴，临床辨证加减，灵活应用，实为小儿久泻之良方，疳证初起之妙剂。临证加减，久泻伤阴者加乌梅、花粉、石斛、麦冬；久泻及肾，脾肾阳虚者加附子、干姜、肉豆蔻；兼湿热者加黄连、黄芩、野麻草；小便不利者加车前草、泽泻、六一散；兼积滞者加鸡内金、山楂、麦谷芽；久泻兼血瘀者加香附、山楂炭、延胡索；正虚为主而邪实不盛者加诃子、石榴皮、罂粟壳、赤石脂。

十八、论小儿虫症

（一）蛔虫病

王著础主任认为中医对蛔虫病的诊断着重于望诊与问诊，参考面部白斑、巩膜蓝斑、舌面花点、下唇颗粒等特征表现，结合询问病史，对该病的诊断具有一定的参考价值。花斑舌一般见舌面上微白色薄苔，有的稍厚，有的带微黄，在舌苔的中间呈散在小米粒大小圆形红色斑点，其边缘稍不规则，有的在红色小斑中央呈白色，从整个舌面来看红白相间如花点，此称“花斑舌”。花斑可分布于舌两旁、中央及舌尖三个部分，与《时方妙用》中所描写的白花点的“虫舌”十分相似。花斑舌多因素体脾胃虚弱，再加蛔虫寄生的种种损害，致使脾胃运化失职，湿热积滞腐蚀上泛而反映于舌面，正常人舌面常有一层薄白或微黄的苔，所以只有在白或黄苔上呈现红色星点形成的花斑才有诊断意义。但在小儿（约 10 岁以下）诊断价值较大，年龄愈大准确率愈低。

王著础主任认为蛔虫病一般初起不一定有任何症状，日久即见绕脐腹痛，时止时作，贪食，但面黄肌瘦，睡中龂齿，花斑舌，下唇颗粒或面部有白斑等。如蛔虫团聚，阻于肠间，易于形成虫块，以致腹痛较剧而呕吐，接触腹部有索状与结块肿物（如蛔虫性肠梗阻等）；如蛔虫窜入胆道则右胁痛甚，汗出肢冷，或吐蛔则为蛔厥（如胆道蛔虫病）、急性蛔虫感染；幼虫移行于肺部尚可出现咳喘；若小儿虫病延久则易形成疳积。治疗上，驱虫剂多由乌梅、川椒、雷丸、槟榔、使君子、苦楝根皮、鹤虱、贯众等药物组成。使用时必须辨证，如病情属寒者，以驱虫药配伍干姜、川椒、细辛等温中驱寒，代表方如理中安蛔汤；病情属热者，以驱虫药配伍胡黄连、黄连、黄柏等苦寒清热药，代表方如连梅安蛔汤；若见病情寒热错杂者，又须针对其具体情况以驱虫药配伍黄柏、黄连、细辛、干姜、附子等寒热兼施，代表方如参桂乌梅丸，可用于蛔厥；若病势急骤属实者，驱虫药又当配伍大黄、瓜蒌等攻下之品，藉以排虫于体外；至于喘咳，可参考钩虫诱致咳喘情况处理。

（二）钩虫病

王著础主任认为钩虫病类似中医文献中所描述的“脱力黄”“萎黄”“黄胖”等的临床表现，如面肤萎黄，体倦乏力，善饥索食，且伴有头晕、心悸、气急、腹胀或腹痛，甚至发生浮肿等症状。根据临床经验，除询问病史外，再观察舌苔之改变，颇有辅助诊断意义。王著础主任认为，钩虫病患者后期其舌苔多数呈现一种“白而无华”之象，因患者贫血颇甚，面肤多表现为萎黄少华，故在舌苔上亦呈现气血衰少现象——舌白无华。

钩虫病临床常表现为“痒疹”，多发生在夏秋季节，系由在暴雨初晴，下地劳动后，钩蚴钻入皮肤所诱发，表现为指趾瘙痒。在治疗上，可用草药赤地利、千里光各 15g，或以荆芥穗、百部根、蛇床子等各 15g 煎汤熏洗。若至搔破溃烂流黄水者，以滑石 30g，煅石膏 15g，枯矾、密陀僧各 9g 共研末外敷。若伴有喘咳，多采用发表宣肺化湿法为主，常用方如香苏饮、杏苏散、止嗽散等。如夹饮邪内踞，喘咳不平，同时可酌情给予小青龙汤、三子养亲汤、苏子降气汤之类。倘其指趾尚有肿痒难当者，须加入止痒之药，如地肤子、白芷、乳香、没药、穿山甲、刺蒺藜、皂角刺等煎服，但必须重用金银花、甘草。若临床表现为面色萎黄，此时要重视健脾益气，养心益血，再结合驱虫药，如雷丸、榧子、苦楝根、贯众、使君子、槟榔等。体壮实者，予攻补兼施，其补益常用方如归脾汤、八珍汤之类；至于素体虚弱而见虚黄、浮肿、便溏、纳少等脾肾俱虚之象时，治当先补后攻，常用方如人参养营汤、十全大补丸以及黄肿丸等；如肿势甚剧，则当配合五苓散、金匮肾气丸之类，待诸恙稍退，体力恢复，然后再予驱虫。

（三）胆道蛔虫病

1. 偏热型 王著础主任认为本型发病机制是木横胃热夹扰作祟。盖木气横逆，易于化火，势必乘其所胜而乘土，然胃为燥土，今火燥过盛，以致胃热炽张，虫动不安，上扰于膈，因而发生胆道蛔虫病。临床表现为心下或连及胸胁阵发性疼痛，持续性增剧，间或疼痛完全消失，呕吐苦水或吐蛔虫，发热，头痛，口苦而渴，腹肌紧张，有压痛，便秘，溲赤，舌苔黄腻或黄糙，脉象滑数。治宜平木和胃，清中安蛔。方选半夏泻心汤、左金丸、龙胆泻肝汤、大小柴胡汤等。主要药物如枯芩、黄连、沙参、黄柏、柿蒂、乌梅、吴茱萸、杭芍、川楝子、毛柴胡等。

2. 偏寒型 王著础主任认为本型发病机制为木郁气滞，脏寒虫动。盖蛔虫喜暖而恶寒，今内脏寒冷必然引起蛔虫蠢动而上扰，且肝属木，性喜条达，与胆为表里，木气郁滞不得条达，势必扰及于胆，因而发生胆道蛔虫病。临床表现为心下及季胁部阵发性强烈绞痛，呕吐清涎及吐蛔，不欲饮食，甚则肢末厥冷，面色苍白，小溲清利，大便自可，脉象细弦或沉缓，舌苔白厚或白滑。治以疏肝理气，温中安蛔。方选良附散、参桂乌梅丸、瓜蒌薤白半夏汤、连理汤等，主要药物如乌梅、花椒、干姜、吴茱萸、良姜、香附、薤白、煮半夏、乌药等。

临床上内热甚加龙胆草、木通、栀子；憎寒发热加青蒿、柴胡；口渴舌燥加芦根、薏苡仁、麦冬、石斛；内寒甚加肉桂、附子；体实便秘加大黄、瓜蒌；体虚脉弱加党参、黄芪、当归；疼痛剧烈加金铃子散及乳香、没药。如病势减轻，或痛已消失，应加苦楝根、槟榔、使君子、鹤虱、榧子之类以驱虫。

典型病例：

陈某，男，14岁，1961年7月21日入院。患者于1961年7月15日发病，上腹部阵发性绞痛，持续性加剧，因痛甚曾昏厥二三次，吐蛔虫3条，汗多口渴，食欲锐减，便秘，溲赤，曾到某医院就诊，诊断为胆道蛔虫病，因家人害怕该院行手术治疗，故来诊治。体检：体温38℃，脉搏100次/min，血压98/80mmHg。发育中等，营养一般，急性病容，精神倦，意识清，面赤唇红，心肺正常，剑突下有明显压痛，腹软，肝脾未触及，舌苔黄糙，脉象弦数。王著础主任诊断为：木横胃热，夹蛔作祟（胆道蛔虫病偏热型）。治法：平木和胃，清中安蛔。处方：龙胆草、木通、川楝子各9g，白芍15g，沙参18g，枯黄芩6g，吴茱萸炒黄连汁3g，延胡索、煮半夏、毛柴胡各4.5g，乌梅2枚。连服2剂。

1961年7月24日患者上腹部疼痛消失，但有发热口干，大便未通，小溲黄赤，舌苔黄燥，脉仍弦滑有力。处方：沙参 18g，煮半夏、毛柴胡各 4.5g，黄柏 6g，黄连 3g，白芍 15g，乌梅 3 枚，大黄、川楝根、使君子各 9g。

1961 年 7 月 25 日患者服药后大便通畅，下蛔虫 17 条，脉转缓和，舌苔亦渐退，胃口转佳。1961 年 7 月 26 日痊愈出院。

十九、论小儿肾病综合征的中医临证思维

小儿原发性肾病综合征属于中医学水肿、腰痛、尿浊等范畴，相似的记载始见于《黄帝内经》，如《灵枢·水胀》中称为“水”，指出：“水始起也，目窠上微肿，如新卧起之状，其颈脉动，时咳，阴股间寒，足胫肿，腹乃大，其水已成矣。”《素问·水热穴论》曰：“勇而劳甚，则肾汗出，肾汗出逢于风，内不得入于脏腑，外不得越于皮肤，客于玄府，行于皮里，传为胕肿，本之于肾，名曰风水。”而后《诸病源候论》曰：“夫水之病，皆生于腑脏。方家所出，立名不同，亦有二十四水，或十八水，或十二水，或五水……寻其病根，皆由荣卫不调，经脉痞涩，脾胃虚弱，使水气流溢，盈散皮肤，故令遍体肿满，喘息上气，目裹浮肿，颈脉急动，不得眠卧，股间冷，小便不通，是其候也。”这些描述均与本病相似。中医治疗水肿积累了丰富的临床经验，形成了独特的临床思维模式。

（一）病因病机的临床思维

临床诸多因素导致肺、脾、肾三脏功能失调，脏腑气血阴阳失衡，水液输布紊乱，水湿停聚，精微外泄而发为本病。病延日久，正愈虚，邪愈盛，病初偏于邪盛，多与风、湿、热、毒、瘀有关，而病至后期，肺、脾、肾俱虚，精微外泄，肾络瘀阻，肾虚尤著，转以正虚为主。在整个病变过程中，以脾肾功能失调为中心，以阴阳气血不足为病变之本，以风邪、水湿、湿热、瘀血阻滞为病变之标，表现为本虚标实，虚实夹杂，故其辨证首先要明确标本虚实之主次。病变早期水肿较甚，以标实为主，需辨风热、湿热、湿毒、气滞、水停之偏颇；疾病后期水邪退却，尿蛋白持续不消，病变重在脾肾两虚，临床辨证要注意气虚、血瘀、阳虚、阴虚之不同。

1. 以虚为本的临床思维

（1）肺脾肾三脏失调论：肺脾肾三脏亏虚是发生本病的主要因素，肺失通调、脾失传输、肾失开合，气化、运化功能失司，导致气化不利，封藏失职，精微外泄，水湿停聚，泛滥肌肤而为水肿。《景岳全书·杂证谟·肿胀》解释说："凡水肿等证，乃肺脾肾三脏相干之病，盖水为至阴，故其本在肾；水化于气，故其标在肺；水惟畏土，故其制在脾。今肺虚则气不化精而化水，脾虚则土不制水而反克，肾虚则水无所主而妄行。"

（2）脾肾亏虚论：肾虚则封藏不固，精气外泄，下注膀胱而为蛋白尿；脾虚不能运化水湿，导致精微物质生化乏源，加之肾虚精微外泄，故而出现低蛋白血症；肾虚不能主水，脾虚不能制水，则水溢肌肤而成水肿。

1）脾肾气虚：多为阳水迁延日久，导致脾肾气虚，不易恢复。盖肺为水之上源，主宣发，朝百脉，水由气化，气行则水行；脾主运化水谷精微，主传化水气，为水之堤坊，脾健土旺，而水湿自能运行；肾主五液，以维持体内水液的平衡。如肺虚不能宣发，则气不化精而化水，脾虚不能运化，则土不制水而反克，因此水不归经而横溢皮肤，渗于脉络，从而产生周身浮肿；肾虚则水无所主而溢于肌肤，发为水肿。本证以脾虚为主，脾虚则肺气弱，肾气亦虚，盖因中气素弱，脾土无火，土不制水而反克，故水湿得以乘之，而水肿迁延日久。

2）脾肾阳虚：本证多由水肿反复不愈，或禀赋不足，后天失调，水湿为侵，导致脾肾功能失调，脾阳不振，肾阳虚弱，阳气不足则水气不能蒸化，所以浮肿为本病的主要症状。医脾阳有赖于肾阳的温养，肾阳充足，则脾阳亦健，若肾阳虚弱，则不能温煦脾土；若脾阳不足进一步发展，亦可见肾阳不足，可导致脾肾两虚，无以温化水湿而从膀胱而去，即所谓肾关门不利则聚水为肿。

（3）肾虚为主论：肾藏真阴真阳，为水火之脏，生命活动之根，主五液以维持体内水液的平衡。肾为先天之本，只宜固藏，不宜宣泻，一旦患病，以虚证为主，即肾常虚。肾病综合征，肾之阴阳两虚，只是侧重点不同，且肾虚往往累及他脏；反过来，其他脏腑功能不足，又可影响肾脏功能的正常发挥。或小儿素体阴虚，过用温燥或利尿太过，或长期大剂量使用激素，亦可助阳生热，热盛伤阴，而致肝肾阴虚。

（4）气阴两虚论：本病病程较久，或反复发作，长期反复大剂量使用激素后，耗气伤阴而出现气阴两虚或肝肾阴虚之证。

2. 以实为标的临床思维

（1）风邪：肺为水之上源，又主一身之表，外合皮毛，通调水道，下输膀胱，风寒外袭肌表或风热壅结咽喉（感冒、乳蛾、丹毒等），风邪客于肺卫，肺失宣化，不能通调水道，下输膀胱，风遏水阻，风水相搏，流溢肌肤，发为水肿，前人称之为风水。

（2）湿邪：肾病的关键病理因素是水湿为患。水湿不仅是贯穿在病程始终的病理产物，成为损伤人体正气、阻碍气机运行的主要因素，同时又是进一步伤阳、化热，致瘀，推动疾病发展的重要病理环节。湿热也是肾病发生、发展、迁延反复的重要病理因素，可因水湿内停、郁久化热而成；或肾病日久、蛋白尿流失过多，阳损及阴，使其真阴亏虚，虚热内生，热与湿互结而成湿热；更有因长期使用激素而助火生热，易招致外邪热毒入侵，致邪热与水湿互结，酿成湿热。湿热久结，难解难分，致使气机壅塞，水道不利进一步加重，而使病情反复，迁延难愈。

（3）瘀血：是导致肾病发病和病情缠绵难愈的又一重要病理因素。肾病以水肿为主要表现，而水与血、气本不相离，“血不利，则为水”，可见水病可致血病，而血瘀亦可导致水肿。水肿可致气滞，而气滞则血瘀；反之，血瘀又可致气滞，气化不利而加重水肿。可见血、气、水三者是相互影响的，而血瘀存在于肾病整个病程之中。

风邪、湿邪、瘀血这三种病理产物又与肺、脾、肾三脏亏虚互为因果。肺脾肾三脏正气虚弱，则易感外邪、生湿、化热、致瘀而出现邪实病机；水湿、湿热和瘀血反过来又进一步耗伤脏腑之气，使正气更虚。因此，肾病乃本虚标实、虚实夹杂之证，以正气虚弱为本，邪实蕴郁为标。在肾病的发生与发展过程中，本虚和标实是相互影响、相互作用的，常表现出虚实寒热错杂、病情缠绵不愈的特点。而在肾病不同阶段，标本虚实主次不一，或重在正虚，或重在标实，或虚实并重。

肾病的病情演变，初期及恢复期多以阳虚、气虚为主；而难治病例，病久不愈或反复发作或长期使用激素，可由阳（气）虚转化为阴虚、气阴两虚或阴阳两虚。由此可见，肾病综合征的病因病机错综复杂，有因虚致实的，亦有因实致虚而虚实并见的，但总以虚损为本，提示临床治疗既要重视补虚，又要不忘祛邪。

（二）辨证论治的临床思维

1. 治疗原则 《黄帝内经》最早提出“开鬼门，洁净府，去菀陈莝”的三大治疗原则，汉代张仲景在《金匮要略·水气病脉证并治》篇中，对《黄帝内经》的三大法则从临床角度进行了归纳、总结和发展，提出了相应的方药，并对益气、实脾、温肾法进行了探讨。隋唐及北宋的医家，大多偏重于攻逐，如唐代《外台秘要》、北宋《圣济总录》所收录的治水肿方剂，常用大戟、甘遂、芫花、商陆、巴豆、牵牛子、大黄等攻逐药。唐代《备急千金要方》根据张仲景血分水肿的论述，已开始应用丹参、桃仁等活血法治疗水肿，而用于温补的处方，则多从仲景方演化而来。金元时期，各医家对水肿宜攻还是宜补进行了广泛深入的学术争鸣。明代李中梓在《医宗必读》中取各家之长而融会贯通，指出宜攻宜补重在辨证，最为中肯。一般而言，在临床中治疗肾病应紧扣“本虚标实”的病机，以扶正固本为主，即益气健脾补肾、调理阴阳气血，并同时配合宣肺、利水、清热、化湿、化瘀、降浊等祛邪之法以治其标。具体运用时，应根据不同阶段的主要病理特点选择上述诸法，单用或合用。若感受风邪、水气、湿毒、湿热诸邪，证见表、热、实证者，先去邪以急则治其标；在外邪或症情减缓或消失后，当以扶正为主，扶正祛邪，或标本兼治，或继以补虚扶正。

2. 治疗方法

（1）发汗法：治疗水肿病变在肺而有外感的基本方法，即《黄帝内经》“开鬼门”法，发汗法常与宣肺法同用，主要用于水肿的早期或水肿兼有表证者，常见外邪袭肺，肺失宣降，不能通调水道、下输膀胱，而致水液潴留，溢于肌肤的水肿。

（2）利尿法：治疗水肿的基本方法，即《黄帝内经》“洁净腑”法，利尿法常与各法配合应用，凡水肿而小便短少者均适用本法。

（3）攻逐法：应用攻下逐水的药物以疏涤肠胃、泻下水液，以达到消肿的目的，即《黄帝内经》“去菀陈莝”法，主要用于利尿无效而形气实，水湿壅塞三焦的实证，也可暂用于本虚标实而宜急则治其标者。攻逐法使用时间不宜过长，同时须顾护正气，应严格掌握其适应证。

（4）实脾法：治疗脾阳不足，土不制水而致阴水的基本治疗方法，用于水肿以身半以下为重，而兼有脾阳亏损、水湿中困症状者。临床除水肿外，有脾虚湿困见症者亦适用本法，在阳气被抑的情况下，可适当加用通阳利水的药物。

（5）益肾法：肾为水脏，肾主五液，故水肿表现有诸不足者，脾虚为多，而肾虚者为重。但肾虚证病程较长，收效较慢，必须坚持服药，以缓图功效。

（6）温肾法：主要用于肾阳虚损，水气不化而致的水肿，温肾法和实脾法都属于温阳法，与利水法配合应用具有良好的疗效。

（7）滋阴法：主要用于水肿伴有真阴不足、精血亏乏者。本法在实际应用中，常与利水法配伍。因滋阴药有黏滞的作用，易恋湿蓄水，不利于消肿，临床常以淡渗利水与滋阴健脾益肾的药物同用。

（8）活血法：《素问·汤液醪醴论》提出“去菀陈莝”法，此法既有前述的攻逐法之意，又有活血化瘀之意，主要用于瘀血阻于少阴所致的水肿，传统的认识主要用于“积血化水”的水肿，而现代被灵活地应用于肾病的各个阶段。运用活血化瘀法时常配合理气法，血瘀气滞，气行则血行。

（9）疏风法：治疗风水的基本方法之一，常与各法配合，灵活应用。在尿蛋白长期不消时合理应用疏风法可以提高临床疗效。

（10）利湿法：水湿是水肿病程中常见的致病因素和病理产物，湿性重浊黏滞难去，使病机更加复杂，病程冗长。利湿法一般应用于水肿早期脾虚湿盛证，或在病程中兼夹湿热证的患儿，常与各法配合，灵活应用于临床。

水肿反复发作，或尿蛋白、尿血长期不消时，临床上常常灵活地应用疏风法、祛湿法、活血法和益肾法，可单独应用，亦可配合使用，往往可以提高临床疗效。

此外，近年来有的学者提出从肝论治法、三焦论治法和分期论治法。认为肝为将军之官，有主升、主动的疏泄功能，能疏通三焦，调畅气机，保持人体气机的升降出入有序，是推动血和津液运行的一个重要环节。肝的疏泄功能正常，则气机调畅，升降适宜，三焦通利，水液代谢正常。三焦是人体元气升降出入、水液运行的通路，肺、脾、肾三脏的功能协调亦须三焦通调才能实现。从三焦入手，重在疏利三焦之壅滞，使三焦气化得以畅利，气行则血行，水湿毒邪亦可顺势排出，以收邪去正复之效。

3. 辨证施治 中医治疗本病多采用传统的辨证论治，辨证是中医立法处方的依据，辨证正确与否直接影响临床疗效。辨证方法主要以脏腑辨证为主，其次是阴阳气血辨证及病因辨证。多数学者采用第二次全国中医肾病专题学术研讨会通过的标准，分为本证四型：肺肾气虚、脾肾阳虚、肝肾阴虚、气阴两虚；标证五型：外感、水湿、湿热、血癖、湿浊。其中本证以脾肾阳虚及肝肾阴虚居多，标证以血瘀、水湿及湿热为主。提示治疗本病须重视脾肾阳虚、肝肾阴虚，以及瘀、湿、热邪，从而抓住主要矛盾，以提高疗效。

（1）本证

1）肺脾气虚

证候：全身浮肿，面目为著，小便减少，面白身重，气短乏力，纳呆便溏，自汗出，易感冒，或有上气喘息，咳嗽，舌淡胖，脉虚弱。

治法：益气健脾，宣肺利水。

代表方：防己黄芪汤合五苓散加减。

2）脾肾阳虚

证候：全身明显水肿，按之深陷难起，腰腹下肢尤甚，面白无华，畏寒肢冷，神疲蜷卧，小便短少不利，可伴有胸水、腹水、纳少便溏，恶心呕吐，舌质淡胖或有齿印，苔白滑，脉沉细无力。

治法：温肾健脾，化气行水。

代表方：偏肾阳虚者，用真武汤合黄芪桂枝五物汤；偏脾阳虚者，用实脾饮加减。

3）肝肾阴虚

证候：浮肿或重或轻，头痛头晕，心烦躁扰，口干咽燥，手足心热或面色潮红，目睛干涩或视物不清，痤疮、失眠多汗，舌红苔少，脉弦细数。

治法：滋阴补肾，平肝潜阳。

代表方：知柏地黄丸或杞菊地黄丸加减。

4）气阴两虚

证候：面色无华，神疲乏力，汗出，易感冒或有浮肿，头晕耳鸣，口干咽燥或长期咽痛，咽部暗红，手足心热，舌质稍红，苔少，脉细弱。

治法：益气养阴，化湿清热。

代表方：六味地黄丸加减。

（2）标证

1）外感

证候：临床表现为风寒或风热的症状。

治法：外感风寒者，治以辛温宣肺祛风；外感风热者，治宜辛凉宣肺祛风。

代表方：外感风寒者用麻黄汤加减；外感风热者用银翘散加减。

2）水湿

证候：全身浮肿，伴有腹胀水臌，水聚肠间，辘辘有声，或有胸闷气短，心下痞满，甚有喘咳，小便短少，脉沉。

治法：补气健脾，逐水消肿。

代表方：防己黄芪汤合己椒苈黄丸加减。

3）湿热

证候：皮肤脓疱疮、疖肿、疮疡、丹毒等，或口黏口苦，口干不欲饮，脘闷纳差等，或小便频数不爽，量少，有灼热或刺痛感，色黄赤混浊，小腹坠胀不适，或有腰痛，恶寒发热，口苦便秘，舌质红苔黄腻，脉滑数。

治法：上焦湿热治以清热解毒；中焦湿热治以清热解毒，化浊利湿；下焦湿热治以清热利湿。

代表方：上焦湿热用五味消毒饮加减；中焦湿热用甘露消毒饮加减；下焦湿热用八正散加减。

4）血瘀

证候：面色紫暗或晦暗，眼睑下发青、发暗，皮肤不泽或肌肤甲错，或紫纹或血缕，常伴有腰痛或胁下癥瘕积聚，唇舌紫暗，舌有瘀点或瘀斑，苔少，脉弦涩等。

治法：活血化瘀。

代表方：桃红四物汤加减。

5）湿浊

证候：纳呆，恶心或呕吐，身重困倦，精神萎靡，水肿加重，舌苔厚腻。

治法：利湿降浊。

代表方：温胆汤加减。

近年来，有学者提出以下分型及治疗建议：①脾肾气虚证，表现为全身水肿，倦怠乏力，尿少色淡，脘腹胀满，大便溏薄，纳差，面色萎黄，易感冒，多汗，面色灰暗，舌淡胖有齿痕，苔薄白或腻，脉沉细或弱。治宜健脾益肾，通阳利水，方选肾气丸（《金匮要略》）加减。②肾虚血瘀证，表现为全身水肿，倦怠乏力，尿少色淡，腰膝酸冷，面色灰暗，舌淡紫暗，或有瘀点瘀斑，苔薄白，脉沉细。治宜益肾活血，方选六味地黄丸（《小儿药证直诀》）合桃红四物汤（《医宗金鉴》）加减。③肝失条达，气滞水停证，表现为全身浮肿，胸胁胀闷窜痛，烦躁太息，口苦咽干，目涩，舌红紫苔黄，脉弦紧。治宜疏肝行气，利水消肿，方选柴胡疏肝散（《景岳全书》）加减。④肝脾不和，气滞湿阻证，表现为全身浮肿，情志抑郁或烦躁易怒，胸胁胀闷窜痛，纳少腹胀，便溏不爽，倦怠乏力。治宜疏肝健脾，方选逍遥散（《太平惠民和剂局方》）加减。

4. 中医证型的规范化

（1）中医证型与客观指标：宏观辨证与微观辨证相结合，积极寻求中医辨证的客观依据是小儿肾病中医证型标准化的主要研究方法，许多学者积极探索实验室检查指标与中医辨证的关系。几十年来许多学者对本病中医证型的标准化建立进行深入的研究，试图寻找中医证型与现代科学客观指标的相关性，例如，肾病中医辨证分型与梗阻性肾图的关系，与血总纤溶活力、超氧化物歧化酶及血清白蛋白的关系，与红细胞 C3b 受体、T 淋巴细胞功能的关系，与血清脂蛋白亚组分胆固醇含量的关系，与内皮素、心钠素、醛固酮的相关性等。研究证明，本病的中医辨证分型与上述指标均有一定的相关性，但目前尚无任何被中医界公认的指标可以作为本病辨证的客观依据。尽管许多学者为本病的中医辨证标准化研究付出了不懈的努力，但是本病的中医辨证标准仍未确立。究其原因，一为中医辨证本身的不确定性，二为研究方法缺乏客观性、科学性、针对性。中医辨证依靠望、闻、问、切四诊，所收集的信息主要包括症状、体征、舌象、脉象等，且对以上临床资料的描述较为笼统，定性、定量不够准确、客观。近年来，有不少学者用聚类分析的统计方法来研究中医证型。聚类分析是近年发展起来的一种数理统计方法，可将观察对象依据某些特征加以分类，通过临床病证脉象进行采集和统计分析，形成中医的证型分类。

（2）中医辨证标准化的思考：中医治疗本病多采用传统的辨证论治，辨证是中医立法处方的依据，辨证正确与否将直接影响临床疗效。而只有实现中医证候规范化，推进证候诊断的客观化、定量化与标准化，才能提升辨证的准确性，增强中医临床研究的可重复性，进而提高临床疗效，使中医临床成果得到认可。自 20 世纪 50 年代以来，中医对肾病的辨证研究不断深入，

1977年，在积累了大量临床实践经验的基础上，中华中医药学会首次提出了中医肾病分型的初步方案，认为肾病属正虚邪实，正虚指气虚（气阴不足）、阳虚（脾肾阳虚）、阴虚（肝肾阴虚）；病邪有水湿、湿热、血瘀，并建议将一般常见肾病（除肾衰外）分为五型：气虚型、阳虚型、阴虚型、湿热型、血瘀型，以求简明和统一。随后，1983年在昆明、1986年在南京、1987年在天津分别召开了全国中医肾病专题学术研讨会第一、第二、第三次会议，进一步规范了中医肾病的分型标准。其中，1986年在南京召开的会议建议将原发性肾小球疾病的证候分为本证与标证，本证指肺肾气虚、脾肾阳虚、肝肾阴虚、气阴两虚；标证指外感（风寒、风热）、水湿、湿热、血瘀、湿浊。1989年第五次中医肾脏病会议中，有专家又提议将本证修订为无症状性肾虚、肾虚、脾肾阳虚、肝肾阴虚，标证为风寒、风热、湿热、瘀阻、溺毒。但是，对肾病综合征和小儿原发性肾病综合征的中医辨证分型尚未确立，究其原因如下：

第一，原发性肾病综合征中医证型诊断标准尚未确定，采用何种标准来判断证型值得商榷。另外，用于判断患者证型的症状、体征、舌象、脉象的定义并不十分明确或者说没有具体量化，在收集这些临床资料的过程中难免有较多主观因素，如何通过较易掌控的、客观量化的指标来确定证型值得我们深思。

第二，与激素相关的证型变化固然重要，但缺乏中医特色，中医证型变化与激素用量改变并不十分同步，从中医角度辨证用药可能会有困难，如激素从大剂量转为小剂量，从减量多长时间后中医证型开始变化，如何调整中医用药等问题，都需要进行认真研究，以客观的指标加以规范化和标准化。

5. 中医水肿辨证规律的临床思考

（1）肾病水肿辨证多为阴水虚证：《丹溪心法·水肿》将水肿分为阴水、阳水两大类，并指出“若遍身肿，烦渴，小便赤涩，大便闭，此属阳水……若遍身肿，不烦渴，大便溏，小便少，不涩赤，此属阴水”。《医宗必读·水肿胀满》以虚实为纲分辨水肿，提出“阳证必热，热者多实；阴证必寒，寒者多虚”。《医学入门》中的阴水、阳水之说是从症因脉治等方面加以分型，指出外感邪气者多见阳证，内伤正气者多为阴证。可以看出，阳水为实证、热证、里证；阴水为虚证、寒证、里证。从肾病的病因病机分析，肾病水肿多为阴水虚证。

（2）升降浮沉贯穿治疗始终：自然界一切事物都是时刻运动变化着的，其运动形式主要表现为升降浮沉的变化，而这种变化即是“天地阴阳生杀之理”，人与天地相应，“盖胃为水谷之海，饮食入胃，而精气先输脾归肺，上行春夏之令，以滋养周身，乃清气为天者也；升已而下输膀胱，行秋冬之令，为传化糟粕，转味而出，乃浊阴为地者也”。肾病由于脾气不足，肾失封藏，周身水肿，精微物质（白蛋白）大量丢失，进而人体升降浮沉失常，脾气不升，则浊阴不降，既不行春夏之令，也不行秋冬之令，故在治疗时既要用升益脾气之药品，也要用沉降之药物，对临床治疗具有指导作用，并能收到意想不到的效果。

（3）肾精是脏腑活动的物质基础：肾精分先天之精和后天之精，先天之精禀受于父母，与生俱来，常先身生；后天之精，是水谷通过脾胃化生的脏腑之精，是脏腑活动的物质基础，《黄帝内经》曰“肾者主水，受五脏六腑之精而藏之”，故五液皆归乎精，而五精皆统于肾，脏腑之精藏于五脏，疏泄于肾，所以肾具有藏精的功能。《素问·六节藏象论》言“肾者主蛰，封藏之本，精之处也”，肾司开阖，当肾气不足时，肾失封藏，开合失度，清阳不升，浊阴不降，则大量精微物质丢失，而出现水肿、蛋白尿等表现。

（4）关格治疗温肾升清降浊：肾为胃关，《景岳全书·癃闭》云“小水不通是为癃闭，此最危最急证也，水道不通，则上侵脾胃而为胀，外侵肌肉而为肿，泛及中焦则为呕，再及上焦则为喘，数日不通，则奔迫难堪，必致危殆”，这充分阐明了肾病少尿出现尿毒症的发病机理及表现。至于治法，《素问·汤液醪醴论》早已指出“平治于权衡，去菀陈莝……开鬼门，洁净府”等原则，对临床用药有现实的指导意义。温肾升清降浊，利尿导泻，甚至用黄芪、大黄、桃仁、附子等中药煎汤进行高位保留灌肠，或结肠透析，都收到很好的效果。

（5）肾性高血压治在于温肾助阳：肾性高血压的形成原因主要为肾脏有实质性损害，肾血流量减少，肾脏因缺血而肾素分泌增加，通过肾素 - 血管紧张素 - 醛固酮系统的活动，使全身细小动脉痉挛，而导致水钠潴留。根据中医学理论，肾性高血压的产生主要为阳虚，特别是肾阳虚衰所致，由于全身五脏六腑之阳，皆取助于肾阳，肾阳虚衰，脏腑器官等失其温养而处于阴寒状态，阴寒之性主收主缩，可使脉络拘挛，血运不畅而使血压增高。在施治时，鉴于阳虚阴盛的病机，温肾助阳之法应为针对病机治疗的主要途径，因为肾阳得复则阴寒自解，脉络扩张，血运畅通，所以温肾助阳药如肉桂、附子、仙茅等药为治疗肾性高血压的有效药物。

（6）肾瘀血注重活血化瘀而消肿：由于血水同源，“血不利则为水”，故气滞血瘀，特别是实质肾脏血瘀是导致水肿的主要原因之一，“瘀”可归纳为现代病理学中的血液循环障碍（局部缺血、瘀血、出血、血栓形成和水肿）及结缔组织增生变性等，概括了肾病患者的肾脏肾小球内毛细血管阻塞、肾组织缺血缺氧及纤维组织增生等病理改变，即肾脏慢性纤维化。因此，施治之法应用当归、川芎、赤芍、桃仁、红花、益母草、泽兰、丹参、马鞭草等活血化瘀之品，以疏通血脉，祛除瘀滞，使瘀血消失，循行归经，增加肾血流量，改善肾组织的营养，软化和吸收增生性病变，这不仅有利于消除水肿，也是恢复肾脏病理改变的基本法则，但必须注意阴阳、气血之所虚，以调节整体，调动内因，辨病与辨证相结合，始能收到预期效果。

（三）辨病与辨证相结合的临床思考

中医肾病研究的发展，需要引进现代医学“病”的概念，借助西医病名、指标使病症诊断客观化。肾病综合征为西医病名，近年来，多数学者以肾病综合征为病名，在采用西药治疗的同时，结合中医辨证论治，取得良好疗效。临床实践证实，中西医结合的治疗方法明显优于单纯中医或西医的治疗。有学者在中西医结合治疗的同时积极探索本病的证候特点及演变规律，如叶任高通过分析认为肾病综合征患者多属肝肾阴虚型，其次为气阴两虚，脾肾阴虚最少，而长期大量使用外源性激素可使阳虚内寒证向阴虚火旺证转化；陈宏宇等通过观察发现，肾病综合征患者在激素治疗前几乎都存在脾肾阳（气）虚证，在足量激素诱导缓解治疗时，阳（气）虚证逐渐减轻或消失，并代之以程度不等的阴虚或气阴两虚证候，当激素撤减至末量或维持量时，部分患者的脾肾阳（气）虚证候可能复现。

本病的病理类型与其治疗和预后密切相关，因此探讨肾病综合征的中医分型与病理类型的关系对临床治疗有其重要意义。陆军等将原发性成人肾病综合征患者按中医辨证分为4型：阳虚型、气虚型、湿热型和瘀水交阻型，行肾活检发现，微小病变肾病（MCD）及系膜增生性肾小球肾炎（MSPGN）以阳虚型表现为主；局灶节段性肾小球硬化（FSGS）以气虚型为主，IgA 肾病以湿热型为主，膜增生性肾小球肾炎（MPGN）以气虚和瘀水交阻型多见，膜性肾病（MN）表现较弥散。陈洪宇等进行了 83 例肾病综合征患者的证候与病理相关性分析，发现 83 例中属脾肾阳（气）虚者 58 例，分别在 MCD、FSGS、MPGN、MN、MSPGN 不同病理类型中占 100%、72.73%、66.67%、60.00%、57.39%。若将脾肾阳虚与气虚分别统计，则 MCD 患者以气虚多见，FSGS 患者以阳虚多见，而 MSPGN 患者证型分布较广，可散见于脾肾阳（气）虚、气阴两虚及肝肾阴虚中。因此，认为单纯从临床角度或证候表现来推测病理类型是十分困难的，有的病理类型在临床上存在着转化和重叠现象。郑健教授对近年来探讨这一问题的 7 篇文章进行分析，其中涉及病例共 369 例，其中 MCD 71 例，以脾肾阳虚型居多（38 例），其次为风水泛滥型（18 例）；MSPGN 133 例，其中脾肾阳虚型最多（64 例），其次为肝肾阴虚型（20 例）；FSGS 47 例，其中脾肾阳虚型最多（20 例），其次是肝肾阴虚（9 例）；MN 74 例，其中脾肾阳虚（40 例）；MPGN 44 例，脾虚湿困最多（18 例），其次为脾肾阳虚（12 例）。由此可见，在原发性肾病综合征患者中，脾肾阳虚型最多见，几乎每个病理分型中脾肾阳虚者都是最多，而湿热型患者中以 IgA 肾病最为多见，MSPGN 次之，MN 少见；气阴两虚型患者中以 MSPGN 最为多见，MCD 次之，FSGS 少见；脾肾阳虚型中以 MN 最为多见，FSGS 次之，MCD 少见。虽然病与证之间存在相关性，但病理分型与中医证候的相关性却不明显。因此，病理类型多数贯穿疾病始终，而中医证型是不断变化的，中医分型和病理类型的关系尚无统一意见，将中医证型与病理类型联系起来似乎有些牵强。以上说明，必须作进一步研究，同时也提示应加强 NS 的微观辨证研究，以使诊断客观化。

（四）证候辨证的临床思维

1. 肾性水肿的临床辨证思维 肾性水肿多属于中医的阴水范畴，虚证为多，阳虚为本，水停为标。当水肿明显，脉证属实时宜用汗法、渗法或下法以消退水肿；若肿势已退或肿而脉证属虚考宜用补法，从本治疗，阳虚补阳，阴虚滋阴，有热当清，有瘀则祛，或一法独进，或数法全施，或先补后攻，或先攻后补，或攻补兼施，或补而不攻，临证灵活应用，不可固执一法，并处理好扶正和祛邪的关系。许多研究者对肾病综合征的水肿治疗也颇有心得，时振声教授提出“水肿以治肺为先，肿消继以扶正善后”的治疗方法，认为水肿形成虽与肺、脾、肾三脏有关，但开始则为气病。肺主气，主宣发肃降，通调水道，为水上之源，故病之初应及时从肺而治。赵玉庸教授指出，水肿形成的原因离不开基本病机，主要有四个方面：①湿热内结，弥漫上下，水湿气化道路壅滞；②邪结于肾，肾脉瘀阻，气血瘀滞，水道不畅；③脾气受损或水湿困脾，运化无力，水湿停滞；④肾络瘀阻，日久肾气亏虚，气化不行，蒸腾开合失司。因而治疗上以祛湿利水为重点，在辨证基础上，灵活使用清热、化瘀、通络、健脾、益肾等法，有所侧重，有所配伍。

2. 肾性蛋白尿的辨证思维 蛋白尿在中医范畴中尚无恰当的病名，但若从中医学角度来看，应从精的生成及异常外泄来理解。肺脾肾三脏虚弱，在蛋白尿形成的病机演变中起重要作用，但邪气的留滞对本病的影响不容忽视。就邪气而言，主要有水湿、湿热和瘀血，因此，古代医家对人体蛋白尿的治疗以扶正为主，结合祛邪。常用方法有清补相兼法、清上固下法、补中升提法和通补任督法等。肾病综合征中，大量蛋白尿是治疗中比较棘手的症状，颜德馨认为，治疗肾病综合征蛋白尿，重在气化，气化而愈者，愈之自然，固涩也偶然有得，但愈之勉强。张琪提出治疗蛋白尿的辨治三法，临床每获佳效。①益气健脾除湿法，益气用党参、黄芪，健脾用白术、茯苓、山药、莲子、薏苡仁、陈皮、半夏，辅以车前子利湿。②益气清热固摄法，处方：黄芪、白花蛇舌草、益母草、党参、石莲子、地骨皮、柴胡、黄芩、茯苓、麦冬、车前子、甘草。③益气清热利湿法，部分患者在水肿消退后，或经用肾上腺皮质激素治疗后，多出现湿热证候，治用芳化淡渗利湿与清热解毒之品，尤其用黄芪以固本，拟方：黄芪、党参、白花蛇舌草、蒲公英、连翘、益母草、玉米须、竹叶、滑石、车前子、薏苡仁。赵玉庸教授主张在综合治疗基础上，以肾络瘀阻为着眼点，以化瘀通络为主要手段，使脉络通畅，气血调顺，精微四布，自无外溢之患。

3. 肾性高血压的辨证思维 肾性高血压以肝、脾、肾三脏功能失常为主，常夹痰、夹火、夹瘀；病初多实，病久多虚，临床每以虚实夹杂多见，治疗应以补虚泻实，调整阴阳为主。精亏者，则填精生髓，滋补肾阴；气血虚者，当益气养血，调理脾胃；阳不化气，气不化水，致浊邪内盛而蒙蔽清阳者，又当温肾阳，化肾气，通水道，祛浊邪。本病多属因虚致实，虚中夹实，也有因实致虚者，故临证当用扶正以祛邪，或施祛邪以安正，或投扶正祛邪之剂，权衡标本缓急，随机而变。有学者对肾性高血压的中医辨证衍变规律进行深入研究，认为中医证型衍变多为湿热瘀阻→肝肾阴虚、湿热瘀阻→阴阳两虚、湿浊瘀阻，而湿热瘀阻存在于整个病程中，临床上常表现为阴虚、气阴两虚和阳虚三型，而这三型与高血压分级的三级呈显著相关性，即存在着阴虚→气阴两虚→阳虚的病情程度逐渐加重趋势。肾性高血压1级以阴虚为本，风水相搏为标，以风水相搏证为主；2级阴损及阳，以气阴两虚证和气阴两虚兼水泛证为主；3级阳气渐衰，以阳虚水泛证和阳虚痰浊证为主。可见肾性高血压属于本虚标实之证，本虚，初起为肾阴虚，逐渐发展为肾阳虚；标实，轻者表现为风水相搏，重者表现为阳虚水泛、痰浊瘀阻。

（五）分期论治的临床思维

1. 按水肿分期论治的临床思维

（1）水肿期：温阳通络、健脾化湿利水，以五苓散、五皮饮、真武汤加减，主要药物有：桂枝、生姜皮、猪苓、茯苓（皮）、泽泻、玉米须、车前子、炒白术、大腹皮、陈皮、淡附片等。

（2）水肿消退期：健脾益气利尿为主，以异功散、玉屏风散为主加减，主要药物有：生黄芪、党参（或太子参）、白术、茯苓、防风、玉米须、甘草等，可佐以活血化瘀药，如川芎、益母草、丹皮、丹参、西红花等。

2. 按激素用量分期论治的临床思维 激素是治疗肾病综合征的首选药、常用药，以泼尼松、泼尼松龙等为代表。激素通过抑制免疫、抑制炎症、抑制醛固酮和抗利尿而发挥治疗作用，但有诸多的不良反应，其病机基本是阴虚内热兼有气虚，停药出现阳气不足。因此，根据激素治疗与疾病发展的不同阶段，审度正虚与邪实之偏胜，阴阳之消长，标本之缓急，采用以解决主要矛盾为目的的阶段性治疗措施，旨在使机体恢复“阴平阳秘，精神乃治”的正常状态，达到治愈疾病之目的。培补脾肾是防治激素依赖型肾病的基本大法，具体运用时一般分三个阶段：

（1）激素诱导期：此期为大剂量激素治疗期，宜滋补肾阴为主，佐以清虚热，用六味地黄汤加知母、白花蛇舌草、甘草等。

（2）激素撤减期：此期为激素减至中等剂量以下时，患者食欲下降或食后饱胀，应予健脾滋肾为主，可以沿用上方去知母，生地黄减量，加四君子汤。

（3）激素停药期：此期多在激素减至维持量时，患者阳虚症状明显，有的血压偏低，此时宜酌加益气、温阳之品，如菟丝子、仙灵脾等。

在肾病综合征的治疗过程中，肾上腺皮质激素的作用是不可替代的。由于激素为助阳之品，易伤阴液，故应对接受激素常规治疗的患者采用滋阴补肾的治疗方法，在激素撤减过程中，滋补肾阴的同时，也要注意肾阳虚的脉证，肾阳虚时加入温补肾阳的药物，并配用益气、安神、活血、清热解毒等药物。

3. 按尿蛋白分期论治的临床思维

（1）大量蛋白尿期：此期常见于邪盛正虚的水肿期或复发期，治宜祛邪扶正，祛邪重在疏风、清热、利湿、活血，扶正重在健脾益肾，根据病情临证灵活选用。

（2）少量尿蛋白缠绵期：此期常见于激素抗药或激素依赖的患者，治疗重在益肾运脾，佐以活血化瘀，兼夹外邪时，要积极主动地祛邪以扶正。

（3）尿蛋白转阴期：此期常见于缓解期和恢复期的患者，治疗重在益肾活血，临证配合他法，灵活施治。

4. 按水肿与激素用量相结合的分期论治临床思维

（1）有水肿的激素诱导初期：采用大剂祛邪以改善症状的方法，适用于水肿严重阶段，此时需用足量激素以诱导缓解，而患儿风热湿毒等实邪正盛，加之大量激素治疗，常常阻碍气机，导致水湿难消、水肿加重，故应用大剂量中药祛邪以减轻症状，意在调整内环境，为激素最大限度地发挥治疗作用创造条件，从而提高机体对激素的正效应。常用治法如下：

1）利水消肿法：即洁净府法。用淡渗利水之品，使水湿从水道而出，以利水消肿。常选五苓散，药用连皮茯苓、猪苓、泽泻、车前草、防己、葫芦瓢等。

2）祛风宣肺法：即开鬼门法。通过祛除犯肺之风邪以宣肺解肌发汗，通调水道而达到利水之目的。常选用越脾汤，常用药如麻黄、杏仁、连翘、射干、桔梗、柴胡、苏叶、荆芥等。

3）清热解毒法：用于消除肌肤之疮毒、内蕴之湿毒，阻止其循经入里传肾。常选用五味消毒饮，常用药如金银花、连翘、赤小豆、蒲公英、野菊花、贯众、白花蛇舌草等。

4）活血化瘀法：用以祛除有形或无形之瘀血，使脉道通畅，气机条达，水去更速。常用药如益母草、当归、赤芍、桃仁、红花、川芎、泽兰、水蛭等。

（2）水肿消退的激素诱导期：常采用调理阴阳，补偏救弊的方法，适用于足量应用激素后期及维持缓解期。此时多数患者尿多肿消，尿蛋白减少或转阴，但实邪未尽，常见咽红、纳差、苔腻等。治疗宜在祛邪基础上，佐以益气健脾之品，如白术、山药、黄芪等，以巩固疗效，防止水肿复作。本期因激素足量应用，多见面红口干，兴奋多语，头晕或痛，烦热盗汗，血压高，满月脸等阴虚火旺症状，呈现新的阴阳失衡，故少数患儿因症状严重而放弃激素疗法，此时治当滋阴平肝，泻火纠偏，用知柏地黄丸加减，以减轻激素副作用，使机体恢复阴阳平衡。部分患儿经激素治疗后，病情有所缓解，但水肿未尽，尿蛋白转阴缓慢，血浆白蛋白不升或上升不理想，临床可见夜尿多而水肿难消，以下半身肿甚、按之没指，乏力懒言，纳差，舌淡等阳虚之象为主，显示对激素低度敏感。此时治宜温补肾阳，提高激素敏感性，常用肾气丸加减。但临床较少用附子，而多选用菟丝子、淫羊藿、巴戟天，后者温补肾阳，却无前者燥热耗阴之弊，只有在冬季或用后者疗效欠佳时，方考虑用制附片，一般用量为 3 ~ 6g。

（3）无水肿的激素撤减期：采用扶正为主，减少复发的方法，适用于激素维持量及停药期间。本阶段多数患儿病情稳定，少有症状，仅少数患儿因大量外源性激素对下丘脑 - 垂体 - 肾上腺皮质轴的长期反馈性抑制，致使肾上腺皮质处于抑制性萎缩状态，皮质醇分泌减少甚至停止，一旦激素减少或停用，极易引起肾病复发。此时患儿可见面色苍白，乏力怕冷，纳差舌淡，易感外邪等脾肾气虚之证；或虽有虚热之面红舌赤，但见食欲大减，少气懒言，易于感冒等阴阳两虚的临床表现。治当扶正为主，重在补益脾肾，佐以祛邪，以防邪侵病复。常用药如黄芪、党参、白术、薏苡仁、熟地黄、山茱萸、山药、泽泻、牡丹皮、茯苓、肉苁蓉、淫羊藿、益母草等。经大量临床观察，即使病情控制十分理想，停药后仍以上法治疗，确能减少肾病复发，促进肾病综合征儿童“追赶效应”的产生，有利于患儿的生长发育，改善患儿生活质量及远期预后。

5. 小儿频繁复发性肾病的中医辨证思维　单纯性肾病综合征仅用西药治

疗，大部分患儿对激素敏感，但往往容易复发。一方面，由于肾病本身的低蛋白血症，机体免疫功能低下，易引起人体各部位的感染，加之存在高凝状态等因素的影响，易导致疾病反复。另一方面，由于口服大剂量激素，降低了机体正常免疫功能及肾上腺皮质功能，促进机体高凝状态的发展，导致肾病综合征的频繁复发。单纯性肾病综合征，在中医属于“阴水”范畴。根据小儿“稚阴稚阳”“脾常不足”的生理特点及脾主运化水湿理论，单纯性肾病综合征浮肿阶段的病理特点以“脾虚湿困、气不化水”为主，治以健脾化湿、通阳利水，方选具有较强利尿作用的五苓散加减，其中桂枝利尿作用尤显，同时还有活血通经抗炎作用；淡附片有抑制凝血功能和抗血栓作用，同时对细胞免疫及体液免疫、肾上腺皮质功能亦有明显促进作用，与五皮饮合用共奏温阳化湿、利水消肿的效果。浮肿消退后，尿蛋白转阴，进入肾病综合征缓解期。由于大剂量激素促进高凝、抑制免疫功能及肾上腺皮质功能等不良反应出现，临床表现仍以脾虚为本。由于激素为助阳之品，使用后机体易出现阴虚阳亢表现，据“气血同源”理论，气虚则血行无力，易致血瘀，故予健脾益气的同时，适当加用活血化瘀、养阴清热的中药辅助治疗，这不仅有利于原发病的好转，还能减少激素的副作用。例如，黄芪能够提高机体免疫功能，增强网状内皮系统的功能，促进机体产生干扰素，有抑菌、抗病毒作用，还对全血黏稠度有较大幅度降低作用，能抑制血小板聚集黏附，从而起到抗凝效果。现代药理研究表明，异功散具有抗胃溃疡、增强免疫功能、改善微循环、抗血小板凝聚、增强垂体 - 肾上腺皮质系统功能的作用，加用活血化瘀药可加强抗凝效果；养阴清热药如生地黄、知母等有保护肾上腺皮质、促进机体免疫的功能。故该期应根据患儿具体情况，辨证选药，以稳定病情，达到顺利递减激素的满意效果。激素减量到小剂量阶段，其病机以脾肾气虚为主，重在益气健脾补肾。据小儿“阴常不足”“阳常有余”的生理特点，补气重于温阳，肾气充沛则元阳振奋；健脾重于益肾，后天充盈则生化无穷；温阳不忘滋阴，阳得阴助则化源不绝。辨证选用补益脾肾药，有助于减少机体对激素的依赖，防止出现皮质激素撤减综合征，因其具有调节下丘脑 - 垂体 - 肾上腺皮质轴的功能，还能增强细胞免疫和增加抗体的作用，以调整肾病综合征的免疫紊乱。但要注意小儿不能过用温燥补肾之品，以免扰动相火，变生他症。

小儿肾病的中药治疗，能达到增尿量、消浮肿、减少尿蛋白、抗高凝、增强免疫功能、减少感染、激发肾上腺皮质功能的效果，有助于顺利撤减激素，从而对小儿肾病综合征的完全缓解甚至临床治愈，发挥很好的辅助治疗效果。

肾病综合征的中医治疗是一个漫长的过程，在分段施治的同时，为确保疗效，需强调注意以下几点：

（1）补虚勿忘逐邪：本病虽以正虚为本，但外邪入侵，湿热留连，无时不在，必须引起高度重视。在治疗过程中，一旦兼有外感，需在短期内以祛邪为主或攻补兼施，务求尽快彻底治疗。尤其在疾病因感邪而反复时，稍有祛邪不力，则肾病复发，功亏一篑，当慎之。

（2）补虚勿碍脾胃：小儿脾常不足，胃多虚弱，滋阴、温阳之剂易伤胃碍脾，故处方中应注意平补阴阳，少用滋腻温燥之品。常予健脾和胃药，既有利于药汁吸收及药效发挥，又使胃强脾健，湿邪则无以外感内生而病易去。

（3）活血化瘀贯三期：《金匮要略·水气病脉证并治》指出："血不利，则为水。"《血证论·阴阳水火气血论》中说："夫水、火、气、血，固是对子，然亦互相维系。故水病则累血……瘀血化水，亦发水肿。"由于津血同源，水能病血，血亦能病水，这是水肿时应用活血化瘀法的理论依据。现代研究证实，肾病时的高凝状态、高黏滞血症、纤维蛋白在肾小球内沉积、毛细血管内血小板聚集、肾静脉血栓形成等病理改变，正是中医"瘀血"证的内涵。瘀血不仅存在于肾病水肿期，且于肾病临床任何阶段与多种病机同在，如精不化气而化水，水停则气阻，气滞则血瘀；阳气衰虚，无力推动血脉运行，血流瘀阻；或气不摄血，血从下溢，离经之血，留而不去；或脾肾阳虚，无以温煦，日久寒凝血滞，可致血瘀病久不愈，深而入络，致脉络瘀阻；阴虚火旺，灼伤血络，血溢脉外而成瘀等。将宏观辨证与微观辨证相结合，选择益母草、泽兰、丹参、川芎、红花、桃仁、地龙、水蛭、赤芍、三七、当归等中药，辨证地运用于临床肾病的各个阶段，不仅可促进水肿、血尿、蛋白尿的消退，更能提高激素敏感性，使难治性肾病得到缓解。

（4）长期随访，防微杜渐：许多研究提示，肾病反复发作，可导致组织学病变的恶化。因此，减少反复或复发是改善预后的主要方法之一。除上述治疗外，还应强调对每一位肾病患儿坚持长期随访，从发病直至停药后数年，通过长期观察监测，以冀及早发现细微的病情变化，在未复发之际，及时予以治疗，以防止复发。即使已反复，也能因及早发现，在肾功能未严重受损的情况下，及时采取正确有效的治疗措施，使病情易于控制。

（六）专病专方的临床思维

对肾病综合征强调辨证论治无疑是十分正确和非常必要的，但结合应用散在于民间的有效中草药及验方、专药，必将更加丰富中医药治疗肾病综合征的内容，提高临证治疗水平。

1. 辨病组方的临床思维 许多学者临床上常以验方专药辅以辨病治疗小儿肾病综合征。如有医师自拟健肾汤（党参、黄芪、丹参、女贞子、水蛭、淫羊藿等）、益肾汤（冬虫夏草、黄芪、益母草、蜈蚣等）、代激素方（生黄芪、巴戟天、雷公藤、水蛭等）、安肾汤（黄芪、薏苡仁、白术、麻黄、防风等）、肾综汤（熟附块、人参、丹参、肉桂、赤小豆等）、肾康汤（生黄芪、薏苡仁、益母草、蜈蚣等）、脾肾双补汤（黄芪、党参、杜仲、益母草等）等在验方专药的基础上辅以辨病选药。

2. 辨证组方的临床思维 还有一些学者临床上常以验方专药辅以辨证的方法治疗小儿肾病综合征。例如百氏自拟康肾汤（红参 5g，当归、杜仲各 10g，茯苓、白花蛇舌草、地锦草各 15g，蒲公英 10g），临证肺虚加黄芪 15g，白术 10g，防风 5g；脾虚加白术、山药各 10g，薏苡仁 15g，石斛 6g；肾虚加枸杞子、菊花各 6g，附片 3g，生地黄、熟地黄、淫羊藿、知母、黄柏、金樱子、桑螵蛸各 5g，芡实 10g；湿重加车前子 10g，泽泻、夏枯草各 5g；湿热重加鱼腥草、银花、马鞭草各 10g，黄连 2g；血瘀明显加茜草、泽兰各 5g，丹参、白茅根、益母草各 10g；湿毒加制半夏、竹茹各 5g，大黄 2g，煅龙骨、煅牡蛎各 10g。治疗 60 例，总有效率达 83.3%。

3. 对症组方的临床思维 部分学者临床上根据症状来组方用药。如尿蛋白增高加蝉蜕、益母草；胆固醇升高加仙茅、山楂；高血压加山楂、牛膝、杜仲、龙骨、牡蛎、石决明；浮肿重加茯苓、大腹皮、木通；尿有颗粒管型加连翘、白芍、瞿麦、萹蓄；食欲不振加佛手、焦三仙等。

4. 经验组方的临床思维 在经验方的基础上根据临床辨证，灵活加减。如李氏等自拟肾病合剂（太子参、黄芪、柴胡、黄芩、白花蛇舌草、猪苓、茯苓、泽泻、半枝莲、益母草、麦冬）为基本方，兼表证风水相搏者，合银翘四苓散或麻黄连翘赤小豆汤；水湿浸渍水肿明显者，合胃苓汤、五皮饮；

湿热内蕴或热毒内扰者，合胃苓汤、五皮饮；湿热内蕴或热毒内扰者，合甘露消毒丹、黄连解毒汤。治疗 63 例，总有效率 96.8%。

5. 单方的临床思维 是辨证应用民间单方和验方进行治疗的一种思维方式。

二十、益肾活血法论治儿童血尿（附：左肾静脉压迫综合征）

儿童持续性血尿为儿科常见临床症状之一，是指临床表现为持续性或反复性镜下血尿，伴或不伴有发作性肉眼血尿，不伴水肿、高血压、肾功能减退等其他症状，常于体检时无意中被发现。据统计，儿童持续性血尿常见病因为薄基底膜肾小球病、IgA 肾病、系膜增生性肾小球肾炎、局灶节段性肾小球硬化、遗传性肾炎、轻微病变性肾小球肾炎、乙肝病毒相关性肾炎、高钙尿症等，目前西医对此尚无满意疗法，郑健教授在临床上以益肾活血法论治该症，疗效显著。

（一）辨以“肾虚血瘀”为机

持续性血尿又称“无症状性血尿”“单纯性血尿”，且“小儿方术，号曰哑科，口不能言，脉无所见”，这些都为临床辨证论治儿童持续性血尿带来困难。我们基于小儿特有的生理病理特点，辨病结合辨证，认为“肾虚血瘀”是儿童持续性血尿发生与发展的重要病理因素和发病机制。

1. 肾藏精，主生髓化血，内寄元阴元阳，主生长发育。小儿“肾常虚”，肾为先天之本，主生长发育、生殖之功；小儿五脏娇弱，气血未充，肾气未固。不仅“先天之精”禀受未充，且因“脾常不足”而致“后天之精”充养乏力，若加之顾护不周、邪气侵袭等因素，更易导致“肾常虚”。

2. 在生理上，肾与血密切相关，肾有生血、藏血、运血之功。《诸病源候论》言：“肾藏精，精者，血之所成也。”《医学入门》云：“肾者……纳气、收血、化精，而为封藏之本。”血液“生化于脾，总统于心，藏于肝，宣布于肺，施泄于肾”（《古今图书集成医部全录》），充分体现出肾与血的关系。

3. 在病理上，小儿无论机体与功能均未发育完善，先天禀赋不足或后天喂养失宜均可导致肾虚的发生，肾之功能失调可导致气血生成和运化的障碍，以致脏腑失调，瘀血阻滞，从而导致血瘀的发生。“肾虚必兼血瘀，瘀血加重肾虚”，若肾精、肾阴不足，可致虚火内生，火热熏灼，迫血妄行；而“血本阴精”“血为气之母”，肾气可随之变虚，或者肾气本身就不足，甚或气损及阳，皆可致气虚不摄，血溢脉外，发生血尿。肾内居真阴真阳，对全身脏腑、组织起着滋养、濡润、温煦、气化的作用。若肾气不足，可致气虚血瘀；若肾精不足，血液、津液生成乏源，气随之亦虚，致“气血亏损，流通于周身者，必然迟缓，血即因之而瘀”（张锡纯《医学衷中参西录》）。周学海《读医随笔》谓：“阳虚血必凝，阴虚血必滞。”现代研究亦证明，肾阴虚与肾阳虚皆可导致血液黏度增高、微循环改变、血液流变学改变等。而瘀血形成之后，阻滞于脉络，则血运不畅，新血不生，脏腑经络失于荣养，导致各脏器功能衰退，进一步加重肾虚。正如《读医随笔》所言：“脉络之中，必有推荡不尽之瘀血，若不驱除，新生之血不能流通，元气终不能复，甚有传为劳损者……患病日久，可致肾虚。”

4. 现代研究表明，中医学“肾虚”与现代医学的免疫调节紊乱有相似共通之处，而免疫功能异常、微循环障碍、血流动力学障碍、血液流变学改变、结缔组织病变等皆可致“瘀”，由此可见，儿童持续性血尿存在“肾虚血瘀”的病理改变。

因此，笔者认为“肾虚血瘀”是儿童持续性血尿的核心病机，肾与血在生理、病理上密切相关，肾虚（尤其是肾阴精虚）为本，血瘀是标，血瘀导致肾虚，肾虚加重血瘀，两者相互影响，互为因果。

（二）治以“益肾活血”为要

郑健教授根据“肾虚血瘀”的病机特点，提出“益肾活血”的方法来治疗儿童血尿，临证选用六味地黄汤和桃红四物汤作为基本方化裁治疗，执简驭繁，每收效验。历代补肾名方中，多数配有活血药，且补肾之药本身多兼有化瘀之功。如张锡纯在《医学衷中参西录》中云：“是肾气丸为补肾之药，实兼为开瘀血之药。”方中生地黄“逐血痹”（《神农本草经》），桂枝“温经通脉……行瘀”（《本经疏注》），附子能“破癥坚、积聚、血瘕”（《神农本草经》）。又如六味地黄丸，方中“牡丹皮治一切冷热，气血凝滞，吐衄，血瘀积血，跌仆伤血”（《雷公炮制药性解》）。因此，益肾需活血，血活肾易复；这是肾虚血必瘀、瘀血必归肾的极好佐证。“益肾活血”法不是益肾法（或益肾药物）与活血法（或活血化瘀药物）简单机械地迭加或同时使用，而是益肾法与活血法的有机结合，通过益肾促进活血，应用活血加强益肾，两者相互协同，达到改善肾虚血瘀的病理状态，使机体阴阳平衡，达到邪祛正存的目的。

六味地黄丸由钱乙创制，是在《金匮要略》肾气丸的基础上，去辛温之桂、附，易干地黄丸为熟地黄而成，主要是针对小儿“肾无实，主虚也”的病理特点，用于治疗小儿肾虚，历代称之为“补阴之神方”。现代研究表明，六味地黄方对免疫系统具有双向调节作用，还能抗凝血、抗纤溶和抗血小板聚集。此方酸、苦、甘、辛、咸、淡六味俱备，虽然肾、肝、脾三脏都补，但以补肾阴为主，且寓有阴阳互根之意；方中三补（地黄、山茱萸、山药）治本，三泻（茯苓、牡丹皮、泽泻）治标，标本兼顾，滋补而无恋邪之弊，充分照顾到小儿“稚阴稚阳，阳常有余、阴常不足；脏腑柔弱，易虚易实，易寒易热”的生理病理特点，故将其作为治疗儿童单纯性血尿（肾虚血瘀证）的主方。临证时，为了便于化裁，改丸剂为汤剂；且为了更契合“肾虚血瘀”病机，加强“凉血、生血”之功，改过于滋腻之熟地黄为生地黄。

桃红四物汤源自《医宗金鉴·调经门》亦云“妇人血病主四物，归芎白芍熟地黄，血瘀改以赤芍药，血热易用生地黄”，明确指出若用于血瘀血热者，可用赤芍代白芍，生地代熟地。该方广泛应用于治疗各种血虚、血瘀病证。现代研究表明，活血化瘀方药具有免疫调节、抗变态反应、抗凝血、增强纤溶酶活性、改善血液流变性、促进微循环、抗炎、抗感染等作用。我们认为肾藏精，“精血同源”，持续性血尿患儿，存在着“肾虚血瘀”的病理改变，因此，桃红四物汤亦可作为持续性血尿患儿的基本主方之一。

（三）变以“标本缓急”为循

儿童持续性血尿病因多而复杂，病程长且易反复，临床表现往往为虚实夹杂、寒热并见，辨证中要灵活掌握“肾虚血瘀”要旨，仔细研究，审慎用药，做到知常达变，以标本缓急为循，根据病情变化灵活变通地应用益肾活血法。发作期以血瘀邪实为主，多因“风、热、瘀”而起，治宜桃红四物汤活血为主，酌加疏风、清热、凉血之品；缓解期以肾虚不足为主，治宜六味地黄汤益肾为主，同时不忘祛瘀，兼加少量活血化瘀之品。持续性血尿患儿发作期不宜过早扶正，一旦感受外邪，或兼有邪实而标证较急者，必须以祛邪为先，急则治其标，彻底清除余邪，以免闭门留寇，致使病情迁延缠绵。血尿因外邪而引发或加重，祛除外邪，邪去而正安，则血尿减轻或消失；缓解期以扶正为主，益肾活血为要，但不宜过多活血、凉血，以免药伤小儿稚阴稚阳之体，致使病情迁延难愈。具体而言，小儿肺、脾、肾三脏常不足，且随着血尿病程的迁延和反复，气血阴阳皆受损害，致使机体正气更虚，虚则邪之易凑，百病由生。

然儿科疾病有其自身特点，如张景岳所言："盖小儿之病，非外感风寒，则内伤饮食。"小儿外感风寒之邪，易于从阳化热，故临床表现以热证居多，或为风热，或为痰热，或为寒包热，或因风邪夹滞而演变为湿热；而民间见慢性病，皆以虚证概之，血尿患儿家长更是经常盲目为患儿进补益气温阳之品或高蛋白、高热量饮食，致使"饮食自倍，肠胃乃伤"，食积郁久而化热。火热之邪侵入已虚之肾，迫血妄行，灼伤血络而造成出血之变，渗于尿中造成血尿。离经之血滞而不去，便可继发血瘀，瘀血留滞，反过来又会加重出血，形成恶性循环而愈演愈烈。若在病变过程中再感风邪，便可重新诱发上述变化过程而使血尿加重或复发。因此，郑健教授认为肾虚是儿童持续性血尿的内因，"风、热、瘀"是其诱发和加重因素，"瘀"则始终贯穿其中，而在发作期表现更为突出，此时方选桃红四物汤活血化瘀为主，视其兼夹症，辨咽喉、肺部和脾胃等病位之不同，合银翘散、麻杏石甘汤或保和丸等化裁，急则治标而祛邪务尽。待外邪祛除、兼证消失进入缓解期时，则牢扣此期肾虚为主夹有血瘀的病机，方选六味地黄汤补益肾阴为主，略加数味清热凉血止血而不留瘀之品，如白茅根、三七、赤芍、丹皮、茜草等，切不可一味堆积凉血活血之品，置小儿娇嫩之脏腑于不顾，造成凉遏寒生、耗血动血之虞。

附：左肾静脉压迫综合征

左肾静脉压迫综合征（left renal vein entrapment syndrome）是指左肾静脉在腹主动脉和肠系膜上动脉之间受到挤压伴发血尿和/或蛋白尿、腹痛等临床症状时的现象，临床上也称为胡桃夹现象（nutcracker phenomenon，NCP）。NCP是儿童血尿的病因之一，国内研究表明：儿童孤立性血尿在临床上主要表现为隐匿性肾炎和/或左肾静脉压迫综合征。现代医学认为，当左肾静脉受压回流障碍时，左肾静脉压力升高，左肾静脉扩张，形成左肾淤血，淤血在静脉窦与肾盂之间形成异常交通，或肾盏穹窿部静脉窦壁变薄破裂是左肾静脉压迫综合征形成血尿的主要机制。现代医学对本病无特殊的治疗方法，严重血尿及持续腹痛而影响正常生活时才考虑手术治疗或介入治疗。

中医学虽无此病名，但据其形成血尿的主要机制，可认为与“血瘀而致出血”的理论相吻合。本病的病位在肾，在生理上，肾与血密切相关，肾有藏血及运血的功能。肾为先天之本，主水，藏精，司开阖，脏腑之精皆藏于五脏，疏泄于肾。血以脉为循行之道，瘀血内阻，经脉不得通达，血行不畅，可致出血。尿血属离经之血，而离经之血即是瘀血。在病理上，肾虚不固则精微失守；若是肾阳虚衰，元阳不固，开合失度则血渗水道，就会导致尿血的发生。

在解剖学上，左肾静脉需穿行于腹主动脉与肠系膜上动脉之间形成的夹角才能注入下腔静脉。但在某些情况下，夹角变小，左肾静脉受到挤压，左肾静脉变得狭窄。因此，本病便可以出现气滞血瘀的病理过程，随之血溢脉外，属于精微物质的尿蛋白或 / 和尿红细胞则外泄，随尿液排出体外而见蛋白尿和 / 或血尿。久病伤及脏腑，随着病情的进一步发展，便会出现脾肾气虚的病理变化，以肾虚为主。

郑健教授认为，左肾静脉压迫综合征存在血瘀肾虚的病理改变。肾虚必兼血瘀，血瘀加重肾虚。肾气不足，无以推动血液正常运行，则成气虚血瘀，王清任《医林改错》曰：“元气既虚，必不能达于血管，血管无气，必停留而瘀。”精血同源，肾精不足，血液生成匮乏其源，致“气血亏损，流通于周身者，必然迟缓，血即因之而瘀”（《医学衷中参西录》）。血为气之母，气血相互化生，血不足则气亦虚；气血虚弱无以濡养肾脏，久致肾阳虚弱，无以温煦血脉，寒滞经脉，血受寒则凝；阳虚日久累及肾阴或血不濡养致肾阴虚，《医林改错》曰“血受热则煎熬成块”；或热邪蒸着血分凝滞成瘀，热迫血行于脉外而成瘀。瘀血阻滞于脉络，则血运不畅，新血不生，脏腑经络无以濡养，进一步加重肾虚，甚至致脏器功能衰退。

因此，郑健教授提出 NCP 患儿的中医病因病机为血瘀肾虚，血瘀为标，肾虚为本，治疗上当遵循“虚则补之”“实则泻之”的治疗原则，以活血益肾法为主要治法，临证以自拟的活血益肾方（桃红四物汤和六味地黄丸加减）作为基本方加减治疗，药用桃仁、红花、当归、赤芍、白茅根、生地黄、山药、山茱萸、茯苓、牡丹皮等。

桃红四物汤以“祛瘀”为核心，辅以“养血行气”，可用赤芍代白芍，生地黄代熟地黄。方中桃仁、红花具有活血化瘀的作用，“桃仁治瘀血偏于局部有形或在下腹部者；红花治瘀血偏于散在全身无定处者。两者常同用，可有协同作用”（焦树德《用药心得十讲》）。“当归，其味甘而重，故专能补血，其气轻而辛，故又能行血，补中有动，行中有补，诚血中之气药，亦血中之圣药也”（张山雷《本草正义》）。李东垣曰：“赤芍药破瘀血而疗腹痛，烦热亦解。仲景方中多用之者，以其能定寒热，利小便也。”肾脏既“主水”，为水液代谢的重要脏腑，又“通调水道”，乃尿液生成和排泄的主要器官，古人早有“水道之血宜利”的原则，因此，治疗血尿勿忘利小便，故加用白茅根。六味地黄丸主要针对小儿“肾无实，主虚”的病理特点，用于治疗小儿肾虚，方中三补治本，三泻治标，标本兼顾，滋补而无恋邪之弊，充分照顾到小儿“稚阴稚阳，阳常有余、阴常不足；脏腑柔弱，易虚易实，易寒易热”的生理病理特点。为了更契合血瘀肾虚的病因病机，加强凉血生血之功，改过于滋腻之熟地黄为生地黄。方中生地黄清热凉血，益肾活血，为“补肾要药，益阴上品，故凉血补血有功……”（《本草汇言》）；山药益气养阴、补脾肾、固肾精，“能健脾补虚，滋精固肾，治诸虚百损，疗五劳七伤”（《本草正义》）；山茱萸补益肝肾，收敛固涩，“温肝经之血，补肾脏之精……益阴之圣丹、补髓之神药……取其固精而生水也”（《本草新编》）；茯苓利水渗湿，“能利窍去湿……导浊生津……补中健胃”（《本草正义》）；牡丹皮活血凉血，“治一切冷热，气血凝滞，吐衄，血瘀积血，跌仆伤血”（《雷公炮制药性解》），“和血，生血，凉血。治血中伏火，除烦热”（《本草纲目》）。全方共奏化瘀血、行气血、益肾气之功效。

笔者团队应用本方治疗左肾静脉压迫综合征 30 例，治疗 6 个月后，能明显降低左肾静脉内径比值，减少尿沉渣红细胞数，临床有效率达 87.6%，与空白对照组比较差异有统计学意义，提示应用活血益肾中药可以通过改善左肾淤血，降低左肾静脉内径比值，降低左肾静脉压力，改善左肾静脉血液循环，而达到治疗的目的。因此，活血益肾法可作为治疗儿童左肾静脉压迫综合征的有效方法之一，值得进一步深入研究。

二十一、论中草药对肾脏毒性的损害

中草药用于许多疾病的治疗，取得较好的临床效果，目前不少国家出现了学习、研究、应用中草药的热潮。传统认为中草药副作用少，可以长期使用。但近几年来对应用中草药时出现异常现象甚至致死的报道逐渐增多，某些中草药引起的肾脏损害已引起国内外学者的高度重视。本文就中草药引起的肾损害（尤其是含马兜铃酸药物引起的肾损害）的部分临床研究进行介绍和分析，并针对这一情况提出一些防治的研究思路。

（一）草药肾病的提出及研究近况

草药肾病（herb nephropathy，HN）是指临床使用草药治疗疾病过程中出现意料不到的肾功能和结构的损害。含马兜铃酸的中草药可以引起肾脏损害，急性肾功能衰竭病例在国内是由吴松寒于 1964 年最先报道的，患者由于服用大剂量木通煎剂引起；而慢性肾功能衰竭病例是由比利时学者于 1992 年最先报道，其发现在大约 1 000 名服用含广防己的减肥药的妇女中至少有 110 人罹患晚期肾衰竭，其中 66 人进行了肾移植；9 名妇女接受含中草药成分的减肥药治疗后出现快速进展的间质纤维化肾炎，其中 8 例经肾活检证实为广泛性间质纤维化而无肾小球损害，9 例中有 2 例初诊即被发现为终末期肾衰竭并立即进行透析治疗。这些病例的肾间质纤维化与中草药治疗有关，于是，将这类特殊的肾病命名为“中草药肾病”（Chinese-herb nephropathy，CHN）。由于文献报道的这些中草药主要毒性成分是马兜铃酸（aristolochic acid，AA），而马兜铃酸是马兜铃属植物的主要成分，多数学者认为马兜铃酸是导致 CHN 的主要物质，故国内一些学者建议将 CHN 称为马兜铃酸肾病（aristolochic acid nephropathy，AAN），美国 FDA 称为“植物成分所致肾损害”。1999 年英国又报道了 2 名妇女因服含关木通的草药茶治疗湿疹导致晚期肾衰竭的事件，因此，国际上将此类情况称为“马兜铃酸肾病”。马兜铃属植物广泛分布在热带和亚热带地区，据文献报道全世界有 200 余种，在中国、印度等国较广泛地供药使用。除了马兜铃属植物之外，国外的其他草药也可引起肾脏损害，如欧洲巴尔干半岛的面粉（含铁线莲状马兜铃）引起的巴尔干肾病（Balkan endemic nephropathy，BEN）的临床表现和病理改变都与 CHN 极为相似。传统非洲草药引起急性肾衰竭（ARF）占一些非洲国家所有 ARF 的 35%，美洲地区也有草药引起急性肾小管坏死的报道，故将此种草药引起的肾病统称为“草药肾病”。

（二）草药肾毒性产生的原因

1. 中药治疗没有遵循辨证施治和中病即止的原则　辨证施治是中医治病的灵魂，在中草药致肾损害的临床报道中，主要原因多为辨证缺乏准确性。此外，亦有因用药时间太长，违背了中医治病中病即止的原则，有的患者甚至连续服用某种中药达数年之久。以利水渗湿药为例，古代医家对其使用强调“衰其大半而止”，否则易致“利水伤阴”等后果。

2. 药物的误用　木防己和汉防己、相思子和赤小豆等混淆使用。防己是常用的利水消肿、祛风止痛药，药用防己来源较多，名称较易混乱，其中主要有粉防己（汉防己 *Stephania tetrandra* S. Moore）为防己科植物粉防己的干燥根，广防己（木防己 *Aristolochia fangchi* Y.C）为马兜铃科植物广防己的干燥根，还有马兜铃科植物异叶马兜铃的根亦入药称“汉中防己”。广防己（木防己）、汉中防己为马兜铃科植物含有马兜铃酸成分，有可能造成肾间质损害。

3. 剂量不合理　在短时间内中药用量过大是造成中毒、引起肾脏损害的主要原因。如木通药典推荐用量为 3～6g，在此剂量罕见肾毒性的报道，国内报道引起急性肾衰竭的剂量范围较大，在 10～120g，多数为 30g 以上，甚至为 60～120g。动物实验观察到用药典法定剂量的关木通［0.1g/（kg·d），相当于人用剂量 0.1g/（kg·d）］给大鼠灌胃 2 个月，大鼠肾脏结构、肾功能等均无明显改变，而大剂量［（60g/（kg·d）］给大鼠灌胃 3 天即可出现急性肾衰竭。因此，2003 年国家药品监管部门正式取消关木通的药用标准，禁止生产、销售和使用含该成分的中成药。

4. 对于药物性肾损害的危险因素缺乏了解　存在肾损害危险因素（如腹泻、脱水、减肥、原发性肾脏疾病）时，应慎用具有肾毒性的药物，否则可能增加药物性肾损害的可能。

5. 药物制作工艺的粗糙　雷公藤煎剂对肝、肾损害明显，改用雷公藤多苷片剂后，不良反应明显减少，被广泛应用于肾脏病及风湿病的治疗，但是不同厂家的产品毒副作用不同，可见药物制作工艺的粗糙可增加肾毒性。

6. 积蓄中毒　一些中药单次剂量毒性并不大，但连续服用就可能引起积蓄中毒。因此，在中药治疗中要注意控制疗程，对有积蓄中毒可能的药物应采用小量、间断服药的方法，降低积蓄中毒的风险。慢性肾病患者需长期服用某类药物时，应了解药物所含有效成分的排泄半衰期及体内代谢过程，了解和监测患者的肾功能。

7. 炮制不当 中药的炮制和用法是保证临床用药安全有效的重要内容，具有很强的经验性和科学性。对于毒性药和烈性药，如果炮制不当，服用后可致中毒。实验证明，炮制确可降低或消除中药的毒性，如乌头经煮制后，其中剧毒的双酯类生物碱能够转变为毒性只有原来的 1/2 000 ~ 1/4 000，而药效相当的胺醇型生物碱。

8. 储存变质 中草药材许多含有大量的糖、淀粉、蛋白质、挥发油等成分，若储存方法不当，药物会产生霉变或变质，服用后容易产生中毒而致肾脏损害。

9. 煎服不当 不同的中草药有不同的煎煮要求，如附子应先煎 30 ~ 60 分钟；山豆根不宜久煎，煎煮时间越长，其毒性越强等。此外，煎药器具不当，如用金属锅煎药，可能会导致某些药物性质变化而导致肾脏中毒损害等。

10. 配伍禁忌 中药是复方使用，一些本来单用无害的药物，却因配伍的相互作用而产生毒性或强烈的副作用。如甘草配伍甘遂、细辛配伍藜芦、昆布配伍甘草等，毒性就会增大。

11. 过敏体质 不同的个体对药物的反应也有所不同，在药量方面，某些药物在法定剂量时一般不引起毒性，但是对其敏感的个体却会出现中毒；体质虚弱者虽服用常规剂量，但由于机体对药物的耐受力较低，适应性较差，也可引起中毒。因此，在用药前要详细询问个人生活史，特别要注意患者的年龄、性别、生理状态等，对孕妇、老人、儿童及过敏体质者，慎用有毒性中药，以免引起肾脏损害。

12. 中西药混用 目前中西药联合使用的情况越来越普遍，尤其是治疗慢性病时，中西药组成的复方制剂常见，且使用时间更长。中西药的合理配合使用，可以增强疗效和减轻毒副作用，而不合理使用，或把中西药组成的复方制剂误认为纯中药制剂而长期服用，则可能会造成更多的不良反应。

（三）草药肾病的发病机理

草药肾病的发病机制目前尚不完全清楚，由于中药品种繁多，要探讨所有中药引起的肾毒性损害机制非常困难。近年来，对马兜铃酸成分引起的肾毒性研究较多。马兜铃酸是马兜铃属植物的主要成分，其植物来源为马兜铃、大叶马兜铃、东北马兜铃、木香马兜铃、朱砂莲等。迄今为止，从马兜铃科马兜铃属植物中得到并鉴定的化学成分有 140 多种，主要包括马兜铃酸及其衍生物、生物碱、萜类等。马兜铃酸是马兜铃属植物的主要成分，又名木通甲素，该类物质包括分子结构相似的 9 种成分，分别是马兜铃酸 Ⅰ（马兜铃酸 A）、马兜铃酸 Ⅰa、马兜铃酸 Ⅱ、马兜铃酸 Ⅲ、马兜铃酸 Ⅳ、马兜铃酸 B、马兜铃酸 C（马兜铃酸 Ⅲa）、马兜铃酸 D（马兜铃酸 Ⅳa）、马兜铃酸 E，不同成分可以产生不同的临床肾损害类型。

日本报道较多的是范科尼综合征表现，比利时报道主要以终末期肾衰为主，并认为服用马兜铃酸的成分差异、剂量不同可以产生不同的临床肾损害类型。此外，可能还有种族易感性因素。近年来，初步研究认为，草药肾病的发病机制可能涉及肾小管上皮细胞凋亡或坏死、肾小管上皮细胞转分化为肌成纤维细胞（myofibroblast，MyoF）、间质 MyoF 增殖和细胞外基质增多、马兜铃酸加成物、血清素增多、肾组织缺血、其他植物毒素的参与等若干方面。

1. 肾小管上皮细胞凋亡或坏死 马兜铃酸可以直接损害肾小管上皮细胞，尤其是近端小管上皮细胞。动物实验证明：给大鼠腹膜注射马兜铃酸 5mg/（kg·d），24 周后出现部分肾脏近端小管上皮细胞凋亡或坏死、小管萎缩、小管扩张和局灶间质纤维化。马兜铃酸单一成分可以诱发动物发生慢性间质纤维化，其过程是在小管上皮细胞凋亡或坏死的基础上，逐渐出现肾间质瘢痕形成和肾间质纤维化。

2. 肾小管上皮细胞转分化 近年来，研究表明，肾小管上皮细胞转分化很可能是肾间质纤维化的重要机制之一。文晓彦等报道在体外实验中，发现马兜铃酸 Ⅰ 可诱导肾小管上皮细胞发生转分化，转变为肌成纤维细胞，其主要标志为小管上皮细胞所表达的平滑肌肌动蛋白、波形蛋白、角蛋白明显抑制。北京中日友好医院陈文认为，慢性马兜铃酸肾病患者的肾小管上皮细胞可转化为肌成纤维细胞，参与肾间质纤维化，而这种细胞转分化很可能与其自身高表达转化生长因子 -β_1（TGF-β_1）相关。TGF-β_1 是目前公认的最重要的肾脏致纤维化因子，α- 平滑肌肌动蛋白（α-SMA）是肌成纤维细胞的重要标志，而波形蛋白（Vim）是间质来源细胞的标志，肾小管间质中 α-SMA 及 Vim 阳性表达面积与肾间质纤维化面积呈正相关，提示肌成纤维细胞可能在肾间质纤维化中发挥作用。

3. 马兜铃酸的DNA加合物（DNA adduct） Schmeiscr报道在5例CHN患者的肾标本中测到马兜铃酸的DNA加合物，是马兜铃酸的代谢产物，有促进肾间质纤维化发生和致癌作用，而非CHN的肾病中未发现马兜铃酸DNA加合物。Nortier对于一组39例接受肾移植的患者摘除的肾脏进行研究，发现在所有的肾组织中，均存在着马兜铃酸相关的DNA加合物，其中17例为输尿管癌、肾盂癌或两者均有，1例为膀胱癌，另外19例患者均存在轻到中度的尿路结构不良。

4. 肾间质成纤维细胞增生或活性增加 马兜铃酸可直接刺激成纤维细胞增生或活性增加，导致肾间质纤维化。据报道，马兜铃酸可以直接刺激间质成纤维细胞，引起间质纤维化和随后发生的小管损伤以及血管狭窄，成纤维细胞数量无明显增加，但其活性明显增高，导致间质细胞外基质增多、间质纤维化和随后发生的小血管狭窄。

5. 肾组织缺血 马兜铃酸可以损伤肾小血管壁，表现为管壁增生、增厚，管腔狭窄，引起缺血，特别是间质的慢性缺血，小管间质对缺血敏感，最终导致小管萎缩和间质纤维化。

6. 血清素 许多患者在口服含马兜铃酸减肥药的同时，服用食欲抑制药，如芬氟拉明和二乙胺苯丙酮，芬氟拉明是血清素增强剂，二乙胺苯丙酮是拟交感神经药，都有血管收缩作用。研究证实，血管收缩会加重有潜在肾毒性药物的肾毒性。马兜铃酸在持续的肾血管收缩情况下可造成肾间质纤维化。

7. 细胞毒假说 马兜铃酸具有细胞毒性，可通过多种途径导致AAN。①短期内大剂量马兜铃酸作用于肾小管上皮细胞，可致细胞坏死及凋亡，出现急性AAN；②小剂量马兜铃酸作用于肾小管上皮细胞，可使细胞变性、萎缩，出现肾小管功能障碍型AAN；③小剂量马兜铃酸反复作用于肾小管上皮细胞，使之活化并释放TGF-β等因子，旁分泌作用于肾间质成纤维细胞，活化乃至转分化该细胞成肌成纤维细胞，活化的肾小管上皮细胞及成纤维细胞还能释放促ECM生成及抗ECM降解因子，增重肾间质ECM蓄积，最终导致肾间质纤维化；④马兜铃酸还能通过肾小管进入肾间质，直接刺激及激活间质成纤维细胞分泌细胞外基质，致肾间质纤维化。后两种机制均参与了慢性AAN的形成。

8. 免疫机制介导引起肾间质纤维化 Vanherweghem 给广防己导致的肾病患者用泼尼松治疗 1 年，其间质纤维化的发展速度减慢，推测这可能与激素干扰了 T 淋巴细胞功能及介质的合成有关，故考虑是免疫介导的肾间质纤维化。但患者的肾间质细胞浸润不明显，又很难支持这一学说，所以免疫机制是否参与尚无确凿证据。

9. 磷脂酶 A2（PLA2）相关的损伤机制 在对中性粒细胞的研究中发现，马兜铃酸可迅速抑制 PLA2 的活性，在 5 分钟内抑制率即能达到 85% 以上，这一作用呈剂量依赖性。而马兜铃酸对于 PLA2 的强抑制作用势必会造成对花生四烯酸三条代谢途径的影响，从而影响肾内的血流动力学、细胞增殖、炎症过程和组织修复等各个方面。

10. 其他 一般植物用药都是多种草药混合配伍，Tanaka 认为不能排除其他未知的植物毒素与马兜铃酸的协同作用。

（四）草药肾病的病理特点

1. 急进性或慢性 AAN 肾脏体积缩小，两侧不对称，肾脏外形不规则。

光镜检查：弥漫性肾间质纤维化和肾小管萎缩或缺失，近端小管受累较重，病变以皮质浅层最明显，越往皮质深层病变越轻，无明显细胞浸润。与肾小管相比，肾小球病变较轻，多数肾小球有缺血征象，无系膜增生和毛细血管内血栓形成。肾小囊增厚较常见。小叶间动脉和入球小动脉管壁增厚，管腔狭窄，可有血管壁玻璃样变与硬化。输尿管轻中度不典型增生。

免疫荧光检查：大多数病例 IgA、IgG、IgM、C1q 和纤维蛋白原均阴性，少数病例有轻微的 IgM 和 C3 在系膜区呈颗粒样沉积，偶见 C3 在肾小管基底膜或肾间质的毛细血管壁上沉积。

电镜检查：间质可见大量胶原纤维束，肾小管基底膜明显增厚、分层，有坏死区域，肾小管上皮细胞萎缩。肾小管上皮细胞初级溶酶体和次级溶酶体增加。肾小球呈缺血改变，无电子致密物沉积。

2. 急性 AAN 符合急性肾小管坏死，两肾大小正常或偏大。

光镜检查：肾小管上皮细胞变性，节段性崩解，部分基底膜裸露，管腔中存在蛋白管型，肾间质轻度水肿。肾小球和小动脉无明显病变。

免疫荧光检查：大多数病例 IgA、IgG、IgM、C1q、C3 和纤维蛋白原均阴性。

电镜检查：肾小管上皮细胞刷状缘减少或脱落，线粒体肿胀、线粒体嵴消失，部分细胞器崩解，基底膜裸露，肾间质水肿。肾小球脏层上皮细胞足突部分融合，无电子致密物沉积。

3. 肾小管功能障碍型 AAN 两肾大小正常。

光镜检查：肾小管上皮细胞扁平、变性，部分崩解脱落，部分小管萎缩或扩张，病变以近曲小管为主。灶性间质纤维化，无细胞浸润。肾小球和小动脉无明显病变，偶见小动脉内膜黏液样增厚或玻璃样变。

免疫荧光检查：大多数病例 IgA、IgG、IgM、C1q、C3 和纤维蛋白原均阴性。

电镜检查：肾小管上皮细胞刷状缘部分脱落，线粒体肿胀，部分细胞器崩解及脱落。

（五）草药肾病的临床特点

国外文献报道最多的病例是慢性进展性肾小管 - 间质损害，临床表现为所有患者都有不同程度的贫血及肾衰竭，与一般间质性肾炎不同，约 2/3 患者有高血压，无明显蛋白尿及浮肿，尿沉渣检查也无明显异常。

1. 临床分类 据文献报道，草药肾病的临床表现主要分三类：

（1）急性 AAN：短期内服用大量含马兜铃酸类药物后迅速出现少尿性或非少尿性急性肾衰竭，可伴有近端及远端肾小管功能障碍，如肾性糖尿及低渗透压尿，尿酶明显增高，尿常规显示蛋白尿，伴有少量红、白细胞管型，可有轻度贫血，但少见高血压，患者常有肾外表现，如消化道症状、轻度贫血、血小板减少、肝功能异常及神经系统损害等。

（2）慢性 AAN：可由急性 AAN 进展而来，快速进展性或慢性的不可逆性肾功能损害，停药后肾功能不能逆转，病变表现为隐匿性进展，逐渐出现肾小管及肾小球功能损害，呈氮质血症，往往在数月或 1 ~ 2 年内发展到终末期肾衰竭，部分患者隐匿进展，10 余年才发展成尿毒症。常伴有贫血及轻、中度高血压，B 超显示肾脏缩小，且双肾大小可不对称。尿检呈肾性糖尿及轻度蛋白尿，低比重及低渗透压尿。此型最常见，多与马兜铃酸Ⅰ、马兜铃酸 B、马兜铃酸 C 等成分（广防己）和较大剂量有关。有的学者将服用马兜铃酸后半年至 1 年内进入终末期肾衰竭的称为急进性 AAN，但其病理仍符合马兜铃酸所致慢性肾小管间质肾病。

（3）肾小管功能障碍性 AAN：常发生在小量间断服用含马兜铃酸药物的患者，临床表现为肾小管酸中毒，肾浓缩功能轻度受损，多尿，肾功能基本正常，伴有恶心、呕吐等消化道症状，贫血，血压大致正常，有的伴有范科尼综合征，主要表现有肾性糖尿、氨基酸尿、低磷血症、低尿酸血症和近端肾小管酸中毒。文献报道中此种表现主要出现在日本人和中国人。

研究提示：马兜铃酸引起的肾脏损害程度和类型与用药剂量大小、持续时间长短、性别、种族易感性、个体敏感性等有关。

2. 主要症状　中药致肾损伤因用药种类、途径、剂量、时间不同而临床表现多种多样，常有全身症状和泌尿系统症状。前者可有乏力、纳差、恶心呕吐、心慌气短、皮肤瘙痒、贫血等；后者以肾衰竭为多，其次表现为肾小管疾病（如肾小管酸中毒、范科尼综合征、肾性尿崩症），少数为肾小球肾炎、血尿、泌尿系统肿瘤等。国际上以慢性间质性肾炎、慢性肾衰竭报道为主，而我国主要多见急性肾衰竭表现，其主要原因是国内服用含马兜铃酸药物的量过大，急性中毒较多。临床常表现为贫血和高血压。患者贫血发生早且严重，多与肾功能损害的程度不平行，其原因尚不十分清楚，推测可能是产生红细胞生成素的肾小管上皮细胞或间质细胞被破坏所致，与其他类型疾病引起的肾功能不全相比，其贫血发生较早，且症状更为明显。马兜铃酸对造血系统无明显毒性作用。患者血压正常或轻度升高，有 80% 患者血压有轻度升高。

3. 实验室检查　少量小管性低分子蛋白尿，如视黄醇结合蛋白、白蛋白、α_1- 微球蛋白、β_2- 微球蛋白升高。一过性镜下血尿。部分患者有肾性糖尿、无菌性白细胞尿。尿 β_2- 微球蛋白升高，尿 NAG 酶升高，尿中性肽链内切酶（neutral Endopeptidase enzymuria，NEP）减少，尿维生素 A 结合蛋白（retinolbinding protein，RBP）升高。尿沉渣检查无明显异常。血肌酐、尿素氮正常或升高。血气分析正常或代谢性酸中毒。相对于其他原因小管性蛋白尿，HN 的特点为 RBP 升高，NEP 分泌显著减少。

（六）诊断和鉴别诊断

目前对 HN 的病因、发病机制、病理实质还不能明确定论，也没有明确的诊断标准。大多数情况下是在药物性肾损害的基础上来判定是否为 HN。在确定 HN 的过程中，需要排除其他因素：肾外因素，如减肥过程中限制饮食所致的容量不足；进行性肾脏疾病本身出现的肾脏功能和结构损害；有无其他药物性肾损害，如风湿性疾病病程中患者可能服用了非甾体抗炎药等。

（七）引起肾毒性损害的常见中草药

1. 常见中草药的毒性成分

（1）含生物碱类中药

1）乌头碱：现代毒理研究证实，草乌、川乌、天雄、附子、雪上一枝蒿等中药均含有乌头碱，而双酯型乌头碱是主要的剧毒成分。若用法、用量及煎服不当，可致中毒。中毒剂量为 0.2mg，致死剂量为 2 ~ 4mg。

2）藜芦碱：藜芦主要含有藜芦碱、胚芽定碱及红藜芦碱、伪藜芦碱，其毒性作用与乌头碱有相似之处，主要作用于运动神经、感觉神经及迷走神经，并对中枢神经及横纹肌有先兴奋后麻痹的作用。通常认为藜芦的常用安全剂量为 0.3 ~ 0.9g，超量或误服易发生中毒。

3）士的宁：为马钱子所含的神经毒，是具有中枢兴奋作用的生物碱，经消化道、呼吸道、皮肤、眼吸收。马钱子中毒量为 2 ~ 5g。如剂量过大，通常在进入人体后 15 ~ 30 分钟内产生神经毒性，士的宁还可引起肾功能衰竭。

4）吡咯里西啶类生物碱（pyrrolizidine alkaloids，PAs）：含此类生物碱的中药有千里光、款冬花、山紫菀、紫草、大尾摇、猪屎豆、菊三七等，其最明显的毒性主要表现为对肝脏代谢毒性。有的 PAs 还对肺、心、肾、胰、脑等有毒性，有的还具明显致突变及致畸作用。

5）青藤碱：青风藤主要含青藤碱，这是目前所知植物中最强的组胺释放剂之一。

6）莨菪碱：曼陀罗、天仙子、闹羊花、颠茄草等中药含莨菪碱和东莨菪碱，所含生物碱对中枢神经系统有兴奋作用，对周围神经系统的作用表现为阻滞 M 胆碱系统，抑制或麻痹迷走神经及副交感神经。

（2）含苷类中药

1）皂苷：黄药子、商陆、川木通等中药含皂苷。主要对局部器官有刺激作用，并能抑制呼吸，损害心脏、肾脏，尚有溶血作用。

2）强心苷：含此类苷的中药有洋地黄、蟾酥、万年青、北五加皮、八角枫、夹竹桃等。能够损伤心肌。

3）氰苷：含此类苷的中药有苦杏仁、桃仁、郁李仁、白果、瓜蒂等。其毒性成分主要是苦杏仁苷，水解后可析出氢氰酸，氰离子能迅速与细胞线粒体中氧化型细胞色素酶的三价铁结合，阻止细胞的氧化反应，造成细胞内窒息，并可直接作用于延髓呼吸中枢，引起呼吸麻痹而死亡。

（3）含毒蛋白类中药：许多豆科、大戟科植物的果实都含有毒蛋白，如苍耳子、蓖麻子、相思豆、巴豆等，其对胃肠道有强烈的刺激和腐蚀作用，能引起广泛出血，表现为剧烈呕吐、呕血、血尿，甚至惊厥、死亡。可引起多系统的损害。

（4）含马兜铃酸类中药：关木通、广防己、青木香、马兜铃、北马兜铃、朱砂莲、天仙藤等中药含有马兜铃酸。该类中药引起的肾毒性称为马兜铃酸肾病。马兜铃酸还是一种致突变剂，可引起染色体损害，还可能致癌，特别是泌尿系统癌症。

（5）含无机盐矿物质类中药：部分矿物类中药含有砷、汞和铅等重金属化合物。砒霜和雄黄含砷，是一种干扰内分泌的毒物，以阻断或模仿激素的方式来搅乱激素的作用。砷还可损害神经细胞和胃肠道黏膜，促使细胞死亡。轻粉、朱砂含有汞，可侵害脑、心、肝及肾等器官。铅是一种亲神经毒物，脑组织是铅毒性作用的重要靶器官。

（6）含其他毒性成分类中药：雷公藤甲素是雷公藤的有效成分之一，也是雷公藤发生毒副作用的主要成分之一，雷公藤中毒的死亡原因是以急性肝坏死为主；斑蝥含斑蝥素，人的致死量为30mg，易引起肾功能衰竭；大黄中含有大黄素、芦荟大黄素和大黄酚等蒽醌类化合物，蒽醌类化合物对细菌和多种细胞株有一定的遗传毒性和致突变性。

2. 引起肾毒性损害的常见中草药 《神农本草经》载药365种，以三品分类法将药物分为上、中、下三品。上品滋补强壮，无毒；中品治病补虚，有毒或无毒；下品125种，治病攻邪，多具毒性。《本草纲目》将有毒中药分为大毒、有毒、小毒及微毒4类，记载有毒中药381种，列毒草类专篇。《中华人民共和国药典》将中药毒性分为大毒、有毒及小毒3类，也是目前通行的分类方法。

根据我国《医疗用毒性药品管理办法》规定，毒性药品分为毒性中药和毒性西药。毒性中药指原药材和饮片，不含制剂，包括27种：砒石（红砒、白砒）、砒霜、生川乌、生草乌、生马钱子、生甘遂、雄黄、生白附子、生附子、水银、生巴豆、白降丹、生半夏、生南星、斑蝥、青娘虫、红娘虫、洋金花、生千金子、生天仙子、生藤黄、蟾酥、雪上一枝蒿、生狼毒、红粉（红升丹）、轻粉、闹羊花。

《中华人民共和国药典》2025 年版一部收载的有毒中药材和饮片共 83 种，其中：

有大毒 10 种：川乌、马钱子、马钱子粉、天仙子、巴豆、巴豆霜、红粉、闹羊花、草乌、斑蝥。

有毒 42 种：三颗针、干漆、土荆皮、山豆根、千金子、千金子霜、制川乌、天南星、制天南星、木鳖子、甘遂、仙茅、白附子、白果、白屈菜、半夏、朱砂、华山参、全蝎、芫花、苍耳子、两头尖、附子、苦楝皮、金钱白花蛇、京大戟、制草乌、牵牛子、轻粉、香加皮、洋金花、臭灵丹草、狼毒、常山、商陆、硫黄、雄黄、蓖麻子、蜈蚣、罂粟壳、蕲蛇、蟾酥。

有小毒 31 种：丁公藤、九里香、土鳖虫（䗪虫）、大皂角、川楝子、小叶莲、飞扬草、水蛭、艾叶、北豆根、地枫皮、红大戟、两面针、吴茱萸、苦木、苦杏仁、金铁锁、草乌叶、南鹤虱、鸦胆子、重楼、急性子、蛇床子、猪牙皂、绵马贯众、绵马贯众炭、紫萁贯众、蒺藜、榼藤子、鹤虱、翼首草。

文献报道可能导致肾损害的中草药大约有：雷公藤、关木通、广防己、天仙藤、青木香、山慈菇、马桑果、寻骨风、罂粟壳、棉酚、益母草（大剂量使用）、苍耳子、苦楝皮、天花粉、牵牛子、金樱子、土贝母、马兜铃、土荆芥、巴豆、芦荟、使君子、铁脚威灵仙、大枫子、草乌、含羞草、红椰子根、胖大海、白花丹、生黄芪、龙葵、相思子、野芋头、喜树、蓖麻子、黎辣根、蔓乌头等。肾毒性的中药复方制剂如安宫牛黄丸、朱砂安神丸、补心丸、肾炎四味片、斑蝥酸钠片、复方斑蝥散、三黄片、中华跌打丸等。

（八）草药肾病的防治思路

对待中药毒性，关键不在“毒”，而在“用”。我们必须正确认识中草药可能造成肾损害的情况，纠正天然药物无毒或毒性小的错误认知，同时也要避免以偏概全，防止将中草药肾毒性扩大化，要科学、合理地应用中药，既要充分发挥有毒中药的临床有效性，又要努力降低中药的毒副作用。同时，要进一步加强中药不良反应的基础研究、临床研究和药物监测。

1. 充分认识草药肾病的危害性，合理使用中药 纠正中药安全无毒的错误观点，坚持辨证施治的原则，避免中药的不合理使用，包括重复使用、剂量过大、疗程过长等。中药使用过程中要注意肾功能的变化，尤其是对肾小管功能的检测，这对于早期发现肾损害十分必要。对于药物引起的急性肾衰竭，症状明显者易引起重视，但对于慢性肾小管 - 间质损害，由于症状轻、非少尿型肾衰竭，往往误认为是原发性肾脏疾病的肾损害。

2. 加强草药肾毒性的临床研究 随着现代医学对肾脏病基础研究的不断深入，研究者逐渐认识到在进行性肾疾患发展的过程中，肾小管 - 间质病变决定了肾病预后，由于草药肾损害主要表现在肾小管 - 间质损害，这必然给中药在肾病领域的应用提出更高要求。因此，必须对因长期使用中药而造成对肾小管 - 间质功能和结构的影响予以重视。现阶段在中药治疗进行性肾脏疾病的临床研究中，国内主要是从中药对肾脏滤过功能减退方面的影响，缺少中药对于肾小管功能影响的大规模临床资料，尤其缺少肾小管 - 间质形态学方面的资料。目前尚无中草药肾病的治疗方法，除停药一般按急性或慢性肾功能不全处理外，可以考虑使用冬虫夏草、糖皮质激素或钙通道阻滞剂治疗，临床上对长期使用中药的患者还可以采取间歇用药的方法，如服药 5 天停服 2 天等，这些方法可以减少中药毒性的累积作用，但是，这些治疗目前尚无完整的临床资料，积极开展中草药肾损害的干预研究显得十分必要。

3. 加强中草药肾毒性的基础研究

（1）加强中药对肾小管 - 间质的影响研究。对于引起急性肾小管坏死的、具有明显肾毒性的药物，应该从药物对小管上皮细胞的极性、细胞 - 细胞间和细胞 - 基底膜间黏附、细胞骨架、细胞内钙依赖蛋白酶等多层次、多靶点进行研究；对于引起慢性间质纤维化的药物，应侧重于药物对于成纤维细胞的细胞转型、细胞外基质合成及降解、纤维化的调控因子等方面的影响。

（2）加强有毒药物的药学研究。

（3）强化中药新药开发过程中的急、慢性毒理试验。如开展尿酶的检测、肾小管 - 间质的形态学观察等，从而更好地证明新药的肾脏安全性。

（4）利水渗湿药和祛风胜湿药是研究的重点。肾脏疾病和风湿性疾病多数病程较长，需要长期用药，而且利水渗湿药在肾内科使用频率较高，引起肾脏损害的临床报道最多。美国 FDA 所关注的肾毒性单味药主要集中在含马兜铃酸成分的利水渗湿药和可能含有或混杂有马兜铃酸成分的祛风胜湿药，如木防己、木通、细辛、威灵仙、追风藤等。

开展中草药毒性研究应在中医药理论指导下进行，中医药有着一整套独立的理论体系和研究方法，暂时不能与被国际普遍认可的西医理论和方法相兼容。例如，单味中药含有数十种甚至上百种成分，具有多靶点、双向调理等药理作用，是多成分共存体系，中药的效用及毒性源于其多种化学成分共同作用于人体后综合反应，中药单体药效不能等同于单味药，中医方剂则充分利用了药物配伍后协同增效、纠偏制毒的特性，具有很强的经验性和科学性，且由于中药给药途径、疾病种类、用药过程、药物的相互作用、个体差异等因素的影响，因此AAN的研究必须本着以中医中药为体、现代医学研究方法为用的原则开展工作。

4. 糖皮质激素治疗 对HN的治疗目前尚无较好的治疗方案，国内多家医院报道试用糖皮质激素治疗AAN，取得较好的效果，认为糖皮质激素在治疗与延缓急性或慢性AAN进展上有效。

此外，早期使用血管紧张素转换酶抑制剂（ACEI）或血管紧张素Ⅱ受体拮抗剂，可延缓或减轻肾间质纤维化。

5. 中医药治疗 治疗原则为培其土，澄其源，通其道，柔其质。常采用益气健脾、活血化瘀、补肾利水、滋阴解毒等治法。陈扬为等认为本病总属邪实所伤、正气受损，热毒伤络、肾络痹阻，肾阳亏虚及气机壅滞、湿浊内闭四型，并分别依据中医辨证确立治则、治法及方药。张勉之等将其分为脾肾阳虚、肝肾阴虚及湿热壅阻三个类型，应用补肾活血法结合患者临床特点进行辨证加减，疗效肯定。俞东容等运用以下中药改善肾损伤：①冬虫夏草及其制剂；②大黄制剂；③川芎及其制剂；④丹参及其制剂；⑤黄芪；⑥积雪草。

中草药在许多疾病的治疗中发挥出很好的疗效，如果我们只重视中草药的临床疗效，而忽略了中草药的不良反应（包括肾脏毒性作用），就可能影响我们对中草药的全面认识和合理应用。对中草药毒性的认识，应把握药性与毒性的辩证统一关系。这类药物既可能对人体产生不利影响，又具备治疗疾病的独特疗效。有毒性中药在治疗临床疑难病和危重症时常能取得较好的疗效，关键在于运用现代科学方法，实现有毒中药的安全有效应用。在肾脏疾病治疗过程中，应特别注意正确使用中草药，尽量减少中草药的副作用，更要避免滥用。深入探索中草药引起肾脏病变理论水平的证据及流行病学的研究，对某些中草药引起的肾脏损害通过临床试验及动物实验进一步加以明确，正确对待中草药的毒副作用，合理应用，细心观察研究，有利于中草药在防治人类疾病和保障人民身体健康中发挥更大的作用。

二十二、气道变应性疾病的中西医防治思路

世界变态反应组织（WAO）对30个国家过敏性疾病的流行病学调查显示，约22%的人患有过敏性疾病，如变应性鼻炎、过敏性哮喘、过敏性结膜炎、湿疹、食物过敏、药物过敏等。国际儿童哮喘和变应性疾病研究项目通过对全球不同国家和地区儿童变应性疾病的横断面研究，报告了10年来全球不同国家和地区6～7岁儿童（193 404例）变应性鼻炎、哮喘和特应性皮炎（湿疹）的发病率为2.2%～24.2%，13～14岁儿童（304 679例）的发病率达4.5%～45.1%。中国儿童中哮喘3.02%，变应性鼻炎10%，变应性皮炎2.78%，食物过敏7.0%～9.2%。

随着变态反应性疾病在儿童期发病率的增高，以及对这类疾病认识研究的不断深入，人们提出了特应性进程（atopic march）的概念，即变应性疾病由一种进展至另一种的趋势。特应性进程常以出生后早期特应性皮炎拉开序幕，并且常与食物（牛奶、鸡蛋）过敏相关，至学龄前期及学龄期可发展为哮喘和变应性鼻炎，早期出现的某种变态反应症状常常预示着未来其他变态反应性疾病的发生，这种现象被称为变态反应性疾病的过敏进程（allergic march），又称为特应性进程。湿疹和早期牛奶、鸡蛋过敏易随成长而缓解，而哮喘和变应性鼻炎易在儿童期得以持续。过敏进程中过敏疾病有非常典型的年龄特征，呈现从小儿湿疹、食物过敏逐渐向变应性鼻炎、过敏性咳嗽、过敏性哮喘发展的过程。特应性进程使得儿童变态反应性疾病干预的时间窗提前，防止变态反应性疾病发生发展的研究也不断增多。

（一）气道变应性疾病

Grossman于1997年在*CHEST*上发表“One airway，one disease”的综述，系统性回顾了变应性鼻炎（allergic Rhinitis，AR）和哮喘（asthma）的流行病学研究，结果表明：哮喘患者中有60%～78%合并变应性鼻炎，发病率是正常人群的4～6倍，是正常儿童的7倍，而变应性鼻炎患者中20%～38%

合并有哮喘，可见变应性鼻炎是发生哮喘的独立危险因素。儿童时期变应性鼻炎能分别使其在青春前期、青春期和成人期哮喘发生的风险增加 7 倍、4 倍、2 倍。2009 年 9 月—2010 年 8 月，全国儿科哮喘协作组与中国疾病预防控制中心环境与健康相关产品安全所联合组织开展了第三次中国城市儿童哮喘流行病学调查，报告了全国 43 个城市中 0 ~ 14 岁儿童（463 982 例）哮喘总患病率为 3.02%，其中咳嗽变异性哮喘（cough variant asthma，CVA）患病率为 0.29%（1 358 例），咳嗽变异性哮喘是哮喘的特殊类型。因此，变应性鼻炎、哮喘及咳嗽变异性哮喘都属于气道的过敏性疾病，即“One airway，one disease”。

变应性鼻炎可以增加哮喘发作的风险。有研究显示，选取 1 490 例哮喘发作急诊患者，其中哮喘患者 597 例，哮喘合并变应性鼻炎患者 893 例，变应性鼻炎患者的哮喘发作次数及急诊次数加倍。对哮喘发作的患者随访 52 周，597 例哮喘患者中发作的患者数占 17.1%，哮喘合并变应性鼻炎的 893 例中发作的患者数占 21.3%；而对于哮喘急诊次数，597 例哮喘患者中的急诊次数占 1.7%，而哮喘合并变应性鼻炎的 893 例中急诊次数占 3.6%，故变应性鼻炎是哮喘发病的危险因素之一。

哮喘每周发作的患儿，有轻度鼻炎症状或无鼻炎症状者为 44.3%，有严重鼻炎症状者为 64%；发展成中重度哮喘的患者中，有轻度鼻炎症状或无鼻炎症状者为 51.2%，有严重鼻炎症状者为 63.2%。

变应性鼻炎病程越长，气道高反应性越高。有研究选取了 342 例中重度持续性变应性鼻炎进行前瞻性和连续性评价，结果显示，随着变应性鼻炎病程延长，气道高反应性增高。

变应性鼻炎治疗可降低哮喘相关事件的风险。美国一项回顾性队列研究，覆盖 1 年内 4 944 例哮喘合并变应性鼻炎患者，经治疗变应性鼻炎人群发生哮喘相关事件的风险仅为未治疗变应性鼻炎人群的近一半。

综上所述，早期干预湿疹、变应性鼻炎可以降低哮喘和咳嗽变异性哮喘的发病率和发作次数。

（二）气道过敏性疾病的病因

变应性鼻炎和哮喘具有同样的发病诱因，室内的过敏原 / 刺激因子，如屋尘螨、动物皮屑及排泄物、昆虫（如蟑螂）、烟草；室外的过敏原，如花粉、真菌、污染的空气及冷空气等。此外，还与遗传因素、特异性体质、药物与食物添加剂、呼吸道感染的病原体、被动吸烟、运动和过度通气、鼻炎和胃食管反流、工业粉尘及气体等。

我国一项哮喘和变应性鼻炎患者吸入性过敏原多中心调查报告显示，在全国 6 304 例患者中，过敏原皮肤点刺试验呈阳性反应者占 72.1%，其中屋尘螨阳性率达 59.0%，粉尘螨、热带螨、美国大镰和狗毛等分别占 57.6%、40.7%、16.1% 和 14.0%；儿童患者中对尘螨、猫毛、真菌Ⅰ组和真菌Ⅳ组的过敏率明显高于成人。侯穗波等通过对深圳市 14 ~ 15 岁学生（1 000 例）进行“青少年呼吸道疾病问卷调查”，报告变应性鼻炎患病率为 18.1%，其中持续性发作者占 19.4%，变应性鼻炎危险因素调查显示，伴有支气管哮喘的患者占 18.06%，48.61% 有家族过敏史。

中医认为变应性鼻炎和哮喘发病既有内因，又有外因。内因系素体肺、脾、肾三脏不足，痰饮留伏于气道；外因系感受外邪，接触异物、异味，嗜食咸酸，以及劳倦过度等。肺、脾、肾三脏虚损，与痰饮留伏有密切的关系，是发病的内在因素，而其发病与外邪引动内伏痰饮密切相关。

（三）气道过敏性疾病的发病机制及病理表现

特应性进程的假说认为，其可能的机制为特应性皮炎患者皮肤屏障功能受损，导致变应原入侵，引发表皮致敏，诱导 TH2 细胞分化，记忆性 TH2 细胞可转移至鼻腔和支气管淋巴组织，使气道致敏，当机体再次暴露于变应原时，可表现为变应性鼻炎或哮喘。关于特应性进程能否被阻止目前尚无定论，但开展了相关的分组预防管理。

变应性鼻炎和哮喘的具体发病机制较为复杂，目前国内外研究主要集中在 Th1/Th2 免疫失衡、IgE 及其受体、嗜酸性粒细胞、肥大细胞、神经调节以及相关基因等。

变应性鼻炎与哮喘具有相同的免疫病理学特征：速发相反应、迟发相反应。当变应原入侵机体时，被抗原提呈细胞识别、摄取，并呈递给 $CD4^+$ T 细胞。一方面，T 细胞刺激 B 淋巴细胞分化为浆细胞并合成新的 IgE 抗体；另一方面，刺激 $CD4^+$ T 细胞向 Th2 细胞方向转化，并合成和释放 Th2 细胞因子，促进 IgE 的合成。体内 IgE 抗体含量升高后，便会通过组织液和血液到达肥大细胞和嗜碱性粒细胞并与之结合，共同作用以完成机体对变应原的致敏阶段。当机体再次接触变应原刺激时，记忆性B细胞迅速增殖、分化为浆细胞，释放大量抗原特异性IgE，IgE上的Fc受体结合区与肥大细胞上FcεRⅠ受体紧密连接。一个肥大细胞上可结合大量IgE，同时，IgE上的Fab段可与变应原结合，抗原抗体结合启动激发阶段使肥大细胞活化，随后肥大细胞等效应细胞脱颗粒，释放组胺、细胞因子等物质，完成效应阶段，临床相应地表现为变应性鼻炎、哮喘及咳嗽变异性哮喘。

变应性鼻炎和哮喘有相似的生理病理特点。气道的基本病理改变为肥大细胞、嗜酸性粒细胞、巨噬细胞、淋巴细胞、中性粒细胞等多种炎性细胞的浸润，而病变部位的不同可表现出不同的临床症状和体征。在变应性鼻炎效应细胞被激活后释放生物活性物质（组胺、白三烯、细胞因子等），引起鼻黏膜变应性炎症、鼻部高反应性和鼻充血/阻塞等病理生理学改变；在哮喘患者则表现为气道慢性炎症、气道高反应性（AHR）及气流受限。气道慢性炎症是气道高反应性形成的重要基础，晚期可有支气管平滑肌肥厚和增生，即气道的重建。咳嗽变异性哮喘的发病机制至今尚未有定论，但目前研究认为其与哮喘发病机制相类似，与气道炎症、神经因素、遗传因素、感染因素等多因素及其相互作用有关。

变应性鼻炎、哮喘及咳嗽变异性哮喘具有相似的中医病因病机。气道变应性疾病的临床表现在肺，其病机涉及脾肾，是外因作用于内因的结果。内因与五脏六腑功能失调相关，其中以肺脾肾三脏关系最为密切，以脏腑虚损，痰饮内伏为主要内因；外因以风邪夹杂寒热、异气之邪侵袭鼻窍和肺脏为主要病机，因感邪的不同，体质的差异，临床表现又有寒热虚实的区别和转化。小儿肺常不足，卫表不固而易于感受外邪，风性善行而数变，为百病之长，风邪兼夹其他邪气侵袭犯于鼻窍，引动肺脏伏邪（伏风伏痰）而发为变应性鼻炎和哮喘。风邪袭于鼻窍，引动伏风痰饮，痒为风动，故出现鼻痒、喷嚏、流涕及鼻塞等症状，风邪犯肺，肺失宣降，水液不布，积于鼻窍则为涕；引动伏痰，痰随气升，气因痰阻，相互搏结，壅塞气道，肺失宣降而喘促哮鸣；寒热之邪不同而表现为清稠涕和黄白痰之差异。《灵枢·本神》曰："肺藏气，气舍魄，肺气虚则鼻塞不利少气，实则喘喝胸盈仰息。"

（四）气道过敏性疾病的诊断

1. 变应性鼻炎的诊断 具有典型的过敏病史和临床表现（鼻塞、鼻痒、流涕、喷嚏）及至少一种变应原检测（皮肤点刺试验、血清特异性 IgE 检测）阳性。

2. 儿童哮喘的诊断

（1）反复发作喘息、咳嗽、气促、胸闷，多与接触变应原、冷空气、物理或化学性刺激物，以及呼吸道感染及运动等有关，常在夜间和 / 或清晨发作或加剧；

（2）发作时双肺可闻及散在或弥漫性以呼气相为主的哮鸣音，呼气相延长；

（3）上述症状和体征经抗哮喘治疗有效或自行缓解；

（4）除外其他疾病所引起的喘息、咳嗽、气促和胸闷。

3. 咳嗽变异性哮喘的诊断（1～4 项为诊断基本条件）

（1）咳嗽持续>4 周，常在运动、夜间和 / 或凌晨发作或加重，以干咳为主，不伴有喘息；

（2）临床上无感染征象，或经较长时间抗生素治疗无效；

（3）抗哮喘药物诊断性治疗有效；

（4）排除其他原因引起的慢性咳嗽；

（5）支气管激发试验阳性和 / 或 PEF 日间变异率（连续监测 2 周）≥13%；

（6）个人或一、二级亲属特应性疾病史，或变应原检测阳性。

4. 变应性鼻炎合并哮喘的诊断　变应性鼻炎患者是否合并哮喘，可以通过回答以下 4 个问题来判断：是否有过喘息或反复发生喘息？是否有频繁的咳嗽，特别是晚上？是否有运动后咳嗽或喘息？是否有胸部紧缩感？如果任何一个问题的回答是“是”，那么患者可能合并哮喘。

（五）气道变应性疾病的防治

1.《变应性鼻炎及其对哮喘影响》（ARIA）的倡议　ARIA 指南建议上、下气道管理应同时进行，对持续性变应性鼻炎患者应进行哮喘评估，哮喘患者应对变应性鼻炎进行评估，根据安全性、有效性，应采用上下气道联合治疗的策略。哮喘与变应性鼻炎的综合治疗：应尽可能做到避免接触过敏原；进行安全有效易行的药物治疗；进行有效的免疫治疗。专科医生的处方可能改变自然病程；常规要求对患者进行变应性鼻炎和 / 或哮喘的疾病管理教育。不推荐单独使用口服 H_1 型抗组胺药；鼻用糖皮质激素在减少哮喘急性发作和住院率方面可能有效；孟鲁司特钠是治疗 2 岁以上变应性鼻炎合并哮喘的有效药物；皮下免疫治疗可用于哮喘合并变应性鼻炎的患者；抗 IgE 单抗对变应性鼻炎和哮喘治疗有效。

2. 气道变应性疾病的防治差异（表 2）

表2　变应性鼻炎与哮喘治疗的异同点

	变应性鼻炎	哮喘
①糖皮质激素	√	√
②白三烯受体拮抗剂	√	√
③受体激动剂	α_2 受体激动剂	β_2 受体激动剂
④ H_1 型抗组胺药	√	
⑤肥大细胞膜稳定剂	√	√
⑥免疫治疗	√	√
⑦回避过敏原	√	√
方案	轻度持续性选②③④⑦，中重度间歇性选①⑤⑥⑦	遵循《全球哮喘防治倡议》（GINA）指南方案

3. 气道变应性疾病的防治　“同一气道，同一疾病”的理念提示：

（1）变应性鼻炎、咳嗽变异性哮喘、哮喘三者之间关系密切，相互影响，提示早期干预湿疹、变应性鼻炎可以降低哮喘的发病率和发作次数，影响哮喘的病情轻重。

（2）治疗咳嗽变异性哮喘和哮喘时，如果效果不满意，应积极治疗变应性鼻炎，采用上、下气道联合治疗的方法可以提高临床疗效。

（3）临床上积极防治变应性鼻炎可能有效地减轻或减少哮喘的发病。

4. 气道变应性疾病的中医药防治思路　变应性鼻炎和哮喘具有相同的病因病机——本虚标实。本虚为脏腑虚损，与肺脾肾三脏密切相关，肺脏为先（肺主皮毛，开窍于鼻）；标实为外邪触动伏邪，外邪以风邪夹杂他邪（寒、热、湿）为要，伏邪以伏风伏痰为主，风邪夹杂他邪诱动伏风痰饮而发为变应性鼻炎、哮喘。治以疏风解表，宣肺化痰为要（表 3）。

表3　变应性鼻炎与哮喘的辨治要点

	变应性鼻炎	哮喘
病因病机	外邪引动伏邪（风邪为主）	外邪引动伏邪（痰为主）
病位	临床表现在肺卫，病机涉及脾肾	临床表现在肺卫，病机涉及脾肾
病性	因感邪、体质不同而异	因感邪、体质不同而异
临床症状	以鼻部为主，喷嚏、流涕、咳嗽	以肺络为主，咳痰喘促
治法治则	疏风解表，宣肺开窍（化痰）	宣肺解表，化痰平喘
常用药物	麻黄、杏仁、蝉蜕、荆芥、陈皮、半夏、茯苓、地龙、细辛、射干、辛夷、徐长卿	麻黄、杏仁、蝉蜕、陈皮、半夏、茯苓、地龙、细辛、射干、海浮石、苏子、葶苈子

气道变应性疾病的治疗原则是急则治标，缓则治本，即发作期予以祛邪为先，祛风通络以缓解症状；缓解期以扶正为主，调理脏腑功能以扶正。通常从以下几方面辨证论治：

（1）从风论治：小儿肺气不足，卫外不固，且寒暖不能自调，易为外邪所伤，正如《灵枢·本神》所言："肺藏气，气舍魄，肺气虚则鼻塞不利少气。"外感六淫又以风邪为主，风为阳邪，轻扬开泄，易袭阳位，常伤及头面诸窍。风性主动，侵袭鼻窍，故鼻痒；肺失宣降，肺气上逆，故打喷嚏。风为百病之长，凡寒、暑、湿、燥、热诸邪，常依附于风致病伤人。《临证指南医案》云："盖六气之中，惟风能全兼五气，如兼寒则曰风寒，兼暑则曰暑风，兼湿曰风湿，兼燥曰风燥，兼火曰风火。"风邪常兼夹他邪共同致病，风邪是气道变应性疾病的重要诱因。故提出气道变应性疾病急性期从风论治，治当疏风解表为先，常用三拗汤为基础方进行加减治疗，多选用具有祛风解表通窍功效的药物如辛夷、苍耳子、白芷、防风、蝉蜕、荆芥、薄荷、徐长卿等，并针对病机、结合寒热不同而辨证化裁。祛风解表中蕴含辛温、辛凉之不同，偏寒者用炙麻黄、桂枝、荆芥、防风、白芷、苏叶等药物疏风散寒；偏热者常用蝉蜕、菊花、薄荷、金银花、黄芩、鱼腥草等祛风散热。

（2）从虚论治：邪之所凑，其气必虚，故脏腑功能失调、正气亏虚则为气道变应性疾病发病的内在病因，本着"缓则治本"的原则，缓解期须以调理脏腑、宣发气机为要。儿科大家钱乙将小儿的生理特点概括为“五脏六腑，成而未全，全而未壮”，故“肺常不足、脾常虚”。气道变应性疾病主要表现为肺脾亏虚，营卫不调；脾胃为水谷之海，其运化水谷精微化生营卫，《素问·痹论》说“营者，水谷之精气也……卫者，水谷之悍气也”。脾气亏虚，气血生化乏源，营卫不足，土不生金，肺气亦亏，故外邪乘虚而入，发为本病。肾为气之根，肾中精气充盛，则肺气可以得到温养，肺气肃降而下纳于肾，气机调畅，经脉通利。若肾气亏虚，则肺失温煦，摄纳无权，气浮于上而咳喘、喷嚏频作。因此，肺气不足、脾气虚弱、肾气亏虚等是变应性鼻炎发病的重要内在因素，病位在肺、脾、肾，但以肺为关键，正气不足，外邪易乘虚侵袭机体。故缓解期治疗以健脾益气、调和营卫为主，常以黄芪桂枝五物汤为主方加减化裁。《颅囟经·脉法》有云“凡孩子三岁以下，呼为纯阳，元气未散”，小儿乃纯阳之体，外邪入侵常从阳化热，故本病患儿常有热证表现，予蒲公英、鱼腥草、黄芩以清热解毒。现代医学发现气道变应性疾病的患儿多有过敏体质，其婴儿时期常有“湿疹”史，即中医所谓的“胎热、胎毒”，先天因素导致湿热内蕴，临床上表现为病情缠绵，反复发作。治疗上辅以清热利湿，如黄芩、蒲公英、藿香、白术、茯苓、陈皮等。

（3）从瘀论治：气道变应性疾病的病因为风邪外袭，引动伏风伏痰，肺失宣降，气机不畅，气滞则血瘀；再者寒湿中阻，气机运行不畅，进一步形成气滞血瘀；寒湿损伤中阳，影响中焦运化，水湿失运，湿邪愈重，湿性重浊黏滞，气滞湿阻，加重血瘀；肺气不足、脾气虚弱、肾气亏虚等致气虚则无力推动血行，亦可致血瘀；病久入络形成血瘀。因此，经络气血运行不畅也是气道变应性疾病发病的原因之一。肺脾气虚，气虚卫弱，屡感外邪，正不御邪，邪滞络脉，加之病情反复发作，久则瘀阻气血，阻遏经络，血行不畅而成瘀，瘀血既是病理产物又是致病因素。气道变应性疾病反复发作病程长者，病程缠绵，久病入络。风邪外侵，阻遏头部清阳之气，气为血之帅，气滞则血瘀，不通则痛，出现头痛、头昏等症状，常因患儿“不能言语”而忽略，故认为血运失调也是气道变应性疾病的发病机制之一，血瘀这一病理产物贯穿于变应性鼻炎的整个病程中，故在治疗中可佐以理气活血之品，以达到提高临床疗效之功。常选用丝瓜络、赤芍、厚朴、牡丹皮、丹参、通草等理气活血通络之品，佐以白芷等引经药以通络止痛。由于小儿易虚易实、易寒易热的生理病理特点，临床上常常寒温并用，虚实兼顾，以达到祛邪不伤正、扶正不留邪的目的。

（4）从痰论治：气道变应性疾病的内因多为先天禀质特异，脏腑娇嫩，肺脾气虚。肺虚则宣发肃降失常，通调水道失司，肺失宣降，不能助脾散精，水津失布，聚湿生痰，加之小儿肺常不足，致邪出不尽而潜伏于体内，壅滞于手太阴肺经，当再次感受六淫之邪，可引动在里的伏风伏痰。脾乃后天之本，为生气之源，肺为主气之枢，因而肺气之充沛有赖于脾气的滋养。恰如《素问·玉机真藏论》曰："中央土以灌四旁……其不及，则令人九窍不通。"若脾气虚弱，则运化失权，枢机不利，传导失司，清气不升，浊阴不降，津液失运，饮邪内伏；《素问·经脉别论》云："脾气散精，上归于肺，通调水道。"脾虚则母病及子，损及肺气，肺失宣降，津液停聚，常因感受风邪引动伏风伏痰，痰饮上溢，上储于肺，壅塞气道，则发为咳喘、鼻鼽。

（5）外治内调相互为用：气道变应性疾病以脏腑功能失常，外邪侵袭为主要病机，临床上主要表现为肺脾气虚，风邪夹杂寒、湿、热邪侵袭鼻窍而发病。故在临床辨证论治中应以调理脏腑、祛风通络为纲，兼以散寒、清热、祛湿、活血。在治疗方法上，除口服汤剂外，还有滴鼻法、吹鼻法、塞鼻法、嗅法、吸入法、针灸法、穴位贴敷、拔罐、按摩、芳香疗法等方法。外治法可将药物直接作用于患病部位，能迅速缓解临床症状；内服治疗能祛邪以扶正或扶正以祛邪，可以缓解症状，或延长其缓解期。外治内调相互作用，不仅能明显缓解临床症状，缩短发病期，还可增强体质，祛邪外出，减少发作。郑健教授团队根据名老中医经验方研制出醒鼻温敏凝胶滴鼻剂和疏风醒鼻方，临床疗效显著。

二十三、论疏风化饮法治疗儿童变应性鼻炎

变应性鼻炎（allergic rhinitis，AR），也称为过敏性鼻炎，是机体暴露于变应原后主要由 IgE 介导的鼻黏膜非感染性慢性炎性疾病。临床上以突然或反复发作的流涕、鼻痒、喷嚏、鼻塞为主要症状。近年来变应性鼻炎的发病率明显上升，并以青少年居多，已成为主要的慢性呼吸道疾病，给患儿生活质量带来严重影响。变应性鼻炎属于中医学"鼻鼽""鼽嚏"范畴。相关记载最早见于西周《礼记·月令》："季秋行夏令，则其国大水，冬藏殃败，民多鼽嚏。"《素问·脉解》将其正式命名为鼻鼽："所谓客孙脉，则头痛、鼻

鼽、腹肿者，阳明并于上，上者则其孙络太阴也，故头痛、鼻鼽、腹肿也。”《素问玄机原病式·六气为病》曰：“鼽者，鼻出清涕也。”指出了“鼽”字的含义。其病机特点为本虚标实，本虚以肺脏为首，病理变化与脾、肾有关，饮邪内伏是其发病内因；标实以风饮袭肺为主，病因与寒、湿、热、气滞、血瘀有关，风饮袭肺是其发病外因，风饮袭肺引动内伏饮邪而发为是病。

（一）“风饮袭肺”是变应性鼻炎发病的关键病机

变应性鼻炎的发病，内因多为先天禀质特异，脏腑娇嫩，肺脾气虚。肺为华盖，外合皮毛，开窍于鼻，与外界相通，腠理疏松，风邪侵袭，首先犯肺，《素问·阴阳应象大论》：“肺……在窍为鼻。”《诸病源候论》：“鼻是肺之候，肺气通于鼻。”可见鼻之疾病和肺关系极为密切。肺的宣发肃降功能正常，气机调畅，则鼻窍通利。正如《医学见能》云：“肺气通调，鼻自安。”若肺失宣发肃降，通调水道失司，津液失布外溢，则流涕；加之小儿肺常不足，致邪出不尽而潜伏于体内，壅滞于手太阴肺经，当再次感受六淫之邪，可引动在里伏风，肺失宣降，津液停聚，上侵于鼻，流溢为涕及喷嚏频作而反复发生鼻鼽。隋代巢元方在《诸病源候论》中指出：“若邪气乘于太阴之经，其气蕴结于鼻者，则津液壅塞，鼻气不宣调。”提出鼽嚏与肺经壅滞有关。脾主运化水湿，肺主宣发肃降，肺气之充沛有赖于脾气的滋养，若脾气虚弱，则运化失权，枢机不利，清气不升，浊阴不降，津液失布，饮邪内伏；且脾虚及肺，肺失宣降，津液停聚，上储于肺，水湿泛鼻，鼻窍壅塞不利而发鼻鼽。肾主纳气，肾中精气充盛，则肺气可得到温养，肺气肃降而下纳于肾，气机调畅，鼻窍通利。若肾虚则肺失温煦，摄纳无权，气浮于上而喷嚏频作，津液失布，上犯鼻窍，则流涕不止，导致鼻鼽的发生。因此，肺气不足、脾气虚弱、肾气亏虚等是变应性鼻炎发病的重要内在因素，病位在肺、脾、肾，以肺为关键。正气不足、外风触发宿邪（风饮内伏），风饮相搏，上袭肺鼻，则发为病。

变应性鼻炎的外因多与自然环境和气候因素有着密切关系，外因常见风邪为患，易兼夹他邪致病。风为阳邪，易袭阳位，风邪上犯，肺首当其冲，又鼻为肺之门户，肺金受邪，肺失宣发敷布，津液停聚，壅塞鼻窍，且风邪触动伏风伏饮上逆，表现为鼻塞、鼻痒、流涕、喷嚏；肺脾受损，肺失宣降通调，大肠传导失司，在临床上则表现为大便不畅或便溏等症状；腑气不通，气逆于上，扰动伏饮，痰饮上扰，表现为喷嚏、流涕；且风为阳邪，其性走窜，反复发作，循经入里，内伏肺经而为伏风，外风引动伏风痰饮上扰鼻窍而发为鼻鼽，表现为鼻塞、鼻痒、喷嚏、流涕，时作时止，反复发作等临床特点。

小儿感邪易从热化，以热病居多。金元时期刘河间指出“言鼽为肺寒者，误也”。他提出“热极怫郁”的观点，认为鼽嚏属火属热。《东医宝鉴》曰：“嚏者，鼻为肺窍；痒为火化，发于鼻则痒而嚏也。”再次提出火热之邪是导致本病发生的原因之一。伏风与热邪相合蛰伏于肺经，或感受风热之邪，两阳相合，肺气壅塞，宣降失司，津液输布障碍而停聚，鼻窍不利则出现鼻塞、喷嚏、流涕，风盛则痒，故而鼻痒。但是，寒湿之邪诱发变应性鼻炎的发生亦是不可或缺的一个因素。风性开泄，寒湿随之而入，致清涕不止。寒性收引，凝滞气道，湿性缠绵，黏滞固着，不易速去，与寒邪相合，寒湿互结，故变应性鼻炎反复难愈。临床上小儿鼻炎以风热为多，成人鼻炎以风寒为主。

素体正气不足，风邪疏散不利而留恋于肺，风性走窜，久病循经入里，内伏于手太阴肺经而为伏风，外风引动伏风痰饮再发鼻鼽，故而时作时止，反复不愈。肺气壅塞，气滞则血瘀；或寒湿中阻，气机不畅，进一步形成气滞血瘀；寒湿损伤中阳，中焦运化失司，水湿停滞，气滞湿阻，加重血瘀；肺脾肾气虚则无力推动血行亦可致血瘀；且久病入络形成血瘀，血瘀这一病理产物贯穿于变应性鼻炎疾病的整个病程中。

因此，我们认为“风饮袭肺”是变应性鼻炎发病的关键病机，疏风醒鼻法是治疗变应性鼻炎的重要治法。

（二）疏风醒鼻法是治疗变应性鼻炎的重要治法

郑健教授团队应用中医疏风醒鼻法治疗儿童变应性鼻炎二十年余年，运用疏风醒鼻方内服联合醒鼻凝胶滴鼻剂外治，观察病例约万例，临床疗效显著。疏风醒鼻方由蜜麻黄、苦杏仁、藿香、辛夷、蒲公英、川芎、丝瓜络、生甘草等组成，组方遵循“治上焦如羽，非轻不举”治疗原则，药味少，重量轻，方中蜜麻黄、苦杏仁性味辛温，共为君药，具有疏风宣肺、疏通上下的功效，能宣通肺气，肃降腑气，蜜麻黄宣发肺气以承上，苦杏仁肃降肺气以启下，二药一宣一降，一上一下，清气升，浊气降，使气血津液能够宣发敷布于外，肃降运行于内，两者共为君药；辛夷味辛性温，善于疏风通窍，藿香辛温芳香，外可透毛窍，解表祛邪，芳香化湿，能运脾化饮，具有醒鼻通窍、运化传导之功效，蒲公英性味苦寒，尤能散结消肿，清热解毒，合为臣药，《本草衍义补遗》记载蒲公英能够“化热毒，消恶肿结核，解食毒，散滞气”；川芎性味辛温香燥，走而不守，尤善祛风行气活血，能行散上达颠顶，丝瓜络性味甘凉，能清热化饮通络，合为佐药；生甘草发挥调和诸药的功效，为使药。方中辛夷、蜜麻黄、苦杏仁、苍耳子性温合用正符合“病痰饮者，当以温药和之”的治疗大法。

外用醒鼻凝胶滴鼻剂由徐长卿、蝉蜕、人工牛黄、冰片等组成，方中徐长卿味辛性温，功能祛风化湿，止痒，为君药；蝉蜕性味甘寒，功能疏风清热，利咽，有助于徐长卿止痒之功，故为臣药；人工牛黄性味甘凉，善于清热解毒，开窍醒神，为佐药；天然冰片性味辛苦微寒，功能通窍醒神，清热止痛，且能引药上行，故为使药。内服外治相互配合，组方配伍辛开苦降、寒温并用，既能宣通肺气，醒鼻通窍，又能运脾化饮、升降气机，符合“肺与大肠相表里”的中医理论，从而提高变应性鼻炎的临床疗效。研究表明，醒鼻凝胶滴鼻剂能明显改善变应性鼻炎患儿症状及体征，提高生活质量。

（三）权衡缓急精辨证

变应性鼻炎反复发作，迁延难愈，证候复杂多变，因此要明确区分变应性鼻炎发作期与缓解期的不同，应注意权衡本虚与标实孰轻孰重，肺脾肾气虚是其内在理论基础，风饮交阻是其缠绵难愈的一个重要因素。急性发作期辨证为风邪引动肺经伏邪为关键，治当以疏风宣肺、运脾化饮、升降气机、醒鼻通窍为主要治法，选用疏风醒鼻方（自拟方）治疗。缓解期以气虚夹风饮为要，治以补肺益气，健脾温肾，祛风化饮。若肺脾气虚，卫外不固，证见气短、动则益甚、畏风自汗、流清涕、容易感冒、舌淡苔白、脉虚等症状，可选用黄芪桂枝五物汤合玉屏风散加减，或用自拟的调敏汤加减，以调理肺卫气虚，巩固疗效，防止复发，但痰邪壅盛者，不宜过早使用本品，以防关门留寇。若湿热偏重，痰湿阻滞，临床表现为纳少、腹胀、大便不成形、身体消瘦、舌淡苔白、脉虚等症状，则选用温胆汤合玉屏风散加减，以温胆汤来燥湿化痰、理气和中，蝉蜕、防风散风除热，辛夷、白芷祛风通鼻窍，僵蚕祛风化痰散结，再佐以乌梅，以收敛肺气，化阴生津，发挥抗过敏、止涕等功效。变应性鼻炎患儿可有不同程度的气滞血瘀证，故恢复气机运行和活血化瘀贯穿本病治疗始终，临床中常选用川芎以活血化瘀，丝瓜络可行气通络。两者共为佐药，使得上下气机宣畅，气血通达，鼻窍通利。临证还可根据本虚标实的孰轻孰重，再予以灵活加减。若兼风寒表证明显，证见鼻塞明显，流清水样鼻涕，喷嚏频作，舌淡红，苔薄白，脉浮紧或指纹浮红，酌加防风、荆芥、蝉衣、干姜、细辛等解表散寒祛风，苍耳子祛风通窍；若兼风热表证，证见鼻涕黏稠或黄稠，鼻腔灼热，鼻塞，咽红肿痛，舌质红，苔薄黄，脉浮数或指纹浮紫，酌加金银花、连翘、黄芩以清热解表；若兼咳嗽，痰多色黄黏稠难咯，加鱼腥草、枳壳、竹茹、浙贝母、海浮石以清化痰热；若兼皮肤瘙痒，加芋环干、浮萍、徐长卿以祛风止痒；若兼睡眠时打鼾，可加玄参、僵蚕、浙贝母、昆布以软坚散结、消痰利气。在治疗中遵循钱乙“脾胃虚衰，四肢不举，诸邪遂生”的学术思想，且小儿“脾常不足”，因此，在整体论治中重视健脾和胃、治病求本的中医临床思维。

二十四、从痰瘀论治儿童哮喘

儿童支气管哮喘是一种由多种细胞（如嗜酸性粒细胞、肥大细胞、T 淋巴细胞、中性粒细胞、气道上皮细胞）和细胞组分等参与的气道慢性炎症性疾病，这种慢性炎症使易感者对多种激发因子具有气道高反应性，出现广泛但程度不一的气流受阻，并引起反复发作性的喘息、气促、胸闷、咳嗽等症状，常在夜间和 / 或清晨发作、加剧，多数患者可经治疗缓解或自然缓解。我国 2000 年对 43 万余名儿童进行的中国城市儿童哮喘患病率调查结果显示，我国儿童平均累计哮喘患病率高达 1.97%。

（一）痰饮宿根是儿童哮喘的主要内因

哮喘的发病，是外来因素作用于内在因素的结果，所以本病的发病机制，主要在于痰饮久伏，诱因触发，肺失宣降而出现呼吸困难，气息喘促，同时气体的出入又复引触停积之痰，是以产生哮鸣之声。

感受外邪是诱发哮喘发作的重要因素。哮喘的病因错综复杂，与外感、遗传、体质、饮食、环境、年龄、情志、劳逸等因素有关。肺、脾、肾三脏不足，痰饮留伏，是本病发病的主要内在因素。痰伏于肺为夙根，而痰的来源与肺脾肾三脏功能失调有关。前人有“脾为生痰之源，肺为贮痰之器”，“痰之本源于肾，痰之动主于脾，痰之成贮于肺”之说。小儿时期，肺为娇脏，脾常不足，肾常虚。肺虚则卫外不固，易为外邪所侵，邪阻肺络，气机不利，津液凝聚为痰；脾主运化水谷精微，脾虚不运，生湿酿痰，上贮于肺；肾气虚弱，不能蒸化水液而为清津，上泛为痰，聚液成饮。本病发病初起，多先由宿痰内伏于肺，再复感外邪，饮食不当，冷暖失宜，情志不畅和环境变化等诱因所引触，外邪触动宿痰，痰随气升，气因痰阻，相互搏结，壅塞气道，肺失宣降而喘促哮鸣。伏痰于内，易阻滞经络，致气血津液运行不畅。痰源于津，瘀成于血，津血同源，则痰瘀互生，相兼为病。因此，我们认为哮喘患儿正气不足为其本，痰瘀内伏乃其根，外感之邪为诱发之因，气闭痰喘为发病之标，痰瘀互结是其重要病理机制，本虚标实常相错杂。

小儿脏腑娇嫩，且为“稚阳之体”，感受外邪易从热化，灼伤肺金，肺失清肃，肺气壅滞，可因气滞致瘀；或痰气交结而致瘀；或气郁化火，火热灼津为痰，气机痹阻，气滞久则成瘀；或因病久而气病及血，由肺及心所致。宿痰伏肺，气机郁滞，肺络不通，升降失常，不仅会导致津液凝聚生痰，而且因气郁痰滞，影响血液运行，出现痰瘀交结的复杂局面。因此，久病哮喘络无不阻，血无不瘀。故痰瘀互结是哮喘的主要病理机制，在治疗上应以清热化痰、活血通络为治疗原则。

（二）分期论治是治疗儿童哮喘的重要方法

《丹溪心法·喘证》提出“未发以扶正气为主，既发以攻邪气为急”，为哮喘的治疗提出了基本原则，发作期攻邪以治其标，缓解期扶正以固其本。攻邪重在理肺和脾，常用豁痰、宣肺、降气等法，辨其寒热而施治。如寒热虚实错杂者，则当清温调配，攻补兼施。扶正重在扶脾益肾，培土生金，调理脏腑功能，杜其生痰之源，固护营卫，以冀减轻和控制发作。发作期以邪实为主，表现为“咳、痰、喘”三大症（咳嗽、咳痰、喘息），尚有胸闷、胸紧、呼吸困难和胸痛等症，临证要明辨寒热，攻邪以治其表。临床辨证虽有寒热之分，但小儿体禀纯阳，致病后多从阳化热，表现为邪热壅肺，肺失宣降，应清热化痰，宣肺平喘，可用麻黄杏仁石膏甘草汤加减；小儿痰湿壅肺亦较常见，因小儿“脾常不足”，乳食不知节制，易痰湿内生而壅肺，致肺失宣降，引发哮喘，可拟二陈汤合消食药以燥湿化痰，降气平喘。儿童寒性哮喘在南方较为少见，多为素体阳虚，寒痰内伏，外感风寒等所致，多用温肺散寒，降气化痰，但寒证持续时间短暂，易于入里化热而表现为热性哮喘。缓解期以虚证为主，表现为主症消失或减轻，兼夹症状较少，可能留有咳嗽、痰壅等症状，有时夜间偶尔出现吼响、气喘现象，此时要细辨肺、脾、肾的虚实和阴虚阳虚状况，以扶正固本或扶正祛邪为要。临证时应调理肺脾肾气血阴阳之不足，冀阴平阳秘，则痰浊自减。临床辨证此期多为脾肺气虚，痰浊内伏，宜益气固表，理气化痰，多用黄芪桂枝五物汤合玉屏风散，或温胆汤合玉屏风散加减。哮喘反复发作，多为痰瘀合邪为病，此即“久病入络成瘀”，单祛邪而瘀血不化，单化瘀则痰浊不除，应并用化痰祛湿，活血化瘀，而理气之法当贯穿于全过程。常于方中加入丹参、郁金等活血行气药。又有因虫类灵动走窜，用于“久病入络主血”以搜剔经络痰浊，如蝉蜕、僵蚕、地龙等药。

郑健教授团队在临床上常用“喘通康”（自拟方）治疗热性哮喘，治以清热化痰，活血通络，药物组成：蜜麻黄、桑白皮、苦杏仁、葶苈子、生石膏、黄芩、瓜蒌、鹅管石、枳壳、丝瓜络、地龙干、丹参、毛冬青等。方中以蜜麻黄、桑白皮宣通肺气，以苦杏仁、葶苈子降气止咳，一升一降，一宣一肃，则肺气宣发，肺络通畅，而咳喘自平；以生石膏、枯黄芩、瓜蒌、鹅管石清热化痰；以枳壳、丝瓜络、地龙干行气通络；以丹参、毛冬青行气活血，通络化瘀。治疗结果表明：治疗组在临床疗效和肺功能检查最大呼气流速（PEF）改善等方面均明显优于西药对照组，两组比较差异有显著统计学意义，而且治疗后治疗组的尿 LTE4 水平明显低于对照组（$P<0.01$）。这可能是由于中药“喘通康”能干预白三烯生物合成或作用于白三烯受体，抑制白三烯等多种炎症介质和细胞因子的释放，阻断 LTS 的作用，导致整个细胞因子网络的变化，使作用于支气管平滑肌的炎性介质、细胞因子的数量降低。

二十五、儿童过敏性疾病“异病同治”的中医临床思路

近年来，随着人类疾病谱的改变，过敏性疾病的发病率呈持续上升趋势，其社会关注度也日渐提高。过敏性疾病是由于机体对过敏原产生异常免

疫反应引起的一大类疾病，具有慢性、反复性的病情特点。据统计，过敏性疾病影响了全球范围内约 40% 的人群，约有 4 亿人患有变应性鼻炎，约 3 亿人患有哮喘，约 2.5 亿人对食物过敏，其中，儿童为过敏性疾病的高发群体。临床上，儿童常见过敏性疾病主要包括湿疹、特应性皮炎、变应性鼻炎、哮喘、过敏性咳嗽、咳嗽变异性哮喘、胸闷变异性哮喘、过敏性紫癜及食物过敏等，主要涉及皮肤、呼吸道和消化道。这些疾病虽然病名不同，但病因和发病机制却有相似之处，中医认为都与风邪密切相关。郑健教授擅长应用“异病同治”的临床思维诊治儿童过敏性疾病，执简驭繁，疗效确切。

（一）风邪为患是儿童过敏性疾病的关键病机

随着变态反应性疾病在儿童期发病率的增高，以及对这类疾病认识研究的不断深入，人们提出了特应性进程的概念。特应性进程常以出生后早期特应性皮炎开始，从小儿湿疹、食物过敏逐渐向变应性鼻炎、过敏性咳嗽、过敏性哮喘等发展，可以表现为任何一类过敏性疾病。

过敏性疾病的特应性进程假说，其可能的机制为特应性皮炎的皮肤屏障功能受损，导致变应原入侵，引发表皮致敏，诱导 TH2 细胞分化，记忆性 TH2 细胞可转移至鼻腔、皮肤、支气管淋巴组织等，使相应组织致敏，当机体再次暴露于变应原时，可表现为变应性疾病，作用于人体不同的部位则有不同的症状或体征，如作用于皮肤，可见湿疹、特应性皮炎、荨麻疹、紫癜等：作用于呼吸道黏膜，可表现为打喷嚏、流鼻涕、鼻痒、咳嗽、喘憋等：作用于消化道，可见腹痛、腹胀、腹泻等。临床上表现为食物过敏、特应性皮炎、变应性鼻炎、过敏性咳嗽、支气管哮喘、咳嗽变异性哮喘、胸闷变异性哮喘、过敏性紫癜等。这些过敏性疾病看似各为独立疾病，实则具有其相似的病因病理特点和发病机制，与组织炎症、神经因素、遗传因素、感染因素、环境因素等多因素及其相互作用有关。

虽然过敏原具有多样性，过敏表现临床变化多端，因人而异，但其病机是接触过敏原后患儿体内迅速激活免疫反应功能，出现相应的临床症状和体征，这种共性与中医风邪致病的特征极为吻合。

过敏性疾病的外因以风邪居首，风为百病之长，其性轻扬开泄，善行而数变。风为阳邪，易袭阳位，故过敏性疾病发病部位以皮（肤）、肺、眼和鼻等阳位为主。风邪善行数变，如荨麻疹见风团出没迅速，皮型过敏性紫癜之时发时止，湿疹的游走性皮损均是风邪善行数变的体现。风盛则痒，可见湿疹、荨麻疹和变应性鼻炎之瘙痒难耐；鼻为肺之窍，涕为肺之液，风邪犯肺，肺失宣肃，则喷嚏、流涕、鼻塞、鼻痒；风热犯肺，肺气郁闭，气失升降则为咳喘；风邪常与他邪相兼，风邪夹湿，可发为湿疹和特应性皮炎等：风夹湿者，湿为阴邪，湿性黏滞，易阻滞气机，气滞不通则痛，邪阻滞于关节者则关节疼痛，可见于关节型紫癜；阻滞中焦或脾胃肠络脉，则发为腹痛，可见于腹型紫癜、食物过敏；风热相兼，最易袭络，伤络动血，迫血外溢，可引起过敏性紫癜、血尿等；气滞则血行不畅，久病入络，脉络阻滞而成瘀。

过敏性疾病中，过敏原侵袭不同的部位便会表现出不同的临床疾病。如风邪袭表可发为湿疹、特应性皮炎、荨麻疹、皮肤型过敏性紫癜等：风邪袭肺可见变应性鼻炎、过敏性结膜炎、哮喘、过敏性咳嗽、咳嗽变异性哮喘、胸闷变异性哮喘等。风邪常与他邪相兼，如风夹热邪，化火动血，灼伤血络，溢于肌肤，发为紫癜：风夹湿者，湿为阴邪，湿性黏滞，易阻滞气机，气滞则血行不畅，久而成瘀，阻滞于关节者则关节疼痛，常见于关节型紫癜：伤于中焦或胃肠络脉，则发为腹痛，常见于腹型紫癜、食物过敏等。若风邪留恋则可伏存于体内，形成伏风，伏风内潜，又为屡感外风、内外相引提供了基础，促使过敏性疾病具有慢性、迁延性、反复发作的病情特点。外风又因感邪的不同、患者体质的差异，临床表现又有寒热虚实的区别和转化。

缓解期重在伏风，与肺脾相关，常累及肾。肺为华盖，外合皮毛，开窍于鼻，与外界相通，腠理疏松，风邪侵袭，首先犯肺，且小儿肺常不足，致邪出不尽而潜伏于体内，壅滞于手太阴肺经，当再次感受六淫之邪，可引动在里之伏风。脾主运化水湿，肺主宣发肃降，肺气之充沛有赖于脾气的滋养，若脾气虚弱，则运化失权，枢机不利，清气不升，浊阴不降，津液失布，风饮内伏。肾主纳气，肾中精气充盛，则肺气可得到温养，肺气肃降而下纳于肾，肾能温煦脾土，运化水湿。

总之，儿童过敏性疾病虽然临床表现各异，但其病因病机相似，其特点为本虚标实，本虚以肺脏为首，病理变化与脾、肾有关，宿有伏风是其发病内因；标实以风邪侵袭为主，与寒、湿、热、气滞、血瘀有关，风邪为患是外因。正气不足，外风触发宿邪伏风而发病。肺脾两虚（伏风）是发病的基础，风邪为患是其发病关键。

（二）疏风祛邪是治疗儿童过敏性疾病的重要治法

儿童过敏性疾病临床表现各异，病机证候相似，而风邪为患是其发病的关键，因此可以采用异病同治的中医临床思维来指导临床辨证施治。异病同治是指不同的疾病，在其发展过程中，由于出现了相同的病机，而采用同一方法治疗的法则。"异病同治"是中医最基本的治疗原则之一。中医治病的法则，不是着眼于病的异同，而是着眼于病机的区别。异病是否可以同治，既不取决于病因，也不取决于病证，关键在于辨识不同疾病有无共同的病机，所谓"证同治亦同，证异治亦异"。儿童常见过敏性疾病如特应性皮炎、变应性鼻炎、过敏性结膜炎、哮喘、过敏性咳嗽、咳嗽变异性哮喘、过敏性紫癜等，虽然病名不同，但临床上常表现为中医风邪为患的特点，风邪为患是儿童过敏性疾病的关键病机。因此，疏风祛邪法是治疗儿童常见过敏性疾病的重要治疗大法，临床上常结合其他治法灵活应用，体现出中医异病同治、同病异治的病证结合临床思维。

"风邪为患"为儿童过敏性疾病的关键病机，疏风祛邪法是中医治疗儿童过敏性疾病的重要法则，也是儿童过敏性疾病的基本治法。具体如下：

1. 疏风利湿，凉血活血法，如消风散加减。临床采用辨证选方辅以辨病选药的方法治疗荨麻疹、湿疹、过敏性紫癜等，辨证为风邪为患，治以疏风祛邪，方选消风散加减。荨麻疹重在疏风透邪，可加金银花、连翘等：湿疹辅以清热利湿，可加苦参、薏苡仁、土茯苓、黄柏等：皮肤型紫癜重在疏风清热解毒，加芋环干、防风、徐长卿等：表现为腹型过敏性紫癜者，加厚朴、茯苓、姜半夏、木香等：表现为关节型过敏性紫癜，加黄柏、忍冬藤、苍术、牛膝等：表现为肾型过敏性紫癜，加白茅根、仙鹤草、玉米须、小蓟等；表现为混合型过敏性紫癜，可根据临床症状轻重表现进行加减。

2. 疏风宣肺，化饮通窍法，如疏风醒鼻汤加减。郑健教授团队提出疏风宣肺、芳香化饮、醒鼻通窍是治疗儿童变应性鼻炎发作期的重要治则。临床采用辨病选方为主辅以辨证选药的方法。辨病为变应性鼻炎，辨证为风饮袭肺，方选自拟的疏风醒鼻汤加减（蜜麻黄、苦杏仁、藿香、辛夷、蒲公英、川芎、丝瓜络、生甘草等）。偏风热者加白芷、黄芩、蝉衣等以疏风清热：偏风寒者加荆芥、防风、干姜、细辛等疏风散寒：流黄脓涕伴头痛者加用白芷、藁本清热通窍止痛：咽红、咽后壁可以看到滤泡，加用射干、浙贝母清热利咽；扁桃体肿大用玄参、僵蚕、夏枯草等清热散结；眼痒、鼻痒用芋环干、徐长卿、蝉蜕、苍耳子等疏风止痒。

3. 疏风清热，宣肺开闭法，如麻杏石甘汤加味。临床上采取辨证选方辅以辨病选药的方法。辨证均为热闭于肺证，治以清热宣肺，方选麻杏石甘汤加减，再根据不同的疾病来灵活加减。例如，风热蕴肺的变应性鼻炎患儿，可在麻杏石甘汤的基础上加辛夷、苍耳子、白芷、徐长卿等；热邪闭肺的过敏性咳嗽和咳嗽变异性哮喘患儿，可加川贝母、紫菀、款冬花、百部、乌梅等；热邪闭肺的哮喘患儿，可加葶苈子、苏子、莱菔子、浙贝母、射干等；过敏性结膜炎患儿，可加菊花、密蒙花、蝉衣、防风等。

【医案 1】

患儿王某，男，6 岁。其母代诉：3 年前患儿无明显诱因出现反复夜间鼻塞严重、流黄脓涕、打喷嚏，于外院行混合过敏原检测提示尘螨（+++）（具体不详），诊断为变应性鼻炎，当时予药物抗过敏，同时进行脱敏治疗（具体不详），症状有缓解，但容易反复发作，今为求进一步诊治，以“反复鼻塞、流黄脓涕、打喷嚏 3 年”为主诉于 2020 年 8 月 19 日就诊。刻下症见晨起阵发性喷嚏，鼻塞，流黄脓涕、睡时张口呼吸、打鼾明显，鼻痒，伴有咳嗽痰多等症，平素汗多，纳差，寐可，二便调。查体：神情，可见到“变应性暗影”，双鼻腔黏膜及下鼻甲色淡肿胀，咽红，咽后壁可见少量滤泡及白稀分泌物，双扁桃体Ⅱ度肿大，舌质红，苔黄中根部稍厚，脉浮数。西医诊断：变应性鼻炎。中医诊断：鼻鼽（风热蕴肺证）。郑健教授治以疏风清热，宣肺通窍，方选麻杏石甘汤加味。处方：蜜麻黄 6g，苦杏仁 6g，生石膏 24g，甘草 3g，川芎 4.5g，丝瓜络 10g，蒲公英 15g，辛夷 9g，白芷 6g，浙贝母 9g，玄参 12g，僵蚕 6g。7 剂，水煎服，每日 1 剂，早、晚温服。同时予醒鼻凝胶滴鼻剂外用，左右鼻腔各 0.1ml，每日 2 次。嘱家属家里除尘螨，多样化饮食，鼻涕多引起鼻塞时可以使用生理盐水冲洗鼻子。治疗 2 周后患儿症状完全缓解，随访半年未见复发。

【医案 2】

患儿韩某，女，6 岁，以咳嗽 1 个月余为主诉，于 2018 年 8 月 16 日就诊。其母代诉：患儿 1 个月前出现干嗽，无喘息、紫绀等。曾就诊当地医院，经抗感染、化痰等治疗后无好转，后经布地奈德、特布他林雾化吸入后咳嗽减轻，但反复不愈。刻下症见：干咳少痰，咳声不扬，夜间及活动后咳甚，伴胸闷，纳呆，二便尚调。舌质红，苔薄黄，脉浮数。既往有支气管哮喘、湿疹病史。查体：神清，精神尚可，咽红，扁桃体未见肿大，双肺未闻及痰鸣音和哮鸣音，腹平软，舌质红，苔薄微黄，脉浮数。过敏原检查结果为尘螨过敏，肺炎支原体检查阴性，肺功能检查示气道阻力增加，气道高反应。西医诊断：咳嗽变异性哮喘；中医诊断：久咳（风热闭肺证）。治以清热泻肺，方选麻杏石甘汤加味。郑健教授处方：蜜麻黄 6g，苦杏仁 6g，石膏 24g，炙甘草 3g，苏子 9g，葶苈子 6g，浙贝母 9g，枳壳 6g，竹茹 6g，赤芍 6g，蝉蜕 3g，鱼腥草 15g。在上方的基础上进行加减，连续治疗 3 周后缓解，随访 3 个月未见复发。

【医案 3】

患儿林某，男，8 岁。以皮肤瘀斑、瘀点伴咳嗽 4 天，腹痛 1 天为主诉于 2019 年 12 月 7 日就诊。其母代诉：患儿 4 天前受凉后出现双下肢及臀部散在的鲜红色瘀斑、瘀点，部分可见融合成片，偶有踝关节疼痛，可自行缓解，无腹痛、呕吐，无皮肤瘙痒、破溃，无牙龈出血、黑便，无尿频、尿急、尿痛，无肉眼血尿等，伴咳嗽偶作，痰少未咳出，鼻塞，流浓涕。1 天前患儿出现腹痛，位于脐周，呈阵发性胀闷痛。刻下症见：双下肢及臀部可见散在鲜红色瘀斑、瘀点，部分可见融合成片，偶有腹痛，位于脐周，呈阵发性胀闷痛，咳嗽偶作，痰少许未咳出，鼻塞，流清涕，纳差，寐安，二便调，舌质淡红，苔黄，脉数。体格检查：双下肢、臀部皮肤可见散在瘀斑、瘀点部分融合成片，呈对称分布，稍高出于皮肤，压之不褪色，无溃破，余皮肤黏膜色泽正常。神清楚，精神可，咽充血，咽后壁未见分泌物及滤泡，双侧扁桃体Ⅱ度，心、肺、腹、关节（—）。西医诊断：过敏性紫癜（混合型）；中医诊断：小儿紫癜病（血热妄行证）。郑健教授治以疏风清热，凉血止血，方选麻黄连翘赤小豆汤加减。处方：蜜麻黄 6g，连翘 9g，赤小豆 18g，赤芍 6g，牡丹皮 12g，白茅根 24g，仙鹤草 15g，紫草 9g，芋环干 24g，浮萍 9g，甘草 3g。在上方的基础上进行加减，连续治疗 4 周后患者症状完全缓解。

按语：上述 3 个病案为变应性鼻炎、咳嗽变异性哮喘和过敏性紫癜，虽然疾病不同，但病因病机相似，都是风热为患，治以疏风清热为要，在此基础上再根据异病同治的原则，根据不同的疾病来灵活选方用药。例如，风热外袭，热蕴于肺，引动痰饮，上扰鼻窍而发为变应性鼻炎，风热之邪主要在肺和鼻，治以疏风清热，宣肺通窍，方选麻杏石甘汤加味。风热为患，风热闭肺，肺失宣降，可引起过敏性咳嗽、咳嗽变异性哮喘、胸闷变异性哮喘等，风热闭肺是其核心病机，方选麻杏石甘汤加减。过敏性紫癜的发病与风邪侵袭密不可分，究其病因，以风、热、湿、瘀、毒为主，风邪为首，兼夹他邪，化火动血，血不循经，灼伤血络，血溢脉外，渗于肌肤，发为紫癜。治宜祛风清热，凉血安络，方选麻黄连翘赤小豆汤加减。

二十六、祛风化痰法论治儿童抽动障碍

儿童抽动障碍（tic disorder，TD）是一种以无法由自我意识控制的、重复出现、发作迅速的多个或者一个位置骨骼肌出声性和 / 或运动性抽动为主要表现的精神神经疾病。多发生于儿童和青少年。临床表现为挤眉、眨眼、噘嘴、吸鼻子、耸肩或喉中“哼哼”声等，常因紧张、焦虑而加重，甚至出现全身多部位抽动，常合并有注意缺陷、多动障碍、强迫症、社交障碍、学习困难、情绪障碍等，严重影响儿童的身心健康和生活质量。其临床症状和体征与中医“慢惊风”“抽搐”“肝风”“瘛疭”有其相似之处。病因多与先天禀赋不足、感受外邪、情志失调、饮食所伤及紧张劳倦等有关；病位主要在肝，常涉及心、脾、肾三脏。本病病机为本虚标实，病之本为肝脾肾三脏失调，病之标在风火痰湿作祟。临床往往风火痰湿并存，虚实夹杂。脾虚痰聚，肝风内动是其基本病机。2019 年《中医儿科临床诊疗指南 · 抽动障碍（修订版）》将儿童 TD 分为肝亢风动证、外风引动证、痰火扰神证、气郁化火证、脾虚痰聚证、阴虚动风证六个中医证型。

（一）肝风内动，兼夹痰热是儿童 TD 实证的主要病机

我们认为儿童 TD 分型虽多，但不外乎风痰内蕴，阴阳失衡，实为本虚标实之证，本病之标为肝风痰火胶着，其本在肝，又与肺、脾、肾、心关系密切。对于实证 TD 而言，以风、火、痰为主，临床主要表现为肝风内动，兼夹痰热。《素问 · 至真要大论》曰“诸风掉眩，皆属于肝”，《素问 · 阴阳应象大论》说“风盛则动”，可见 TD 的病机特点与“风”“肝”的关系密不可分，肝风内动是 TD 的关键病机。《素问 · 至真要大论》云“诸热瞀瘛，皆属于火”，“诸禁鼓栗，如丧神守，皆属于火”。《景岳全书 · 小儿则》曰：

“凡惊风之实邪，惟痰火为最，而风则次之”，明确指出“痰火”“风火”为惊风实邪的病因病机。中医认为“百病皆生于痰”，“怪病多从痰论治”，抽动症患儿奇怪动作百出，故治疗可从“痰”入手。因此，TD的临床表现除了与“肝风”有关外，还要考虑“痰”和“火（热）”的病机。

小儿肝体阴而用阳，肝常有余，脾常不足。TD多发生在学龄期儿童，学习压力和生活环境的改变使他们心情压抑，肝气不疏，气机不利，气郁日久化热，热炼津液成痰，木火刑金，上逆犯肺，鼻为肺之外窍，喉为肺之门户，且肺为娇脏，肺卫外功能失职而感受风邪亦能引动内风，见耸鼻，喉中发声等风动症状，木旺克土，脾虚肝亢，木旺生风，风盛则动，则见四肢抽搐、口角抽动等肌肉功能异常；小儿脾常不足，饮食不知自节，常嗜食辛热香辣生冷之品，损伤脾胃，脾失健运，不能运化水湿，痰浊内生，痰浊停聚于皮肉，经络气血运行不畅，故见“筋惕肉瞤”；痰浊停聚于官窍，故见眨眼、口出怪声等症状。风与痰病理关系密切，风性善动，动则易生火，火性炎热，煎灼津液，炼津为痰，风痰窜动则见抽动。肝肾同源，病程日久，多累及肾脏，耗伤肾阴，肾水不足，无以制约肝阳，致阴虚阳亢，故见抽动；肝为心之母，母病及子，扰乱心神，故见烦躁、注意力不集中、夜寐不安等症。

（二）平肝息风为主，辅以清热化痰是儿童TD的重要治法

针对肝风内动，兼夹痰热这一病机，临床治疗以平肝息风为主，辅以清热化痰，应用息风止动汤（自拟方）治疗，药物组成：天麻、钩藤、地龙、乌梢蛇、小春花、白芍、胆南星、石菖蒲、枳壳、竹茹、郁金、甘草等。方中天麻和钩藤是本方的君药，《本草易读》谓天麻是“风痫惊悸良剂”，《药性论》称赞其是“定风草”，擅长平肝息风；钩藤具有清热平肝、息风定惊之功效，与天麻相辅相成，合为君药，共奏平肝息风之效。以小春花、白芍、地龙、乌梢蛇、胆南星、石菖蒲为臣药。小春花味甘淡、性平，具有清肝、肺之火，明目，解热祛风的功效；白芍具有养血敛阴、柔肝止痛、平抑肝阳之效；地龙具有清热、息风定惊、通络、平喘、利尿的功效；乌梢蛇具有祛风、止痉、通络的功效，临床常用于各种惊风之证，息风效果尤佳；胆南星、石菖蒲息风豁痰开窍，六味药共为臣药，共奏平肝息风、豁痰开窍之功效。枳壳、竹茹、郁金为佐药，枳壳、竹茹能增强胆南星、石菖蒲二味臣

药豁痰开窍力度，郁金活血行气，取“治风先治血，血行风自灭”之意；甘草为使药，起到调和脾胃及诸药的作用。全方合用，共奏平肝息风为主，清热化痰为辅之效。

临证中可根据TD患儿的不同临床表现进行加减，如眩晕、瞬目明显者，加密蒙花、菊花以清肝明目；清嗓音明显或者外感诱发者加胖大海、木蝴蝶、蝉蜕以疏风，滋阴，利咽；喉中痰鸣明显、喉间气逆喘息者，加青礞石、旋覆花、代赭石以清热豁痰，降逆下气；擤鼻明显者，加辛夷、白芷、苍耳子以宣通鼻窍；扭头歪脖者加葛根以解肌通络；上肢动作明显者，加桂枝、桑枝以通经活络；腹肌抽动者，加大甘草、白芍用量；四肢抽搐明显者，加全蝎、蕲蛇、僵蚕以搜风通络；注意力不集中者，加五味子、远志、益智仁以健脑益智；不寐者加夜交藤等；烦躁不宁，舌质红者，加栀子、淡豆豉清热除烦；对于瘀血阻络之证，加入适量搜风通络之虫类药，如僵蚕、全蝎、地龙、蜈蚣等，凭其蠕动之性，穿行于经络迂曲之处，以加强活血化瘀通络之功；若纳呆腹胀，舌苔厚腻者，加厚朴、山楂、麦芽、谷芽下气消食。

临床中对于以风痰阻络为主的TD患儿，还可选用涤痰汤加减治疗。涤痰汤出自《奇效良方》，功用涤痰开窍，祛风止痉，临床上常用于治疗手足抽搐，瞪目失神，牙关紧闭或失眠等证。我们认为涤痰汤用来治疗小儿抽动症，只要辨证准确，在此基础上合理加减运用，均可收到意想不到的效果。方中重用菖蒲，藉其辛烈之气以开窍闭，温燥之性以化痰浊。痰之生，由于液之结，而液之结，则由于脾不运湿，故以二陈汤来健脾燥湿化痰，以杜生痰之源；更加胆星、竹茹、枳实而成清热涤痰之方。此方痰、热、气并治，痰去则气顺，气顺则痰消，痰热分解则病根自拔，脉道通利则语言渐复。

二十七、论清热凉血法治疗儿童紫癜

过敏性紫癜又称亨-舒综合征（Henoch-Schönlein purpura，HSP），亦称免疫球蛋白（immunoglobulin，IgA）血管炎，主要由IgA沉积于血管壁引起的血管炎，常累及细小血管和毛细血管，主要累及器官为皮肤、关节、胃肠道、肾脏，临床表现为非血小板减少性的皮肤可触性紫癜，常伴胃肠道症状、关节痛、血尿、蛋白尿、肾功能不全等，其他少见的还可累及心脏、眼睛、肺脏、睾丸及中枢神经系统等。随着现代人生活作息、空气质量及气候环境等内外因素的变化，该疾病的发病率正不断上升。2012 年国际教堂山共识会议（Chapel Hill Consensus Conference，CHCC2012）正式将其命名修订为 IgA 血管炎，累及肾脏的 IgA 血管炎称为 IgA 血管炎肾炎（IgAVN）。国内沿用最广泛的名称为过敏性紫癜（HSP）和过敏性紫癜性肾炎（HSPN）。其确切病因及发病机制尚不完全清楚，目前认为免疫机制（包括体液免疫和细胞免疫）、炎症机制、凝血系统、遗传易感基因等可能参与了本病的发病过程。本病属于中医学的“斑疹”“紫癜风”等范畴。

（一）热、毒、瘀、虚是本病发病的核心机制

过敏性紫癜发生的病因，不外乎外因和内因，外因以风邪兼夹他邪为主，内因责之于素体禀赋不足，外邪所凑引发本病。

1. 外邪以风邪居首，兼夹他邪。我们认为该病多因外邪侵袭所致，以风邪居首，可兼夹热、湿、瘀、毒。外邪多为感受风热或疫毒外侵，而风性善行而数变，内窜血分，与热相搏，化火动血，血不循经，渗于肌肤，发为皮肤紫癜；或平素嗜食肥甘荤腥之物，脾胃运化失司，则湿邪内生，而小儿先天脾胃虚弱，更易致湿邪内阻，酿湿生热，若加之复感风热而三邪相交，灼伤血络而使血溢于脉外，发为皮肤紫癜；湿热之邪留注于关节，气血运行不畅，不通则痛，则可见关节部位疼痛；湿热之邪蕴于脾胃，气机壅滞，则引起腹痛，热灼胃肠血络，可表现为呕血、便血；湿热之邪留注于下焦，伤及膀胱血络，可见血尿。湿热留恋，可致病程迁延，紫癜反复而不易消退。离经之血便是瘀，血行不畅、瘀血停滞于肌肤又可发为紫癜，瘀血贯穿了本病的始末。风、热、湿等因素在疾病发展过程中皆可产生瘀血，从而外发于肌肤，形成紫癜，可见“瘀”既是疾病发生的重要因素，也是其病理产物，常联合他邪致使病机复杂、病程缠绵。若瘀血不去，可致新血不生，瘀上加瘀，从而加重病情，脏腑经络失于濡养，导致紫癜此处未消，彼处又起，反复而作。因此，本病的病因以风、热、湿、瘀、毒为主，风邪为首，兼夹他邪，化火动血，血不循经，灼伤血络，血溢脉外，渗于肌肤，发为紫癜。

2. 内因以正虚为主，迁延难愈。小儿脏腑娇嫩，形气未充，或先天禀赋不足，元气亏虚，不能顾护肌腠，而致卫外不固，易于感受外邪，外邪侵袭机体而致血不循经，血溢脉外，渗于肌肤，发为紫癜；若心脾两虚、脾阳虚衰，则耗气伤阴，气不摄血，血不归经，血溢脉外而发为本病。紫癜反复

发作，缠绵难愈，终将累及肝、肾。一方面，肾阳受损，相火不能温煦脾土，终致脾阳虚衰，失于统摄，使血不循经；另一方面，阴血耗伤，肾阴不足可累及肝阴，内生血热，灼伤血络，迫血妄行，导致紫癜迁延难愈。

本病多因外感而发病，外感风热、异气、饮食不节、环境污染是发病的主要诱因，早期（急性期）多为风热伤络，或湿热痹阻，血热妄行，临床以阳证、热证、实证居多，其病机可分为血热和血瘀，邪热入血，迫血妄行，血不循经，热盛伤络是其主要病理基础，病机重在血热、血瘀。后期常见阴虚火旺或气不摄血，属阴证、虚证，病机不离气虚、阴虚，亦可表现为虚实夹杂之证。瘀血贯穿于本病各个阶段，是主要的病理产物。禀赋不足，血分伏热则是导致过敏性紫癜发病的重要内因，且是迁延不愈的关键所在。瘀血常为病情发展或反复发作的继发因素。因此，我们提出热毒血瘀贯穿过敏性紫癜性肾炎整个病程的始终，在治疗上清热凉血化瘀法贯穿整个病程的始终。

（二）清热凉血化瘀法是治疗本病的重要治法

本病早期多为风热证、血热妄行证，治以清热凉血化瘀为主；中期多为血热妄行证、瘀热伤络证，治以凉血止血、解毒化瘀为主；晚期以气阴两虚证居多，治宜滋肾清利、凉血活血、益气养阴为主。临证须注意证型之间的相互转化或同时并见，治疗时要分清主次，统筹兼顾。紫癜为离经之血，属瘀血，故凉血化瘀贯穿始终。我们临床上常选用清解化斑汤（自拟方）治疗，临床疗效显著。药物组成：水牛角、生地黄、牡丹皮、赤芍、仙鹤草、紫草、蒲黄炭、芋环干、甘草等。方中水牛角味苦咸寒，归心、肝经，具有清热泻火、凉血散瘀的作用；生地黄味甘性寒，具有清热生津、凉血养阴之效，《本草正》曰其“凉心火，退血热”，以上两味药为本方的君药，水牛角能够起到清热解毒，泻火凉血的效果，安抚妄行之血，生地黄可以清热滋阴生津，恢复失之阴血，两者相互配合，既能加强清热凉血止血的作用，又能滋阴益血而不伤血，火热之邪消除而不伤正。牡丹皮味苦辛性微寒，具有清热凉血、活血化瘀的功效，《本草纲目》谓其“和血，生血，凉血。治血中伏火”，牡丹皮可入血分泻血中伏火，火安则血亦安，不致迫血妄行；赤芍味苦性微寒，具有清营凉血、活血祛瘀的作用，以上两味药为臣药，具有凉血不留瘀、活血不妄行的特点；仙鹤草味苦涩性平，能发挥收敛止血、补虚等功效，因其性味平和，可用于各类出血证；白茅根味甘性寒，具有凉血止血、清热利尿之效，《本草纲目》云其“除伏热，利小便，故能止诸血、哕逆、喘急、消渴，治黄疸水肿，乃良物也”，由于其性寒可入血分，因此其对于血热引起的出血证具有良好的适用性；蒲黄炭性甘平，能发挥化瘀、收敛、止血等作用，《雷公炮制药性解》谓其“炒用则性涩，主止血，除崩漏滞下、一切吐衄血……定儿枕痛”；紫草性味甘咸寒，具有清热凉血、解毒透疹等功效，可用于血热吐衄、斑疹紫黑、尿血等多种病症，《本草图经》曰其“治伤寒时疾，发疮疹不出者，可借此药，使其发出”；芋环干味甘辛，性平，归胃、肾经，具有祛风化瘀、利湿解毒的功效，可用于瘾疹、湿疹等皮肤瘙痒症状。以上诸药共为佐药，增强全方凉血止血、散瘀消斑的效果，使皮肤紫癜消而不伤正，瘀除而不留垄，血止而不伤阴；甘草调和诸药，为使药。全方共奏清热解毒凉血、散瘀止血消斑之效。

二十八、疏风凉血法论治小儿湿疹

小儿湿疹是冬春季节儿科常见皮肤病，主要临床表现为反复发作性、边缘不规则的皮疹，双侧同时发病，有渗出的倾向且伴有皮肤不同程度的瘙痒，皮疹常以红斑、水疱和渗出为主，病情反复，皮肤可出现苔藓化，婴幼儿皮肤多娇嫩，全身均可发病，主要集中于脸颊等皮肤薄弱部位。近年来随着环境污染的加重，过敏原增加，儿童外出活动范围及时间延长，湿疹发病率呈逐步上升趋势。

（一）肝血不足，血虚风燥是小儿湿疹的关键病机

1. 先天禀赋不足 小儿湿疹的病因多与先天因素有关，先天禀赋特质，或者母孕期间不注重养护，嗜食辛辣、荤腥之品，导致湿热蕴结胎内，形成内热体质。小儿为稚阴稚阳之体，若先天精微物质不充，正气不足，久病耗损气血津液，气血亏虚，易虚易瘀，虚实错杂，加之素体内热，若饮食不节，则易积食困阻脾胃，运化无权，内生湿邪，湿邪蕴结肌肤，久之伤正耗伤精血，肌肤无精微得以濡养，发为血虚风燥型湿疹，临床表现为皮肤干燥、皲裂、起癣。

2. 肝气有余而肝血未充 婴幼儿出生后发育迅猛，此时若后天精血津液来源匮乏，则易耗损肾精肝血，肝血不足，肝失所养，疏泄不畅，肾精不

足，无力充养周身，气血运行无力，则气血运行受阻，气滞血瘀，肌肤失养，故而发为湿疹；肝藏血，久病则肝血不充，肝阴不足，无法濡养肌表，加重病情。湿疹病程长，易复发，病久则损伤阴血，故而出现血虚风燥的证型。现代社会生活节奏快，儿童学业压力较大，肝在志为魂，情志不遂则易致肝气郁结，耗伤肝阴气血；加之本病病程较长，反复发作，夜间瘙痒，影响睡眠，从而影响患儿校园学习，进而导致患儿难以融入集体生活，小儿心理发育尚未成熟，自我调节能力差，加之小儿肝气有余，肝气不舒，耗伤肾精，肝肾同源，导致肝血不足，肝风内动，且肝气有余而肝血未充，不能外达濡养肌肤，肌肤易受外邪侵袭，两者相互影响，发为血虚风燥型湿疹。

3. 脾虚运化失司 慢性湿疹的内因无外乎脾胃虚弱，运化无权，饮食不节，食积在内，郁久化湿生热，适逢天气变化，风湿热夹杂而至，内外搏结肌表，导致血虚风燥证。李东垣云“百病皆由脾胃衰而生也”，小儿脾常不足，脾胃功能尚不完善，加之饮食易有偏嗜，脾胃运化无权，积食内生，影响气血生成；再者部分医者对病因病机辨证不当，一味应用苦寒之品，进一步影响脾胃功能，进而导致气血乏源，无权濡养肌表，发为血虚风燥型湿疹。小儿肝气有余而肝血未充，肝气不畅，疏泄失常，肝气横逆，肝木克土，损伤脾脏运化功能，脾失运化，湿邪内生，气血津液不能布达肌表；脾失健运，肝血化生乏源，进一步导致肝血不足，两者相互影响，导致皮肤湿疹的加剧。湿疹日久，邪入血络，易于耗血伤阴，瘀血阻滞经络，血虚无力促血运行至肌表，可致病情反复发作。

4. 感受风邪湿热 小儿肌肤薄弱，腠理疏松，卫外不固，易感外邪，风为百病之长，常夹湿热而入，风湿热邪相互搏结，浸淫肌肤，发为湿疹。且风性善行而数变，导致病无定处，反复发作，缠绵难愈。

（二）调和营卫、疏风凉血是治疗小儿湿疹的重要治法

针对肝血不足，血虚风燥是小儿湿疹的关键病机，在治疗上可采用调理脏腑气血、祛风润燥止痒的方法，内服外洗相结合，从而达到治疗目的。发作期治以疏风凉血为主，常用《医宗金鉴·外科心法》的四物消风饮加减治疗，并配合中药湿疹2号外洗方（自拟方）外洗；缓解期治宜调和营卫为主，常用黄芪桂枝五物汤合玉屏风散加减，或调敏汤加减（自拟方）。

《医宗金鉴·外科心法》的四物消风饮是由生地黄、赤芍、当归、川芎、

荆芥、防风、蝉蜕、白鲜皮、薄荷、独活、柴胡组成，具有调营滋血消风的功效。方中生地黄性凉，味甘苦，具有清热凉血、滋阴祛瘀之功效，为君药；当归性温，入肝经，有补血活血功效；川芎辛温，可入血分，能活血行气养血，并能和营；赤芍味苦性微寒，具有清营凉血、活血祛瘀作用，以上三味共为臣药；君臣四药合用达到“治风先治血，血行风自灭”的功效。荆芥、防风、独活祛风胜湿行于表，蝉蜕、白鲜皮、薄荷疏风透疹而止痒，乃“痒自风来，止痒必先疏风”之意；柴胡和解清热，解郁散风，上述七味药共为佐药；红枣调和营血以助消风，合用则凉血养阴，祛风消疹，为使药。此外，还可加入牡丹皮，味苦、辛，性微寒，具有清热凉血、活血化瘀的功效，《本草纲目》谓其“和血，生血，凉血。治血中伏火”，牡丹皮可入血分泻血中伏火，火安则血亦安，不至迫血妄行，与赤芍配伍合为臣药，具有凉血不留瘀、活血不妄行的特点。芋环干味甘、辛，性平，归胃、肾经，具有祛风化瘀，利湿解毒的功效，可用于瘾疹、湿疹等皮肤瘙痒症状，为佐药。全方共奏疏风祛湿、养血止痒的功效。病情较重或复杂者，临床上还可以酌情添加虫类药物以搜风祛瘀止痒，如蕲蛇、乌梢蛇、僵蚕、蝉蜕等。

湿疹 2 号外洗方（自拟方）由蛇床子、地肤子、防风、浮萍、紫草、赤芍等组成。方中蛇床子味苦，入肺、肾二经，除痹气，利关节，久服轻身，为君药，具有散寒祛风、燥湿杀虫、除湿止痒之功。现代药理研究发现蛇床子对细胞起到免疫抑制作用，通过减少组胺的释放，减轻局部皮肤刺激，达到抑制瘙痒的效果，同时具有抗炎及抗变态反应的作用，减轻局部变态反应。地肤子常用于皮肤病治疗，有清利解毒、祛风止痒之用。研究发现地肤子能减少炎症因子的释放，在慢性炎症性皮肤病中可以发挥消炎作用，再配合防风，可以疏散风邪，缓解瘙痒的症状。浮萍取其轻上浮于肌表，能发汗逐风寒，祛遍身疮痒、瘾疹瘙痒，配合防风，祛风湿在表之湿疹可有奇效。赤芍、紫草均有活血之用，赤芍清热活血，紫草味甘寒，凉血活血，解毒透疹，两药相伍，凉血活血之力更强。诸药合用有除湿止痒、凉血活血、疏风透疹之功。

临床根据辨证情况予以口服四物消风饮联合应用湿疹 2 号方外洗，在调理脏腑气血情况下，又可局部作用于皮损处，有修复皮损、缓解瘙痒的功效。中药内服联合应用外洗方，能有效缓解小儿慢性湿疹的症状，临床操作简便，患儿及家属易以接受。郑健教授团队在临床上应用口服四物消风饮联合应用湿疹2号方治疗小儿湿疹，能有效地改善湿疹患儿皮损程度、皮损面积、瘙痒程度、红斑颜色、丘疹数量、糜烂程度及渗出等症状。

临床中郑健教授团队还特别注重孕母体质调养，适当调整饮食结构，特别是在哺乳期的母亲，适当的健康教育，可减少小儿湿疹的发生，缓解湿疹的症状。通过改善小儿喂养方式，避免过早接触会增加过敏性疾病的物品，如避免过早喂食羊奶、牛奶等奶制品，可降低小儿湿疹的发病率。有资料提示母乳喂养的小儿湿疹发病率较低，可见母乳中含有保护因子，相对人工喂养，母乳喂养可有效降低湿疹发病的风险。通过对小儿湿疹的发病原因分析，首周接触奶粉或牛奶的小儿过敏风险比母乳喂养的小儿高4倍，母乳喂养的小儿湿疹发病率仅为9.15%，其他喂养方式的小儿发病率高达45%以上，因而临床上应倡导母乳喂养。

临床治疗中还应注重顾护小儿后天之本，脾胃运化充健，积食得除，湿邪得化，则气血生化有源，运行有度，肌肤得以保养。对于久病顽固性湿疹，不忘调理肝脏，补肝血，理肝气，运用疏肝理气之品，对情志不遂的患儿行心理疏导，达到气血通畅之效。注重养肝血，理肝气，同时顾护脾胃，强调肝脾同调，临床中也要重视对心理因素的调节，对于因小儿湿疹导致的焦虑、自卑，需及时开导，避免不良情绪因素引起湿疹复发。适当的户外活动对于小儿湿疹的发病有改善效果，外界环境中的各种理化因素有助于小儿皮肤屏障的完善，自然光中的紫外线，对于湿疹瘙痒程度的控制有很好的效果。适当的室外活动对于小儿的情绪改善，促进胃肠蠕动，使得肠道“有益”菌群富集，改善免疫功能，减少小儿湿疹的发病。

二十九、从《黄帝内经》谈小儿养生保健

世界卫生组织对健康的定义为：“健康是身体上、精神上和社会适应上的完好状态，而不仅仅是没有疾病或者不虚弱。”其内容包含三个方面：生理健康、心理健康、道德健康（社会适应能力）。

（一）《黄帝内经》的养生观

1. 生理健康——以人为本的生命观 “昔在黄帝，生而神灵，弱而能言，幼而徇齐，长而敦敏，成而登天。乃问于天师曰：余闻上古之人，春秋皆度

百岁，而动作不衰；今时之人，年半百而动作皆衰者，时世异耶？人将失之耶？岐伯对曰：上古之人，其知道者，法于阴阳，和于术数，食饮有节，起居有常，不妄作劳，故能形与神俱，而尽终其天年，度百岁乃去。今时之人不然也，以酒为浆，以妄为常，醉以入房，以欲竭其精，以耗散其真，不知持满，不时御神，务快其心，逆于生乐，起居无节，故半百而衰也。”这就是说，要做到天人合一，生活有常，才能生理健康。

“夫上古圣人之教下也，皆谓之虚邪贼风，避之有时，恬淡虚无，真气从之，精神内守，病安从来。是以志闲而少欲，心安而不惧，形劳而不倦，气从以顺，各从其欲，皆得所愿。故美其食，任其服，乐其俗，高下不相慕，其民故曰朴。是以嗜欲不能劳其目，淫邪不能惑其心，愚智贤不肖不惧于物，故合于道。所以能年皆度百岁而动作不衰者，以其德全不危也。”

“夫四时阴阳者，万物之根本也。所以圣人春夏养阳，秋冬养阴，以从其根，故与万物沉浮于生长之门。逆其根，则伐其本，坏其真矣。”“是以圣人陈阴阳，筋脉和同，骨髓坚固，气血皆从。如是则内外调和，邪不能害，耳目聪明，气立如故。”只有“阴平阳秘”，才能达到“精神乃治”。中医根据调和阴阳的临床思维方式，提出了“寒者热之”“热者寒之”“虚则补之”“实则泻之”等众多治疗法则。只有准确辨别机体的阴阳状态，并加以针对性地调理，使得阴阳平和，才能达到养生的目的。

2. 心理健康——形神合一的养心观 在《黄帝内经》的养生法则中特别提出了情志调和修养是养生的关键。“恬淡虚无，真气从之，精神内守，病安从来”。恬淡虚无指思想娴静，没有杂念，在日常生活中要淡泊名利，并主动地去适应自身的周围环境。在精神的调摄上主张志闲而少欲，心安而不惧，淫欲不惑其心，情怀舒畅等怡情养性的方法。七情是五脏之气所产生的，七情违和极易伤气而导致气机之乱的病理变化，“百病皆生于气也，怒则气上，喜则气缓，悲则气消，恐则气下，惊则气乱，思则气结”“怒伤肝，喜伤心，思伤脾，忧伤肺，恐伤肾”“大怒则形气绝而血菀于上，使人薄厥”“悲哀愁忧则心动，心动则五脏六腑皆摇”。可见，情志失调可致五脏六腑功能失调而致病，故调和情志，形神合一是养生的重要法则，以达到心理健康的目的。

3. 道德健康——天人相应的自然观 “故阴阳四时者，万物之终始也，死生之本也，逆之则灾害生，从之则苛疾不起，是谓得道。道者，圣人行之，愚者佩之。从阴阳则生，逆之则死，从之则治，逆之则乱。反顺为逆，是谓内格。是故圣人不治已病治未病，不治已乱治未乱。夫病已成而后药之，乱已成而后治之，譬犹渴而穿井，斗而铸锥，不亦晚乎！”生命只有与大自然亲密融合，按照“天人相应”的规律加以适应，进而达到天人合一的良好状态，才可获得“保命全形”和“尽其天年”的养生目的。

“人生于地，悬命于天，天地合气，命之曰人。”“人以天地之气生，四时之法成”。“法于阴阳”就是要掌握自然界变化规律，适应自然气候和外界环境的变化，让人不仅能适应自然环境的变化，而且能逐步认识自然，掌握自然规律，能动地改造环境，使之更适宜人类的生存。“阴阳相随，乃得天和”。

“春生、夏长、秋收、冬藏，是气之常也，人亦应之。”强调养生要顺应自然界的运动变化，与天地阴阳保持协调平衡，以使人体内外环境和谐，即顺四时，适环境，调阴阳，以增强适应气候变化的能力。“春夏养阳，秋冬养阴，以从其根，故与万物沉浮于生长之门。”即春夏顺应生长之气以养阳，秋冬顺应收藏之气以养阴。要顺应四时气象调养五脏之气，即顺应春季阳气的生发以舒肝气，顺应夏季阳气的旺盛以养心气，顺应秋季阳气的收藏以养肺气，顺应冬季阳气的闭藏以养肾气。法于阴阳，顺应自然界阴阳消长节律的养生方法，实际上也就是充实人体的真气，增强调节生命节律的能力，保持人体内阴阳的平衡，达到天人合一的理想境界。

4. 法于阴阳，和于术数，是小儿养生保健的核心思想　法于阴阳是指机体内部的阴阳平衡，和于术数是指人与自然界的高度和谐，小儿养生保健的终极目标是达到两者的协调平衡，是中医学整体观念的集中体现。人体是一个有机的整体，人作为天地之间最重要的一员，必须顺应自然变化的大规律，按照四时气候变化的规律来调整自己，适应天气寒暑特点，遵循生、长、化、收、藏的内在规律来养生保健，努力实现人体与自然界的统一协调，以达到阴平阳秘、气血协调的健康状态，在小儿具体表现为生长发育正常，身体强壮，心理健康，社会适应能力强。“以此养生则寿”，不可逆而行之。

“人生于地，悬命于天，天地合气，命之曰人。”“人以天地之气生，四时之法成”。正常人体的生命功能与物质之间是互补互制的，阳气与阴精是互根互存的。若出现一方不足或有余，人体的另一方就会进行代偿、弥补，纠正失衡状态，维持阳气与阴精的平衡。如果阴阳失衡，不能相辅相成，代偿功能失调，就会呈现阴阳失调而危害小儿身体健康。

“法于阴阳，和于术数”就是要掌握自然界变化规律，适应自然气候和外界环境的变化，让小儿不仅能适应自然环境的变化，而且能逐步认识自然，掌握自然规律，融入自然环境，适应自然变化，根据四季节气变化规律，结合小儿机体的阴阳偏颇，有针对性地调理小儿机体的阴阳状态，使得阴阳平和，才能达到阴平阳秘、天人合一的养生目的。这种阴阳平衡必须精心呵护，一旦养生不慎，就很容易导致阴阳失衡而危害健康。

小儿养生保健是法时养生的具体表现。法时养生就是要调整机体阴阳平衡，应用自然界的四时阴阳变化来调整机体的阴阳平衡。小儿四季养生是顺应天时而养生，按照春、夏、秋、冬四季的寒、热、温、凉变化来调整小儿机体的阴阳偏颇，使人体的生命活动顺应四季阴阳的变化，而不是违背天时阴阳。例如，夏天是阳气最旺的时候，小儿为“纯阳之体”，若阳气虚弱就要在夏天注重调养阳气，其结果要比冬天养阳效果要好。

5. 春夏养阳，秋冬养阴，是小儿养生保健的重要法则　春夏是阳长阴消的时期，阳长占优势，所以春夏要借助天地阳长的趋势以养阳；秋冬是阴长阳消的阶段，因此，秋冬要利用天地阴长的时机以养阴。要顺应四时气象变化以调养小儿五脏之气，强调小儿四季养生要顺应自然界的运动变化，与天地阴阳保持协调平衡，顺四时，适环境，调阴阳，以增强适应气候变化的能力。因此，“春夏养阳，秋冬养阴”是小儿四季养生的重要法则。

“春生、夏长、秋收、冬藏，是气之常也，人亦应之。”春天要养“生”，应借助大自然的变化来激发小儿生长的生机和阳气的升发，并激发人体五脏的活力，使其从冬天的藏伏状态中复苏。肝主生机，应于春天，春季养生重在养肝。夏天要养“长”，可通过夏天天地的长势来促进小儿的生长发育。心主血脉，应于夏天，借助夏天心气当旺的长势以调动心的气血运行，促进小儿身高、体重、骨骼和功能的生长发育。同时，脾应于长夏，主运化，借助长夏的自然界气化趋势以运脾。故夏天养生重在养心和运脾。秋天要养“收”，要顺应秋天大自然的收势以帮助人体的五脏尽快进入收养状态，让人体从生发、生长状态逐渐转向内收、平静的状态。肺主肃降，应于秋天，秋天养生重在养肺。冬天要养“藏”，应顺应冬天天时的藏伏趋势，调整人体的五脏气血，让人体的脏腑逐渐进入休整状态。肾主藏精、纳气，应于冬天，冬天养生重在养肾。

（二）呵护先天，强壮后天是小儿养生保健的终极目标

小儿“稚阳未充，稚阴未长”，“五脏六腑，成而未全……全而未壮”，表现为小儿机体柔嫩、气血未盛、脾胃薄弱、肾气未充、腠理疏松、神气怯弱、筋骨未坚等特点，无论在形体方面还是生理功能方面均处于相对幼稚和不足状态。因此，小儿养生保健的最终目标就是要呵护先天，根据婴幼儿的先天生理病理特点有针对性地加以调护，阳不足者温而助养，阴不足者滋阴保育，只有认真呵护，重视小儿养生保健，才能保证小儿随着年龄的增长而逐步趋向完善和成熟的健康发展。

由于小儿脏腑娇嫩，形气未充，阴阳二气均较幼稚不足，在生长发育过程中，无论在机体的形态结构方面，还是各种生理功能活动方面，都是在迅速地、不断地向着成熟完善方面发展，在病理上表现为阳常有余、心常有余、肝常有余和阴常不足、肺常不足、脾常不足、肾常虚的“三有余四不足”的特点。因此，小儿四季养生就是要根据小儿生理病理特点，顺应自然界的变化规律，有针对性地调理小儿机体的阴阳状态，使得阴阳平和，才能达到阴平阳秘、天人合一和强壮后天的养生目的。

儿童生长发育一方面表现出生机蓬勃，发育迅速，另一方面又表现为脏腑娇嫩，形气未充，易寒易热，易虚易实，五脏六腑，成而未全，全而未壮，如草木茸芽之状，未经寒暑，娇嫩软弱，其脏腑功能和精神意识都处于未臻完善的状态，容易受到环境气候变化的影响而发病，此时要顺应自然规律的变化，全而未壮，更需要营养物质的不断补给、充实，更需要我们精心呵护，养生调护，强壮后天，才能达到阳生阴长，使阴阳到达一个新的平衡，小儿生长发育也就达到一个新的水平，如此循环反复上升，小儿就能不断地生长发育，成熟完善，以致逐步向成人方向迈进。

（三）《黄帝内经》的养生方法

1. 顺应四时，强身健体 顺应自然界的阴阳消长节律的养生方法，就是要顺应自然界四时气候交替变化的规律，与天地阴阳保持协调平衡，以使人体内外环境和谐，即顺四时，适环境，调阴阳，按时作息，睡眠充足，生活规律，衣着随季节气候变化及时添减，以求得人体与生活环境保持和谐与统一，“故智者之养生也，必须四时而适寒暑”，要根据四时气象的变化规律以

养五脏之气。

同时，要做好生活环境的卫生保洁工作，保护生态环境，减少污染排放，保持空气清新，减少环境变化所带给人类的伤害。小儿四季养生就是要顺应自然界的运动变化，以增强适应环境变化的能力，借助自然界的四季变化长势以充实人体的真气，增强调节生命节律的能力，保持人体内阴阳的平衡，达到天人合一的理想境界。小儿脏腑娇嫩，形气未充，阴阳二气皆处于幼稚的阶段，无论在物质基础与生理功能上，都是幼稚和不完善的。但在生长发育过程中却表现为生机旺盛，发育迅速，好比旭日之初升，草木之方萌，蒸蒸日上，欣欣向荣。这时小儿更要重视户外活动，加强身体锻炼。

一方面，通过锻炼能增强体质，另一方面，锻炼又可以愉悦心情，提高适应自然环境变化的能力，增强机体抗病能力，强壮后天，促进儿童的健康成长。小儿户外活动，锻炼身体要顺应自然界的四季气候和阴阳消长的规律及特点，春夏季节在阳长阴消和日出阳气渐生时比较适宜锻炼，可以增加户外活动和锻炼身体的时间，以助阳生发；秋冬季节在阴长阳消和日落阳气渐衰时就要逐渐地减少户外活动和锻炼身体的时间，以免耗伤阳气。要借助自然界阴阳消长的变化之势以调节小儿体内的阴阳平衡，只有阴平阳秘才能保障儿童的健康成长。

2. 调摄精神，和调情志 在《黄帝内经》的养生法则中特别提出了情志调和是养生的重要内容，提出养生保健要顺应四时环境变化以调养五脏之神气，春应生发之机当心情舒畅，夏应华实之象当精神饱满充实，秋应平容之性当安定内敛，冬应潜伏之气藏而不露。“春三月，此谓发陈……以使志生，生而勿杀，予而勿夺，赏而勿罚”。《灵枢·本藏》云：“志意和则精神专直，魂魄不散，悔怒不起，五脏不受邪矣。”情志失和不但是疾病发生的原因，也是影响疾病预后转归的重要因素。临床上如小儿抽动秽语综合征、多动症、孤独症、癫痫等疾病均与小儿情志因素密切相关。七情是五脏之气所生，七情违和极易伤气而致气机紊乱之病理变化。因此，小儿养生保健要借助自然界的长势以愉悦心情，调和情志，平衡阴阳，增强体质，达到七情和合，阴平阳秘的养生防病目的。

除身体疾病预防外，小儿心理健康调护也已纳入儿科防病保健的范畴。情志因素是小儿四季发病的常见诱因之一，同时也是影响小儿心身疾病康复的重要因素之一。根据中医“形神合一”的学术思想，注重小儿情志调护，对小儿养护与四季防病至关重要。例如，对于抽动秽语综合征、多动症、孤独症、癫痫等疾病患儿，心理引导、调护是决定病后康复的关键因素。《黄帝内经》曰："春三月，此谓发陈……以使志生，生而勿杀，予而勿夺，赏而勿罚……冬三月，此谓闭藏……使志若伏若匿。"提示儿童防病要顺应四时，调养五脏之神志。春季主生发，志意要顺应春阳生发之气而活动，应生发之机当心情舒畅，乐观舒心，振奋精神。夏季应华实之象，当精神饱满充实，勿生恼怒。秋季应平容之性，当安定内敛，要清心宁静，使神志安宁，勿扰神志。冬季主闭藏，当调神于内，使志勿外。以此调神，方应四时。

3. 食饮有节，谨和五味　小儿生机蓬勃，发育迅速，需要营养物质的不断补给和充实，才能满足小儿生长发育的物质需求，而小儿又脾常不足，更需要饮食有节，健脾和胃，这对充养真气具有重要意义。若饮食不节则易伤脾胃。"人受气于谷，谷入于胃，以传与肺，五脏六腑，皆以受气""阴之所生，本在五味……是故谨和五味，骨正筋柔，气血以流，腠理以密，如是则骨气以精。谨道如法，长有天命"。因此，食饮有节要求合理膳食，谨和五味，"五味入胃，各归其所喜，攻酸先入肝，苦先入心，甘先入脾，辛先入肺，咸先入肾。久而增气，物化之常也。"

谨和五味应以"五谷为养，五果为助，五畜为益，五菜为充，气味合而服之，以补益精气"。逆之则饮食不节损伤脏腑而引发各种疾病。如"饮食自倍，肠胃乃伤""因而饱食，筋脉横解，肠澼为痔。因而大欲则气逆""是故多食咸则脉凝泣而变色，多食苦则皮槁而毛拔，多食辛则筋急而爪枯，多食酸则肉胝䐢而唇揭，多食甘则骨痛而发落，此五味之所伤也"。可见，小儿的养生保健与合理的饮食关系密切，要借助饮食五味，合理调养，健脾和胃，调和阴阳，以达到小儿强身健体的养生目的。

饮食有节，即饮食定量和饮食定时，应注意寒温适度，"水谷之寒热，感则害于六腑""形寒饮冷则伤肺"；食饮有节，要求合理膳食，谨和五味，若饮食调养不注意五味调和，久之可致脏腑功能失调，引发各种疾病；"味过于酸，肝气以津，脾气乃绝。味过于咸，大骨气劳，短肌，心气抑。味过于甘，心气喘满，色黑，肾气不衡。味过于苦，脾气不濡，胃气乃厚。味过于辛，筋脉沮弛，精神乃央。"现代小儿生长发育迟缓和营养不良不是饮食不足，而是饮食不节和偏食挑食所致。因此，要遵循"七分饱，三分饥"的饮食习惯，倡导饮食多样化的均衡营养。

膳食疗法是中医养生保健的特色疗法之一，遵循“春夏养阳，秋冬养阴”的四季防病法则，根据小儿的不同体质，结合四季节气的自然规律变化，应用食物和药物的不同性味归经进行体质调理，达到未病先防、已病防变的目的。《素问·脏气法时论》曰：“气味合而服之，以补益精气……四时五脏，病随五味所宜也。”例如，春季万物复苏，人体阳气顺应自然变化渐趋旺盛，此时可食用葱、姜、蒜等发散之品以助春阳，调护人体阳气，而不宜食用酸涩收敛之品。夏季气候炎热，万物生长，是天地之气上下交合之季，人在气交之中，受夏季炎热气候的影响，人体阳气外发易泄，故饮食上要顾护阳气，多食用营养丰富的蔬菜瓜果，少食油腻之品，以免湿邪停留。秋季天地阳气渐收，阴寒渐长，万物收敛，气候凉燥，最易伤津，宜多吃汁质丰富滋润之品，如芝麻、核桃、蜂蜜、乳品、甘蔗、梨、百合、粥等，以防燥护阴，滋阴润肺。冬季阴气盛极，阳气潜藏，人体阳气亦随之内收，体内新陈代谢处于相对缓慢的状态，此时进补能使营养物质转化的能量更易储存，以滋五脏和四肢百骸。

4. 扶正御邪，阴平阳秘 根据小儿先天体质之偏颇，通过调理体质，呵护先天，强壮后天，以达到扶正以御邪，阴平阳秘而体健。

遵循《黄帝内经》的“治未病”理念，根据小儿不同体质偏颇，结合季节气候变化的自然规律，应用中药内服或药膳进行体质调理，达到防治疾病的效果，这是小儿养生防病的重要手段。例如，春天为呼吸系统疾病、过敏性疾病和传染病的高发季节，针对体虚卫气不固的特异禀质，小儿可以在发病前期适量服用中药玉屏风散、黄芪桂枝五物汤、调敏汤（自拟方）等方法，以固护肌表、增强体质，纠正体质偏颇，提高机体的抗病能力。心火偏旺质的小儿可在夏季预服清暑益气汤以清热祛暑；痰湿质小儿可在秋冬气候变化前预服三子养亲汤或温胆汤等中药，并配合相应饮食调摄，可有效地改善小儿体质状态，提高机体的抗病能力。现代研究证实，对于反复呼吸道感染儿童，在冬春外感病多发之际调补肺脾肾，改善体质、提高免疫力，可显著降低呼吸道感染的发病率；儿童哮喘的缓解期，通过调理脏腑气血，扶正固表，可延长疾病缓解期，减少发作的时间，减轻症状。

中医外治法具有疗效显著、操作简便、副作用少的优点，在小儿四季养生防病中起到重要作用。如三伏灸，三伏灸是中医学“冬病夏治”特殊疗法中最为经典的代表，在阳气至盛的三伏天，人体腠理开泄之时，以辛热之品刺激特定穴位，鼓舞人体正气，驱散深潜之沉寒，调整机体阴阳平衡，在防治小儿变应性鼻炎、支气管哮喘、寒湿泄泻等虚寒性宿疾中取得显著效果。现代研究表明，三伏灸能够通过降低患儿血清总 IgE 的水平，阻断 IgE 介导的Ⅰ型超敏反应，有效地防治儿童哮喘。又如穴位敷贴，穴位敷贴法因操作较灸法更为安全简便，更适合儿童家庭日常养护，其中三伏贴、三九贴和脐贴等应用最为普及。三伏贴和三九贴功效与三伏灸类似，选择在四季气候变化的转折点以特殊药物敷贴于肺俞、肾俞、天突、膻中等穴位调理小儿体质，对阳虚体质和肺系疾病的防治有事半功倍的效果。

三十、论“秋咳”的中医防治

秋季是从立秋之日起到立冬之日止，包括立秋、处暑、白露、秋分、寒露、霜降 6 个节气，这期间发生的咳嗽称为秋季咳嗽，简称“秋咳”或“燥咳”。立秋预示着秋天的到来，而秋天具有天高气爽、气温逐渐下降的特点，从立秋到立冬转变期间，在气候上，一方面表现为盛夏余热未清，秋阳肆虐之象，另一方面表现为寒流逐次侵袭，冬令肃杀之气。变化多端的气候导致该病在临床上表现为反复干咳少痰，具有病情缠绵难愈的特点，在儿童表现尤为突出，因此秋季咳嗽的防治显得极为重要。

（一）秋咳的临床表现特点

燥为深秋的主气，具有燥邪干涩，易伤津液和燥易伤肺的特点。秋燥又有温燥和凉燥之分，秋有夏火的余气，感受夏暑之余气者发为温燥；又有近冬之寒气，而感受深秋之寒气者则发为凉燥，而秋季的温燥和凉燥表现还与人的体质和机体的反应有关。

温燥咳嗽表现为咳嗽偏热的症状，常见干咳少痰或无痰，甚至痰中带血，咳声不扬，咳而不爽，鼻干咽燥，口干口渴，舌边尖红，苔薄黄而干，脉浮数，可伴有发热或微恶风寒，小便短少，大便干结等。

凉燥咳嗽表现为燥咳偏寒的特点，常见干咳少痰，口鼻干燥，舌淡，苔薄白而干，脉浮或紧，可伴有恶寒或有热病，咽喉发痒或干痛，头痛无汗，鼻塞流清涕等。

（二）秋咳的发病原因

中医把临床疾病的原因分为内因、外因和不内外因三种，外因主要由风、寒、暑、湿、燥、火（热）六淫之气所致。燥为秋令所主，肺属金，与秋气相应，常从口鼻而入侵犯肺卫，耗损津液。

肺的主要功能是主气、司呼吸，主宣发肃降，肺主气的功能正常，则气道通畅，呼吸均匀和调；肺气功能失调，则出现肺气不宣，或肺失肃降的咳嗽。

肺为娇脏，阴常不足，喜肃降濡润，既不耐于湿，更不耐于燥，湿则停饮，燥则伤津；又主呼吸与大气相通，外合皮毛，燥邪伤人，易伤肺卫。燥伤于肺，失其津润，肃降失常，则干咳少痰或痰稠不爽；肺津不能上润，则鼻燥咽干，燥邪伤津，则口干口渴等。

一般以初秋气候尚热，或日久无雨，则表现为温燥，燥热在表，发热而微恶风寒，少汗而烦，咳嗽咽干，舌边尖红，苔薄黄而干等。深秋气候转凉，或秋凉乍起，则为凉燥，凉燥属寒，寒束肌表，肺气失宣，则发热而恶寒较重，头痛无汗，咳嗽重浊，舌淡，苔薄白而干等。

（三）秋咳的中医辨别

秋咳的判断主要依据两个方面：一是季节性很强，病发于秋令；二是起病即见肺卫受伤、津气干燥之症，以咳嗽少痰、鼻干咽燥、皮肤干燥、舌红少津为主症，同时注意辨别温燥、凉燥之不同。

（四）秋咳的中医治疗

秋燥咳嗽的中医治疗可概括为“燥者润之”，临床上再根据所感受燥邪的寒热属性不同给予不同的疏表透邪的方法。温燥初犯，宜辛凉甘润，清宣透达，轻症偏表者用桑菊饮，重证偏里者用桑杏汤。凉燥初犯，宜辛开温润，宣肺达邪，方选杏苏散。治疗秋季咳嗽时还应注意宣肺不可过于温散，润肺不可过于滋腻，尤忌寒凉。外感初起，唯轻清疏散，切不可用苦寒清肺或辛温苦燥之品。若秋咳日久，或反复咳嗽，临床上还可选用泻白散，或止嗽散，或麻杏石甘汤加减，亦可灵活选用北沙参、蜜枇杷叶、蜜款冬花、川贝母等润肺止咳化痰之品，临床常能获得满意的疗效。

此外，临床还可以在医生的指导下辨证选用润肺止咳化痰的中成药和单方验方。如枇杷膏具有养阴润肺、止咳化痰的功效，适用于肺热燥咳。雪梨膏具有养阴润肺、化痰止咳的作用，适用于阴虚肺热咳嗽的患者。二冬膏为甘润之品，具有养阴润肺、祛痰止咳的功能，适用于咳嗽痰少，痰中带血，鼻咽干燥等肺阴虚的患者。

对素体肺阴虚，易患秋燥咳嗽的患者，可在每年秋燥咳嗽来临前一个月开始用中药调理肺卫，益气固表 1 个月左右，可增强机体的抵抗力，减少或减轻秋燥咳嗽的发生。亦可在医生的指导下选用西药免疫增强剂。

（五）预防与康复

1. 笑语欢歌——宣肺 笑口常开，引吭高歌，是健身的“良药”，更是宣肺的“灵丹”。有观点认为，笑是一种有益的健康锻炼。大笑作为一种强烈的呼吸运动，可动员多组肌群参与，并伴随深快的呼气过程，有助于排出二氧化碳并增加氧气摄入。其带来的愉悦感和压力缓解效应对身心健康均有积极影响。纵情歌唱时，人体胸廓充分扩张，膈肌与肋间肌等呼吸肌群进行深度收缩与舒张。这种主动的、节律性的深呼吸运动能显著增强呼吸肌的力量与耐力，从而提升肺活量，优化肺的通气与气体交换效率。可见，欢歌笑语有利于呼吸通畅，能更好地吐故纳新，充足的新鲜氧气随着流畅的血液行遍全身，满足机体各脏器对氧的需求。同时还能锻炼肺活量，增强肺抵御外邪侵袭的能力。中医认为调节情绪，保持心情舒畅，可提高人体的抗病能力。

2. 腹式深呼吸——清肺 腹式深呼吸可在站、立、坐、卧等多种体位下进行，但以仰卧位最佳。具体方法为：仰卧于床，松开腰带，放松肢体，排除杂念，集中注意力。经鼻缓慢吸气，尽力使膈肌下移、腹壁隆起，吸气末可稍作屏气，随后缩唇如吹口哨样经口缓慢呼气，力求呼气时间延长至吸气时间的 2 倍以上，建议呼吸频率维持在每分钟 6 ~ 10 次，以避免过度换气。每日可进行 1 ~ 2 次，每次持续 10 ~ 20 分钟。腹式深呼吸通过最大限度地扩张与回缩胸腔，增强膈肌运动幅度，促进肺组织充分进行气体交换，改善肺血液循环，有助于维持肺弹性、提高肺活量及增强肺功能，并可促进肺泡巨噬细胞对尘埃与病原体的吞噬清除能力，对预防肺部感染具有积极作用。建议每天清晨或傍晚饮用一杯温开水后，于空气清新处进行深呼吸运动：深吸气时双臂缓缓抬起，继而进行主动咳嗽，在咳出痰液的同时迅速垂下双臂以辅助气流呼出，如此反复约10次。每次咳嗽间歇应穿插数次平静呼吸，以防止过度换气。长期坚持该训练可有效促进气道分泌物及有害物质的排出，有助于清洁气道、维持呼吸道通畅与保护肺脏健康。需要注意的是，存在肺气肿、哮喘、胸部骨折等情况者，或体质过弱的老年人，不宜尝试主动咳嗽。

3. 有氧运动——养肺 秋季应坚持适度的有氧运动，如步行、慢跑、做操、打球、爬山、郊游、跳交谊舞、打太极拳等，尤其是进行耐寒锻炼，如用冷水擦身、冬泳等，能有效地促进心肺功能，防止肺组织弹性的衰退，提高对气候变化的适应能力和抵抗力，防范上呼吸道感染、支气管炎、肺炎等呼吸道疾病。但要记住，运动不可过于剧烈，以免大汗淋漓而耗伤津液。

4. 多饮水——润肺 立秋之后，气候逐渐干燥，人体容易缺水而出现咽干、咽痛、咳嗽等症状，因此，要注意补充水分，每日摄入温开水1 200ml以上，少喝碳酸饮料，有利于抵挡燥邪的侵袭，保持咽喉、气管与肺脏的正常湿润度。

5. 饮食调护——保肺强身 饮食上应注意均衡营养，适量补充有助于维持免疫功能的营养素，例如维生素A与维生素D（可通过动物肝脏、蛋黄、深海鱼及强化乳制品获取，必要时可在医生指导下服用补充剂）、维生素C（广泛存在于甜椒、西蓝花、猕猴桃、草莓等新鲜蔬果中）、锌（可从瘦肉、牡蛎、坚果及豆类中摄取）以及优质蛋白质（保证足量牛奶、鸡蛋、鱼肉、豆制品摄入以维持免疫细胞健康）。日常膳食应以清淡易消化为原则，多选择新鲜蔬菜、水果、牛奶和鸡蛋，烹饪方式宜采用蒸、煮、炖，避免油炸、香辣等刺激性食物，同时减少摄入过酸果汁及辛辣香料以免刺激呼吸道。可常食银耳、豆腐、百合、蜂蜜、糯米、粳米、豆芽等润燥滋阴食材，并酌情选食苹果、石榴、葡萄、柚子、山楂、番茄、荸荠等当季富含维生素、微量元素与膳食纤维的新鲜果蔬。

中医认为秋季是阳消阴长的过渡阶段，人体的生理活动随着夏长到秋收而相应改变，《黄帝内经》提出“秋冬养阴”的养生保健方法。因此，秋季要注意保养阴津，不可耗精伤阴，为翌年阳气生发打好物质基础。中医很多药膳具有润燥养肺的养生保健作用。如养阴清热、润燥止咳的天冬、麦冬、百合、沙参；生津止渴的玉竹；滋补肺脾肾的山药、黄精、熟地等都可制成中医药膳，一方面可以滋阴润燥，另一方面还可以补充营养、强身健体。

（六）生活起居调护

秋天天高风劲，使肺气收敛，因此睡眠应做到“早睡早起”。深秋时节气候转冷，不宜终日闭户或夜间蒙头大睡，要养成勤开窗户通风，夜间露头而睡的习惯，保持室内空气流通，减少呼吸疾患。

“春捂秋冻”作为一种流传已久的民间养生谚语，其核心在于强调季节转换时通过适宜的衣着调节来增强机体对环境的适应能力。该观点认为，秋季不宜过早过多添衣，而应使人体适度接受微凉刺激，这有助于避免因衣着过多导致身热汗出、津液耗伤，从而符合秋季阴精内蓄、阳气内敛的养生原则。从现代科学角度看，适当的凉爽刺激可增强神经系统的调节功能，促进皮肤血液循环，加速新陈代谢，逐步提高机体的耐寒能力，对预防呼吸道感染等疾病具有一定积极意义。然而，“秋冻”必须遵循个体化原则，不可一概而论。老年人、儿童或体质虚弱者，因其生理功能较弱，体温调节能力及抵抗力较差，入秋后需根据气温变化及时增减衣物，避免受凉。此外，如遇气温急剧下降、阴雨天气或寒潮来临，则不应盲目追求“秋冻”，而应注意保暖，以防感冒。日常衣着以身体略感凉爽但活动后不出汗为宜，从而达到科学适应气候转变、维护健康的目的。

附篇

一、福州民间小儿病名与简易疗法

本篇所录内容为王著础主任经验，为最大限度地保留原貌，书中涉及中药及中成药名称未予改动。

1. 上火 小儿上火民间也叫“上热”。火与热都是阳盛所生，其症状相似，只是火比热更甚些。

（1）上火的特征：①各种热的症状，如面赤、口渴、烦躁、焦啼，而且火较热为重。②干燥的症状，因火甚时会消灼津液，产生内燥，如咽干口燥、大便秘结等。③火性上炎，所以火象常现于头面部。④热与火都能使血液循环加快，甚至流溢经脉而出血，称为“血热妄行”，常见如鼻出血、大便下血等。

（2）分类：小儿上火一般可分为实火和虚火。如果火盛症状很明显，阴虚症状不显著，就称为实火；反之，有明显阴虚症状，同时兼见火热症状，即属于虚火。

（3）小儿常见上火的主要症状与简易疗法

1）肝火亢盛而出现面红，目赤肿痛。治宜清肝泻火。简易方：①桑叶5g，杭菊花3g，青葙子6g，草决明10g，夏枯草6g，水煎服，每日1剂。②龙胆泻肝丸（成药），大蜜丸每次0.5～1丸，每日2次，开水炖服。③蒲公英60g，或用桑叶40g，煎汤后待温后洗双眼，每日1次。

2）胃火炽盛而出现牙龈红肿、牙齿疼痛等，治宜清胃降火。简易方：①生栀子9g，石膏15g，黄连3g，生地10g，黄芩6g；牙齿痛甚加玄参9g，蜂房5g，骨碎补3g；大便秘结加生大黄（后入）3～6g，水煎服，每日1剂。②牛黄解毒丸（成药），大蜜丸0.5～1丸，每日2次，开水炖服。③玉泉散18g，绿豆30g，水煎服，每日1剂。④齿龈溃烂，用冰硼散加青黛、人中白各适量外用，每日3～4次。

3）心火上炎而出现口舌生疮，舌红苔黄，小便赤涩，甚或刺痛，治宜泻火清热利水。简易方：①三黄散（成药）适量，调蜜涂患处，每日3～4次。②黄连1.5g，玄参6g，淡竹叶6g，生地9g，人中白6g。若便秘者加大黄（后入）3～4.5g，水煎服，每日1剂。③冰硼散（成药）1小瓶，加青黛适量，调涂患处，每日 3～4 次。④板蓝根或蒲公英 15～30g，浓煎分服。

2. 寒积 所谓“寒”即是受凉的意思，“积”是食物积滞的含义，民间俗称小儿寒积。因小儿阳气不足，卫外不固，抵抗力弱，易于感风受冷，同时小儿脾常不足，消化力弱，易于食积伤中。临床常见的主要症状，如小儿突然畏冷发热，兼见腹胀满，纳呆或恶心呕吐，或腹痛泄泻等。上述这些证候，类似现代医学所称的“胃肠型感冒”。中医辨证属于风寒夹积型，治宜根据外感风寒与内伤食积两个方面的侧重不同而定。

寒积治疗简易方：

（1）鲜葱白五寸，豆豉 9g，荆芥穗 3～4.5g，防风 3g，建曲 6～12g，山楂 6～9g，麦芽 9g，水煎服，每日 2 次。

（2）藿香正气散（成药）9～15g，开水冲服，适用于表症较重者。

（3）保和丸（成药）1 粒，开水溶化吞服，每日 2 次，适用于食积较重者。

（4）余甘露 15g，热开水冲服，每日 2 次。

附：

余甘露制法：余甘（又叫油苷子）500g，食盐 60g，清水 600ml，先把盐和水放在锅里煮开溶化后用余甘贮入罐中浸渍，经月余后即可使用。民间群众常将其作为家庭保健品。对小儿消化不良、食积等症有效。

3. 受暑 暑为夏季主气，乃火热所化，为六淫之一，有明显的季节性。民间所称小儿受暑，其实就是“伤暑”，相当于夏天感冒。临床表现为身热，多汗，心烦，口渴喜饮，倦怠，小便短赤等。治法：偏于暑热者，治宜辛凉透邪，涤暑清热；偏于暑湿者，治宜清暑解表，化湿和中。

受暑简易方：

（1）香薷 2～4.5g，厚朴花 3g，扁豆花 6g，金银花 9g，连翘 9g。适用于偏于暑热者。

（2）银翘解毒丸（成药），大蜜丸每次 1 丸，开水送服，每日 2 次，适应证同上。

（3）藿香正气散（成药），9～15g，开水冲服，每日 2 次，适用于偏暑湿者。

（4）六一散（成药）30g，加荷叶 9g，清水炖服，每日 2 次，适用于一般受暑者。

4. 受惊 小儿神气怯弱，尤多痰热，偶受外界强烈的刺激，如乍见异物，乍闻异声，或陌生人的惊吓，或不慎跌仆等，以致暴受惊恐，都称为“受惊”。因心无所依，神无所附，神志不宁，临床上轻则症见患儿惊跳啼叫，睡卧不宁，指纹青紫等，甚至引起肝风内动，导致筋络拘急，出现抽搐等症。治法：轻者镇惊安神，重者如见抽搐频繁，须加止痉息风，清热开窍。

受惊简易方：

（1）龙胆草 5g，黄芩 6g，生栀子 6g，双钩藤 6g，蝉蜕 5g，僵蚕 3g，清水煎服，每日 1 剂。

（2）小儿回春丹（成药），每次 1～2 粒，研末冲服，每日 2～3 次。

（3）紫雪丹（成药），每次 0.3～0.6g，开水冲服，每日 2～3 次，对昏迷、抽搐者效果较佳。

（4）牛黄清心丸（成药），大蜜丸每次半丸，开水冲服，每日 2 次。适应证同上。

（5）鲜地龙（白颈者较佳）每次 2～3 尾，剖腹洗净，清水炖服，每日 2 次。如无鲜品，干地龙亦可，每次 10～15g，开水炖服，每日 2 次。

5. 病疳 民间所称的小儿“病疳”就是指小儿食量正常但生长发育迟缓的情况。在中医儿科书中称为“疳证”，属于现代医学的“营养不良”范畴。本症多见于 3 岁左右的婴幼儿，临床以不同程度的形体消瘦、头发稀疏、神疲肚大、青筋暴露等为其主要特征。古称“无积不成疳”，故又叫作“疳积病”，常兼见虫积症。治法：先以消积理脾为主，继以益气养血，健脾和胃，或予攻补兼施。

病疳简易方：

（1）肥儿丸（成药），大蜜丸每次 1 丸，开水炖化口服，每日 2 次，主治虫积，周岁以下酌减。

（2）肥儿散（成药），每次 0.5～2 包，每日 2 次，开水送服，适应于疳积的脾虚证。

（3）复脾散（成药），每次 9～15g，开水冲服，每日 2 次，适用于脾胃虚弱之证。

（4）独脚金，味甘、性微凉，使用全草每次 9～15g，配猪瘦肉煮汤，服汤吃肉。每日 1 剂。如无猪瘦肉，配冰糖炖服亦可。适用于脾疳患儿。

6. 痰喘 即小儿出现痰鸣气喘的症状，本病多由于咳嗽反复发作导致肺气亏虚，痰饮伏肺而成，每因气候转变感冒风寒而诱发。治法：治以化痰止咳平喘为主，同时予以随证加减，便可收效。

痰喘简易方：

（1）紫菀 9g，白前 6g，百部 9g，陈皮 3g，甘草 3g，桔梗 4g，荆芥穗 3g，水煎服，每日 1 剂。白痰而多加桔梗 6g、川贝 6g、半夏 6g、茯苓 9g；黄痰而多加桑白皮 9g，浙贝母 9g，瓜蒌皮 12g；气喘甚者加苏子 9g，莱菔子 6g，白芥子 8g，或再加葶苈子 6～9g；阴虚肺燥，舌红少苔者去荆芥、陈皮，加沙参 12g，川贝母 5g，海石 12g，海蛤 18g。

（2）蛇胆陈皮散，每次 0.5～1 瓶，每日 2 次，冲服。

（3）蛇胆川贝散，每次 0.5～1 瓶，每日 2 次，冲服。

（4）痰喘半夏（成药），每次 1.5～3g，每日 2 次，开水冲服。

7. 脾虚 脾的主要功能之一是对于水谷（饮食物）的消化运输的作用，故称“脾主运化”。通常所说小儿脾虚就是指脾气虚弱，运化无力，出现积滞、呕吐、泄泻等症状。古代医家总结出小儿“脾常不足”的病理特点。脾虚常见的症状有食欲不振，或食后易胀，腹满便溏，倦怠乏力，面色萎黄。治宜健脾益气为主。

脾虚简易方：

（1）生怀山药粉，每服 9～15g，开水冲炖，每日服 2～3 次。

（2）参苓白术散（成药），每服 9～15g，开水冲炖，每日 2 次。

（3）莲子肉 9g，芡实 15g，怀山药 15g，茯苓 9g，鸡内金 3g，水煎服，每日 1 剂。

（4）党参 9g，红枣 3 粒，水煎服，每日 1 剂。

二、小儿常见传染病中草药处方

本篇所录方剂均源自王著础主任未出版之《小儿常见传染病中草药处方手册》手抄本。为存真求实，最大限度地保留文献原貌，文中涉及中药及中成药名称未予改动。

（一）感冒、流行性感冒

【基本方】荆芥穗 9g，薄荷 3g，银花 10g，香连翘 9g，牛蒡 6g，板蓝根 15g。

【加减】

1. 寒偏重，去银花、牛蒡，加防风 3g，苏叶 5g，豆豉 9g，羌活 6g。

2. 热偏重，加粉葛根 9g，黄芩 6g。

3. 夹暑者，加香薷 5g，扁豆花 9g。

4. 夹湿者，加藿香 5g，佩兰 5g。

5. 兼头痛，加白芷 5g。

6. 兼眼红，加柴叶 6g，松花 5g。

7. 兼喉痛，加山豆根 9g，草河车 9g。

8. 高热惊厥，加钩藤 9g，石膏 18g，蝉蜕 3g。

9. 兼咳嗽，加前胡 5g，苦杏仁 5g。

10. 兼食滞，加南山楂 9g，连曲 9g。

11. 兼便泄，去银花、牛蒡，加粉葛根 9g，川黄连 3g，泽泻 9g，猪苓、茯苓各 9g。

12. 兼便秘，轻者加瓜蒌仁 15g，冬瓜仁 30g，重者加生大黄（后下）6g，元明粉（匀冲）6g。

【单方验方】

1. 羌活 4.5 ~ 9g，板蓝根 15 ~ 30g，水煎服。适用于风寒或风热感冒。

2. 桑叶 5g，菊花 3g，钩藤 5g，连翘 9g，蝉衣 5g。水煎服。适用于风热感冒。

3. 上感冲剂 1 包，冲开水温服，每日 2 次。小儿酌减。

4. 抗炎 I 注射液（上海中医院附属曙光医院方）1 ~ 2ml 肌内注射，每日 2 次。适用于上呼吸道感染、流行性感冒高热。

5. 柴胡注射液 1 ~ 1.5ml，每日 1 ~ 2 次。肌内注射，适用于上呼吸道感染、流行性感冒高热。

6. 小儿感冒散（北京儿童医院方），1 岁内每日 1 包，分 4 ~ 6 次服；1 ~ 2 岁每日 1 包，分 3 次服；3 ~ 5 岁每日 1 包，分 2 次服；6 ~ 9 岁每日 2 包，分 3 次服；10 岁以上每次 1 包，每日服 3 次。开水冲化服。适用于普通感冒、流行性感冒。

【按语】

1. 感冒、流行性感冒，中医学称为“伤风感冒”或“时行感冒”，是四季常见病，以春秋季节为多。有轻重两种，轻者为“伤风”，即普通感冒，重者为“重伤风”，即流行性感冒。多因气候寒暖失常，患儿抵抗力减弱，卫外功能不固，感冒时邪病毒而得病。治法以疏邪、解毒为原则。

2. 疏邪药如柴胡、羌活、蝉蜕、葱白、麻黄，解毒药如贯众、大青叶、水蜈蚣、蒲公英等均可选用。

3. 常用方剂有荆防解表汤（辛温解表）、葱豉汤（辛温解表轻剂）、银翘散（辛凉解表）、桑菊饮（辛凉解表轻剂）、柴葛解肌汤（解肌清热）等。

（二）流行性腮腺炎

【基本方】板蓝根 15g，蒲公英 15g，夏枯草 9g，荆芥穗 3g，白僵蚕 6g，黑玄参 12g。

【加减】

1. 寒热往来者，加柴胡 5g，黄芩 6g。
2. 肿块较硬者，加山慈菇 6g，浙贝母 9g。
3. 兼大便秘结，加大黄（后入）9g，元明粉（匀冲）6g。
4. 病发睾丸肿痛，加龙胆草 6g，川楝子 6g，桔梗 3g。
5. 病发脑膜炎，加大青叶 15g，紫花地丁 10g，或再加紫雪丹（匀冲）0.9g。
6. 兼呕吐，加竹茹 10g，或加玉枢丹 0.2g，每日 2 次。

【单方验方】

1. 海金沙 30g，水煎服，每日 1 剂。
2. 鲜卤地菊 30g（或干品 15g），夏枯草 15g，水煎服，每日 1 剂。
3. 败酱草 30g，水煎服。另用 30g 煎汤熏洗睾丸患部。对于合并睾丸炎者疗效很好。

4. 新辉蓝靛，或青黛适量，调醋外涂腮腺肿部，每日 1～2 次。

5. 紫金锭一枚，磨醋外涂患部。或如意金黄散，以冷开水调成糊状外敷患处，每日 1～2 次。

6. 鲜蒲公英叶捣烂研末用，赤小豆粉各适量，加蜂蜜调匀敷腮肿部，每日 2 次。

【按语】

1. 本病中医学称为“痄腮”，民间俗称“大嘴巴”。素因风温热毒，由口鼻而入侵犯少阳胆经而致。少阳与厥阴相为表里，足厥阴之脉下绕阴器，若热毒由少阳涉及厥阴，循经下窜，则可病发睾丸炎。如温毒内陷心营，则可出现神昏痉厥（病毒性脑膜炎）。初起以清热解毒、祛风除痈（消肿散结）为一般治疗法则。

2. 清热解毒药如银花、连翘、野菊花、黄连、草河车、甘草，祛风除痈（消肿散结）药如薄荷、马勃、桔梗、昆布、牛蒡子、山豆根等均可选用。

3. 常用方剂如银翘散（清热解毒）、普济消毒饮（清热解毒）、痄腮方（清热解毒）等。

4. 局部外敷药如青黛或靛花适量，用冷水调涂；紫金锭全粒磨汁，外涂上药，日均可涂 3～4 次。

（三）麻疹

【基本方】粉葛根 6g，连翘 9g，薄荷 3g，蝉蜕 3g，前胡 5g，杏仁 5g，牛蒡 6g。

【加减】

1. 表闭无汗者，加葱白二寸，豆豉 9g，或荆芥穗 5g，升麻 3g。

2. 兼烦扰焦啼，加生栀皮 9g，淡豆豉 9g，淡竹叶 9g。

3. 兼呕吐、纳呆，加竹茹 9g，枳壳 5g，焦楂曲（各半，共 8g）。

4. 发热口渴者，加淡竹叶 9g，芦根 18g，天花粉 9g。

5. 兼鼻衄，加黄芩 6g，赤芍 6g，白茅根 18g。

6. 兼大便热泻，去牛蒡加黄芩 6g，黄连 3g，甘草 3g。

7. 兼大便水泻，去牛蒡加泽泻 9g，猪苓 9g，连曲 9g。

8. 兼大便闭结，加瓜蒌仁 15g，冬瓜仁 18g，无效改加大黄（后入）6g

或元明粉（匀冲）6g。

9. 发疹困难者，如气虚体弱，疹色较淡者加黄芪 9g，或党参 9g。如因血热毒重疹色紫滞者，可加紫草 9g，银花 9g，大青叶 9g 等。

10. 兼气急、鼻煽，合并肺炎现象者，去葛根、薄荷、蝉蜕，加净麻黄 6g，甘草 3g，石膏 18g，银花 9g，鱼腥草 15g，芦根 18g。

11. 兼犬吠样咳嗽，合并急性喉炎者，加板蓝根 15g，射干 9g，银花 9g，淡竹叶 9g，卤地菊 15g。

12. 兼惊厥抽搐，去前胡、杏仁，加钩藤 9g，珍珠母 30g，鲜竹叶 15g，枯黄芩 6g，并另加紫雪丹（匀冲）0.9g，每日 2～3 次。或安宫牛黄丸半丸，另炖溶化冲服。

【单方验方】

1. 霜桑叶 5g，杭菊花 5g，香片（茶叶含有茉莉花）3g，水煎代茶饮。适用于麻疹前期与初出疹期。

2. 鲜芦根 30g，鲜茅根 30g，荠菜 30g，水煎加生蜂蜜 30g，代茶随时饮用。适用于麻疹透发期与恢复期。

3. 柽柳 6g，薄荷 3g，水煎服。适用于麻疹出疹不透者。

4. 芫荽 30～60g，或柽柳或紫浮萍 30～60g，水煎。用毛巾浸药液，轻擦手足或全身。适用于疹出不透，或邪毒内陷者。

【按语】

1. 本病中医学亦称“麻疹”，俗称“痧子”，为小儿最常见的急性出疹性传染病，是儿科四大症之一。病因主要由于感染麻疹时邪，其病在肺经，以外透为顺，内传为逆。顺证者透布顺利，出没如期，邪气尽从肺经外达；逆证者皮疹透布不顺而见热毒内陷，闭肺犯心，入营入血等现象。治疗方法根据发病过程可选用宣透、清解、养阴三大法则，如有合并症者，可随症处理。

2. 发表透疹药如芫荽、西河柳、紫浮萍、桑叶、杭菊花、茶叶（香片）。清热解毒药如荠菜、青黛、蒲公英、水牛角、山豆根、草河车、马勃、玄参、知母。养阴生津药如沙参、麦冬、天冬、石斛、生地、玉竹等均可选用。

3. 基本方和加减法，仅仅是对麻疹初期、中期疾病过程中的一般治疗方法，若在麻疹后期（恢复期）本方便不适用，自应改用以养阴为主的治法，如沙参、麦冬、鲜苇茎、知母、玄参、碧玉散、麦谷芽等组成。如热势虽退，而潮热仍不尽除者，可加桑白皮、地骨皮、枯黄芩、青蒿梗等；如咳嗽未减，甚者更加频繁者，加蜜枇杷叶、甜杏仁、苦桔梗等；气逆不顺者再加蜜紫菀、蜜款冬、白前根等；气逆痰甚者再加浙贝母、桑白皮、蜜马兜铃等；如牙龈红肿伴见牙疳者，去碧玉散、二芽，加黄连、黄柏、生地、石膏、人中白、绿豆等，并可用锡类散（成药）吹敷患处；如大便痢下红白黏冻，里急后重者，加白头翁、黄连、楂炭、马齿苋等。正如《麻疹活人书》所云："麻后须防四症，不治常致误人。遍身余热欠清宁；咳嗽连声牵引；牙齿疳生走马；痢下赤白难禁。"麻疹后期并发症很多，现只提四症，因其比较常见。

4. 常用方剂　宣毒发表汤（疏风清热，宣毒透表），清解透表汤（清热解毒，疏风透疹），紫草红花汤（清热解毒，宣肺透疹），犀角地黄汤（清营凉血解毒。犀角已禁用，现多用水牛角代），化斑汤（清气凉营，解热化毒），麻杏石甘汤（辛凉宣肺，透疹达邪），千金苇茎汤（清肺化痰，逐瘀排脓），泻白散（清热泻肺，平喘止咳），补中益气汤（补中益气），升麻葛根汤（解肌透疹，和营解毒）等。

（四）风疹

【基本方】荆芥穗 6g，牛蒡子 6g，银花 9g，生连翘 9g，薄荷叶 5g，甘草 3g。

【加减】

1. 发热重者，加粉葛根 6g，黄芩 6g。
2. 血热疹红，加紫草 9g，赤芍 9g。
3. 兼咳嗽，加苦杏仁 5g，桔梗 5g。
4. 兼食积、吐酸，加南山楂 9g，建曲 9g。
5. 兼便泄黄臭，加黄连 3g，马齿苋 15g。
6. 兼大便秘结，加瓜蒌仁 15g，枳实 5g，或大黄（后入）6g。

【单方验方】

1. 蒲公英 30g，水煎服，每日 1 剂，连服 7 日。
2. 生牛膝根、板蓝根各 15g，水煎服，每日 1 剂。
3. 大青叶 30g，甘草 3g，水煎服。亦可用已接触患者或易感者，每日 1 剂，连服 5 日。

4. 紫草 6g，菊花 15g，水煎服，每日 1 剂。

5. 外治法　玉钥匙散，吹咽部以清热解毒消肿去腐。方药组成：西瓜霜 15g，硼砂 15g，朱砂 18g，僵蚕 9g，冰片 1.5g，共研为细末用。

【按语】

1. 中医学本病称为“风痧”，由于外感风热时邪，风热与气血相搏，郁于肌表，发于皮肤。因时邪较轻，一般只伤及肺卫。治法以疏风、清热、解毒为主。轻症无须服药，待期即可自愈。重者可用发汗透疹之剂以助其邪外透。

2. 疏风清热药如桑叶、菊花、僵蚕、蝉蜕、生栀皮、豆豉。解毒药如紫花地丁、蒲公英、草河车、黄连等均可选用。

3. 常用方剂有加味消毒饮（清解风热），透痧清解汤（疏风清热，解毒透邪），翘荷汤加减（清热凉血）等。

（五）幼儿急疹

【基本方】柴胡 5g，粉葛根 6g，连翘 9g，银花 9g，板蓝根 15g。

疹出后，去柴胡、葛根，加牡丹皮 5g，赤芍 5g，紫花地丁 12g。其余随症加减，也可参考“风疹”篇。

【按语】

本病中医俗称“奶麻”“假疹”。其病因病机与风疹相似，治疗方法亦类似，但临床症状则有所差异，应与麻疹、风疹等鉴别。

（六）猩红热

【基本方】银花 9g，连翘 9g，板蓝根 15g，牛蒡 8g，青黛 3g，鲜芦根 30g，桔梗 5g，甘草 3g。

【加减】

1. 皮疹初期疹出不透，加粉葛根 6g，薄荷 5g；恶寒者加荆芥 6g，防风 6g，蝉蜕 5g。

2. 高热烦躁，加鲜竹叶 15g，生石膏 18g，枯芩 6g。

3. 疹色紫暗，加紫草、大青、赤芍各 9g，牡丹皮 6g。

4. 咽喉糜烂，加玄参、生地各 18g，山豆根 9g，马勃 5g。

5. 皮肤瘙痒，加刺蒺藜 9g，千里光 15g，蝉蜕 3g，或白鲜皮 9g。

6. 兼大便秘结、腹胀，加大黄（后入）6g，元明粉（匀冲）6g。

7. 兼神昏惊厥，加安宫牛黄丸半丸去壳另炖冲服，或紫雪丹0.9g冲服，每日各2次。

【单方验方】

1. 外用吹喉药玉锁匙散（未溃烂），锡类散（已溃烂）或青黛冰硼散（已溃烂、未溃烂均可选用）。

2. 蒲公英30g，水煎服，每日1次，连服7日。

3. 牛膝根、板蓝根各15g，水煎服，每日1次。

4. 大青叶30g，甘草3g，水煎服。亦可用于已接触患儿的小孩预防用。

5. 紫草6g，杭菊花15g，水煎服，每日1次。

【按语】

1. 本病在中医学中属于“温热疫病”的范围，又称“喉痧”“丹痧”“烂喉丹痧”。病因由外感疫毒时邪，经口鼻而入肺胃所致。疫邪蕴结肺胃，化火化毒，乘上则咽喉红甚至腐烂；越外则发为红疹，其色如朱。若邪毒内陷窜入营血，常可引起神昏惊厥。治法初起宜以清热透邪，利咽解毒为主，如邪入营分，症见高热、烦躁、口渴、舌红绛（杨梅舌），苔黄燥等，则兼用凉营生津等法。

2. 清热透邪药如淡豆豉、山栀子、僵蚕、紫浮萍、桑叶、菊花、知母、淡竹叶。利咽解毒药如射干、一见喜、野菊花、蒲公英、紫花地丁、草河车、桔梗、甘草。凉营药如水牛角、羚羊角、山羊角、黄连、生地黄、莲子心、连翘心等。生津药如天花粉、沙参、麦冬、天冬、石斛、玉竹等均可选用。

3. 常用方剂如丁氏解肌透疹汤（辛凉清透）。根据近代名医丁甘仁经验本方可加牡丹皮以透血中之邪。清瘟败毒饮（清营解毒），犀角地黄汤（清营凉血。犀角已禁用，现多用水牛角代），神犀丹（清营解毒。犀角已禁用，现多用水牛角代），清咽养营汤（清营生津），凉膈散（凉解里热，通腑荡涤）等。

（七）水痘

【基本方】银花9g，连翘9g，赤小豆12g，板蓝根9g，蝉蜕3g，鸡苏散18g。

【加减】

1. 疮疹作痒，加僵蚕9g，白蒺藜9g。

2. 壮热烦躁，加粉葛根6g，黄芩6g，蒲公英9g。

3. 咳嗽有痰，加浙贝母9g，杏仁5g，牛蒡子6g。

4. 兼有食积，加南山楂6g，建曲9g，生麦芽9g。

5. 乳蛾红肿，加卤地菊15g，马勃5g，明射干9g。

6. 高热便秘，加生大黄（后入）6g，黄芩6g，川黄连3g。

7. 牙龈肿腐，加生石膏36g，玄参18g，大生地18g。

8. 高热抽惊，去鸡苏散，加益元散18g，双钩藤9g，紫雪丹（冲服）0.9g或牛黄清心丸半丸炖服。

9. 水痘溃烂，加黄芩6g，黄连3g，生山栀9g，黄柏6g。外敷棉茧散；蛾棉茧适量，以白矾捣碎入茧内令满，炭火烧白矾汁尽，取出，研为细末。用法：拭净脓水，掺于疮口上。

【单方验方】

1. 海金沙根30g，野菊花或白菊花6g，生栀子3g，煎汤服2～3日。适用于风热夹湿型。

2. 银花15g，甘草3g，赤芍15g，绿豆30g，穞豆18g，水煎服。适用于内热炽盛型及恢复期热毒未净者。

3. 芦根30g，野菊花9g，煎汤代茶。适用于水痘患儿的高热、口渴，内热炽盛型。

【按语】

1. 本病中医学称“水痘”，俗称“水花”。病因系湿毒内蕴，外感风热时邪，外发肌表。治法以疏风、清热、渗湿为主。

2. 疏风透疹药如僵蚕、荆芥、防风、蒺藜、桑叶、豆豉。清热解毒药如紫花地丁、败酱草、紫草、杭菊花、草河车。疹退药如淡竹叶、木通、赤苓、泽泻等均可选用。

3. 常用方剂如银翘散（辛凉解表），桑菊饮（辛平透表），胡氏辛凉透表汤（发汗透疹）等。

（八）病毒性肝炎

【基本方】绵茵陈15～30g，生栀子9g，蒲公英15g，白茅根30g，板蓝根 15g。

【加减】

1. 发热重，加柴胡 5g，黄芩 6g。

2. 湿重苔厚腻者，加藿香 6g，佩兰 6g，苍术 5g，厚朴 5g。或甘露消毒丹。

3. 黄疸明显，加龙胆草 6g，黄柏 5g。

4. 肝区疼痛，加柴胡 5g，生白芍 9g，金铃子 9g。

5. 恶心呕吐，加藿香 5g，竹茹 10g。

6. 脘胀纳呆，加麦谷芽各 9g，建曲 9～15g，枳壳 5g。

7. 大便秘结，加生大黄 6～9g。

8. 转氨酶高，加败酱草 9～15g，积雪草 30g，或白英 30g。

9. 小便短赤，加鲜车前草 18g，赤茯苓 9g，或再加六一散 18g。

10. 慢性肝炎急性发作，加丹参、郁金各 9g，赤小豆 15g。

【单方验方】

1. 鲜乌柏木根皮，去粗皮，取其二重皮，5 岁以上者每日 60g（干品减半），开水炖服或煎汤，匀 3 次服完，若加冰糖 9～15g 更佳；或浓煎，3g 生药浓缩至 5ml，幼儿每日服 60ml，年长儿每日服 90ml，成人每日服 120ml，匀 3 次服，12 天为 1 个疗程。可作为预防本病之用。适用于急性黄疸型传染性肝炎。

2. 积雪草鲜全草 120～240g，冷开水洗，水捣烂取汁，开水匀冲，每日分服 3～4 次，2 周为 1 个疗程。适用于急性黄疸型传染性肝炎。

3. 鲜茅根 30g，山栀子 9g，或栀子根 15g，金扁柏 15g，白英 15g。水煎服，渣可再煎服，12 天为 1 个疗程。适用于急性黄疸型传染性肝炎。

4. 板蓝根 30g，水煎服。或用板蓝根注射液（2ml 含板蓝根 1g）每日 1 次，每次 2ml，肌内注射。应用 20～30 日为 1 个疗程。适用于各类型肝炎。

5. 垂盆草 30g（鲜全草 150g），水煎服，每日 1 剂，连服 2 周为 1 个疗程。适用于各类型肝炎。

6. 鲜车前草 60g，鲜茜草根 30g（干品减半），水煎服，每日 1 剂。适用于无黄疸型传染性肝炎。

7. 板蓝根、蒲公英各 30g，佛手 9g，水煎服，每日 1 剂。适用于无黄疸型传染性肝炎。

8. 败酱草 30g，水煎服，每日 1 剂。适用于无黄疸型传染性肝炎。

9. 降酶汤Ⅰ号：茵陈、板蓝根、银花、蒲公英各 15g，紫草 6g，黄芩 9g。降酶汤Ⅱ号：即降酶汤Ⅰ号加山豆根、柴胡、茯苓、木通各 6g。热重用降酶汤Ⅰ号，湿重用降酶汤Ⅱ号，幼儿剂量酌减，每日 1 剂，水煎服。连服 12 日为 1 个疗程。适用于转氨酶增高或长期不降者。

10. 丹参 9g，茵陈 15g，郁金 6g，赤小豆 15g，水煎服，每日 1 剂。适用于迁延型、慢性肝炎。

【按语】

1. 本病概括在中医“胁痛”“黄疸”“积聚”“臌胀”等类门，多因脾胃失健，湿热邪毒入侵而发病。病机是湿热邪毒蕴郁肝胆，以致肝郁气滞，脾胃失调。如影响胆汁的正常输送，外溢皮肤，则发黄疸（急性黄疸型肝炎）；如受邪较轻，或湿重于热，对胆汁的影响不大，则无黄疸，只有胁痛等症（急性无黄疸型肝炎）；如病情迁延不愈，（以 6 个月以上为迁延期肝炎，1 年以上为慢性肝炎），久之脏腑失和，气滞血凝，脉络受阻，则见肝脾肿大，甚至肝脏硬结肿满（肝硬化），发为“积聚”“臌胀”（肝硬化并发腹水）。治法初起应以清热、解毒、化湿为主，佐以疏肝利气。如肝肿不退则宜活血消肿。恢复期的调理，宜健脾益气，育阴养肝。

2. 清热解毒药如垂盆草、大青叶、爵床（小青）、过路黄、田基黄、虎杖、凤尾草、白花蛇舌草、黄疸草（马蹄草）、鸡眼草（蚂蚁草）、银花、连翘、甘草。化湿药（包含渗湿药）如佩兰、白蔻仁、蔻花、朴花、薏苡仁、金钱草、淡竹叶、半枝莲、乌柏木根皮、芦根。疏肝理气药如青皮、川楝子、陈皮、姜黄、延胡索、木香、砂仁、佛手。活血消肿药如紫参、三棱、莪术、凌霄花、当归尾、赤芍、桃仁、红花、土鳖虫、马鞭草、南楂炭、川芎。健脾益气药如党参、太子参、福参、白术、茯苓、怀山药、黄芪、平地木。育阴养肝药如女贞子、穞豆、旱莲草、枸杞子、桑葚子、制首乌、鳖甲、夏枯草、玄参、石斛、五味子等均可选用。

3. 基本方系为清解之剂，对于急性肝炎以及慢性肝炎急性发作有效，由于湿热邪毒所致，属于阳黄范畴者，均可适用。如系慢性肝炎，由于脾肾虚弱，寒湿凝滞所致，属于阴黄之类者，则不适宜，自应另立法则，以温肾健脾为主，基本方以茵陈理中汤加减。方如茵陈 12g，党参 9g，干姜 3g，白术 6g，茯苓 9g，甘草 3g，青皮 5g，五味子 9g。其加减法如下：四肢厥冷者加制附子 5～9g；胃纳较差者加焦三仙 6g；腹胀满甚者加藿香 6g，厚朴 5g；腰膝酸痛者加杜仲 9g，桑寄生 9g；阳虚明显者加肉桂 0.6～0.9g，制附子 5g。

4. 常用方剂有茵陈蒿汤（清热利胆退黄），茵陈四苓汤（清热利湿退黄），逍遥散（疏肝理气、活血化湿），桃红四物汤加减（活血祛瘀通络），甘露消毒丹（清热解毒，利湿退黄），茵陈四逆汤（温肾健脾、散寒化湿），香砂六君丸（益气健脾和胃），异功散（调理脾胃）。

（九）细菌性痢疾

【基本方】白头翁 9g，黄连 1～4.5g，广木香 3g，马齿苋 15g，厚朴 5g。

【加减】

1. 发热者，加粉葛根 6g，黄芩 6g；如暑季发热再加香薷 3g。

2. 夹积者，加焦楂、神曲各 9g。

3. 兼呕吐，加藿香 5g，煮半夏 4.5g。

4. 兼腹痛焦啼，加白芍 9g，甘草 3g。

5. 便下臭秽不爽，加生大黄（后下）3～6g。或加瓜蒌 18g，薤白 6g，枳壳 5g。

6. 便下血多，加鲜地锦草 15～30g，干者酌减。

【单方验方】

1. 凤尾草、马齿苋、铁苋菜、旱莲草鲜草各 30g（干品减半），水煎，渣可再煎，匀 3 次服，每日 1 剂。适用于急性细菌性痢疾。

2. 地锦草 30g、凤尾草 30g（干品减半），水煎，渣可再煎，匀 2 次服，每日 1 剂。适用于急性细菌性痢疾。

3. 金石榴 9g，生麻油 9g，白冰糖 6g，水煎服，每日 1 剂。适用于赤白痢疾、休息痢等。

4. 乌梅 9g，地榆 12g，贯众 9g，马齿苋 15g，石榴皮 9g，每日 1 剂，水煎服。适用于慢性细菌性痢疾及非典型细菌性痢疾。

【按语】

1. 本病中医学称“痢疾”，古时称为“肠澼”“滞下”等。病因病机主要是由于带有秽毒的不洁饮食，内伤脾胃，因而生湿化热，夹积阻于大肠屈曲之间，故腹痛下痢与后重并见。如湿偏盛而邪在气分则下痢多见色白黏冻，如热偏盛而邪在血分则下痢赤色鲜血较多；如感受疫毒严重，正气难以抵御，可以很快内陷厥阴营分而出现突然高热，神昏，惊厥，谓之疫毒痢（中毒性痢疾）；如急性痢疾治疗失当，迁延不愈，脾胃内伤则成久痢（慢性痢疾）。治法初起宜以清热解毒为主，随症配合清热化湿、行气导滞、和血凉血等药，对久痢则参用温脾、固涩等治法。

2. 清热解毒药如铁苋（野麻草）、马鞭草、一见喜、鸡眼草、辣蓼草、苦参、黄柏、葎草、银花、败酱草、茶叶（陈细茶）、大蒜；清热化湿药如凤尾草、水蜈蚣、火炭母、莱菔荚、茵陈、车前草（子）、木槿花、椿根皮；行气消积药如砂仁、枳实、白蔻、莱菔子、陈皮、槟榔、麦芽；和血、凉血药如当归、赤芍、桃仁、槐花、地榆、旱莲草、龙芽草、侧柏叶；温脾固涩药如炮姜、艾叶、白术、补骨脂、诃子、石榴皮、乌梅、罂粟壳，赤石脂等。

3. 常用方剂白头翁汤（清热化湿解毒），葛根芩连汤（清热解毒），芍药汤（清热化湿，调气导滞），香连丸（清热解毒行气），枳实导滞丸（清热化湿导滞），桃花汤（温中涩肠），真人养脏汤（温补下元，收涩固脱）。

4. 中医对疫毒痢（中毒性痢疾）的配合治疗　中毒性痢疾发病急骤，变化迅速，宜中西医结合治疗。中医治疗可用马齿苋 30g，白头翁 30g，秦皮 9g，黄柏 9g，川黄连 6g。神昏惊厥上方加局方至宝丹（去壳另炖化冲服）0.5 ~ 1 粒；神昏、舌绛者用上方加安宫牛黄丸（去壳另炖化冲服）0.5 ~ 1 丸；神昏、痰鸣者加菖蒲、郁金各 5g，另服局方至宝丹（用量服法如上）；热深厥深上方加局方至宝丹（用量服法如上），或用苏合香丸，但剂量宜小，可用 0.25 ~ 0.5 丸；阳气暴虚应改为回阳救逆，采用参附汤或四逆汤。

（十）阿米巴痢疾

【基本方】白头翁 15g，铁苋（野麻草）30g，鸦胆子 1 岁 1 粒，14 岁以上 10 粒，每日 2 次，去壳捣碎装入胶囊。如患儿不能吞服，把本品入药同煎亦可。

【加减】

1. 大便白冻多，加凤尾草 30 ~ 60g。

2. 大便红冻多或下血，加木槿花 6g，生地榆 12g。

3. 日久不愈，反复发作，加乌梅 5g，赤石脂（先煎）30g，石榴皮 9g，可任选一两味。

4. 外治用10%大蒜水保留灌肠，每次30～60ml，保留约1小时，每日1～2次，连用数日。

【按语】

本病属于中医所称的“红白痢”“久痢”“休息痢”范畴。病因病机与细菌性痢疾相类，用药亦可作参考。

（十一）百日咳

【基本方】炙麻黄5g，苦杏仁5g，生石膏15g，生甘草3g，蒸百部9g，桑白皮9g，陈胆星3g。

【加减】

1. 初期偏风热，去桑白皮，加枇杷叶9g，苦桔梗5g。

2. 初期偏风寒，去石膏、桑白皮、百部，加苏子梗（各半）9g，陈皮3g，白前根6g。

3. 中期肺热显著，加鱼腥草15～30g，黄芩6g。适用于症见痉咳、苔黄、脉数者。

4. 中期咳吐黄脓痰，加鲜苇茎30g，川贝母6g。

5. 中期咳引呕吐，加鲜竹茹15g，煮半夏6g。

6. 中期痰多气促，加葶苈子6g，莱菔子9g，苏子6g；或蛇胆川贝散（匀冲）1～2支，或蛇胆陈皮散（匀冲）1～2支。

7. 中期痰中带血、鼻衄，去麻黄、胆星，加侧柏叶15g，仙鹤草15g，白茅根30g。

8. 末期阴虚肺燥，去麻黄、胆星，苦杏仁改用甜杏仁5g，加霜桑叶3g，蜜枇杷叶6g，沙参18g，麦冬9g，川贝母6g。

【单方验方】

1. 黄独余零子（狗嗽子）9～15g，切片，酌加冰糖、开水炖1小时，匀2～3次，饭后服。或黄药子（狗嗽根）15～24g，冰糖15g，开水炖，匀2～3次服。

2. 大蒜2～3瓣，去皮，捣烂，加糖适量，开水冲服，或捣烂加盐、油，当菜吃亦可；或50%大蒜糖浆，5岁以上小儿，每日4次，每次10～20ml。5岁以下减半。

3. 鸡苦胆焙干、研末，加糖冲服；或取汁加糖蒸后调服。1岁内3日服1个，2岁以内2日服1个，3岁以内每日服1个。无鸡胆用猪胆（1个猪胆相当于5～6个鸡胆），或用百日咳片（成药，由鸡、猪苦胆汁制成），每日服3次，每岁每次1片，10岁以上每次服10～15片。

4. 百部15g，川贝9g。水煎服，每日1剂。

5. 蜜款冬花9g，白冰糖6g，蛇胆陈皮散或蛇胆川贝散（匀冲）1～2支。或用二冬汤（经验方）：天冬、麦冬各9g，北沙参18g，川贝母6g，炙紫菀9g，百部9g。

【按语】

1. 本病中医称为“百日咳”，又名“痉咳”“顿咳”，或称“鹭鸶咳”等。病因病机主要为感受时邪疫毒，肺失清肃，痰湿阻滞气道，肺气不能通畅，以致咳嗽频频。初起因外邪犯肺袭表，肺气不宣，而卫气亦阻，故见有类似于感冒的表证，表证又有偏于风热与偏于风寒的区别。如病程稍久，因病邪痰热化火，灼伤肺络，则咳嗽时可伴有瘀血或鼻衄等症。病程到中期则肺热征象较为明显，且肺为娇脏，痉咳日久，肺之气阴不断耗伤，故本病后期常出现阴亏肺燥之证。治法：初期一般治宜宣发肺气，使邪从外达；中期治宜清燥润肺，以减轻病势；末期治宜养阴清肺，以促进恢复。在治疗过程中各期还要适当配合化痰止咳之药，以增强疗效。

2. 宣发肺气药，辛温之品如荆芥、防风、苏叶、桂枝、细辛；辛凉之品如桑叶、菊花、薄荷、连翘。清燥润肺药如知母、芦根、薏苡仁、冬瓜仁。养阴清肺药如玉竹、天花粉、黛蛤散。化痰止咳药如前胡、苦桔梗、马兜铃、陈皮、天竺黄、五味子、炙紫菀、熊胆、鸡胆等。

3. 常用方剂如三拗汤（发表散寒，宣肺止咳），止嗽散（止咳化痰），麻杏石甘汤（宣肺清热，平喘止咳），阿胶散（补肺，止咳，止血），千金苇茎汤（清肺化痰，逐瘀排脓），沙参麦冬汤（养阴生津，润燥止咳），人参五味汤（益气养阴止咳）。

（十二）疟疾

【基本方】柴胡6g，黄芩6g，煮半夏5g，煨草果3g，炒常山9g

【加减】

1. 伴高热，加青蒿6g。

2. 内热盛，加知母 9g。

3. 兼口渴，加天花粉 9g。

4. 兼腹痛，加乌梅 9g。

5. 伴血虚，加何首乌 9g。

6. 兼疟母，加醋鳖甲 18g，丹参 9g。

【单方验方】

1. 马鞭草（干品）30 ~ 60g，水煎服，于发作前与发作后 1 ~ 2 小时服 1 次。幼儿剂量酌减。

2. 一年蓬（新鲜）60g（干品减半），加水浓煎，于发作前 4 小时、2 小时各服一半。

3. 水蜈蚣鲜全草 30g，每日 1 剂，水煎服，在发作前 2 小时和发作后 1 小时各服 1 次。

4. 青蒿 9g，醋鳖甲 18g，威灵仙 6g，水煎服。在发作前 3 ~ 4 小时服，每日 1 剂。适用于疟疾屡发不愈。

【按语】

1. 本病中医称“疟疾”，俗称“打摆子”，系感染疟原虫引起。中医学认为本病病机乃感受疫邪，伏存于半表半里。邪正交争，则寒热发作；邪正相离，邪气伏存，则汗出热退，发作休止。治法初起宜截疟祛邪；日久体虚，耗伤气血，则宜扶正。如发作频繁，邪阻气机，气血运行不畅，瘀血积于左侧胁下，则脾脏肿大且硬，称为“疟母”。

2. 中医有“截疟不宜过早”的说法，如清代名医陈修园对疟疾的治法，他主张在疟疾始发之后用小柴胡汤加常山截疟，效果良好。疟疾发生，体内可以产生抗体，若截疟太速，其抗体不足，可以发生种种不良证候，于病情反而不利，迨其抗体产生后，只用小量截疟剂，即可以截之，复发率又较低，此法实可采用。作者（王著础主任）在临床中治疗本病也常用这个方法，确是屡验不爽，特此提出以供参考。截疟药如马鞭草、水蜈蚣、鸭跖草、鸦胆子、杨桃花、一年蓬都有抑制疟原虫作用。此外，扶正药如党参、黄芪、黄花金蝇、当归、熟地、白术、黄精、红枣；理气散瘀、软坚通络药如青陈皮、厚朴、槟榔、桃仁、红花、穿山甲、牡蛎、三棱、莪术、蛰虫等均可选用。

3. 常用方剂如清脾饮（和解少阳，清热化湿，截疟），达原饮（辟秽化浊，开达湿热，截疟），截疟七宝饮（祛痰化湿，和中截疟），常山饮（调和气血，截疟），鳖甲煎丸（活血通络，治疟母）。

（十三）白喉

【基本方】土牛膝根 15g，银花 15g，连翘 9g，玄参 15g，板蓝根 15g，黄芩 6g。

【加减】

1. 风热型（见有表热证），加薄荷 3g，牛蒡子 9g，蝉蜕 3g，卤地菊 30g。

2. 里热型（火热亢炽），加石膏 36g，黄连 3g，生栀子 9g，黄柏 6g，蒲公英 15g。如大便秘结，可加生大黄（后入）6 ~ 9g。

以上两型均可另加六神丸，1 岁 1 粒，10 ~ 14 岁最多 10 粒，每日服 2 ~ 3 次。

3. 阴虚型（燥象显著），加生地 30g，麦冬 15g，白芍 9g，牡丹皮 6g，川贝母 9g。本方亦可适用于恢复期（阴虚肺燥型）。

4. 痰热型（喘咳音嘶），加蜜麻黄 5g，杏仁 5g，石膏 36g，甘草 3g，瓜蒌实 18g，贝母 9g。痰多或再加土牛黄（另炖化冲服）0.3 ~ 0.6g。如病情发展，痰涎阻塞气道，出现面色苍白，痰鸣唇绀，烦躁不安，三凹征象时，急须结合西医行气管切开术。

5. 并发心肌炎，加丹参 15g，黄连 5g，牛黄清心丸半丸化服，每日 2 次。如情况较重时，应结合西医治疗。

【单方验方】

1. 鲜卤地菊全草 60g，水煎服。也可用鲜卤地菊取汁加相当于药液 1/4 的食醋，外用涂假膜处，每日 2 ~ 3 次。（根据王著础主任临床经验，卤地菊治咽喉疾患要用新鲜的，效果良好，干品则药力较差。）

2. 复方卤地菊煎剂。制法：每剂含鲜卤地菊 60g，甘草 6g，通草 1.5g，加水过药面，用文火煎为 50ml，加冬蜜 60g。用法：每日用 1 ~ 2 剂（按年龄及病情决定），分 3 ~ 4 次温服。

3. 抗白喉合剂。组成：连翘、黄芩各 18g，生地 30g，麦冬 9g，玄参 15g。水煎服至 60g 为一日量，分 4 次服，适用于白喉初起、热毒偏盛者。

4. 万年青醋酸液。制法：用本地生的万年青根、茎和叶若干，洗净捣烂，和以醋冷浸 10 日以上。然后过滤，将滤液加等量冷开水，使每毫升浸出液合万年青生药200mg，即可供口服应用。用法：每4小时给药液1次。剂量：2岁以内每次3～5滴，3～6岁每次8～10滴，7～12岁每次13～15滴，13岁以上每次20～25滴，首次剂量加倍。

【按语】

1. 中医学对本病早有认识，古代文献记载颇多，称为“白缠喉”“白喉”“疫喉”“锁喉风”等。从临床表现看，中医所称之“白喉”多指咽白喉而言，而喉白喉则属于“白缠喉”“锁喉风”之类。本病的发生初起系由感受时令风热或燥热邪毒郁于卫表而出现风热的见证；邪毒由表入里，进入气分，热毒内盛，出现里热的证候；随着病情发展，热毒耗伤肺胃之阴，则出现阴虚燥热的证象。咽白喉向下蔓延扩展到喉部，邪毒痰浊，壅于喉间，升降清肃失司，出现痰浊壅盛，甚或闭塞的证候。若感邪深重，邪毒犯心，则后果更为严重。治法初起以清热解毒、化痰利咽为主，恢复期可用养阴清肺法。

2. 清热解毒药如七叶一枝花、紫花地丁、野菊花、山豆根、僵蚕、金锁匙、卤地菊（鲜卤地菊全草60g，水煎服，也可用鲜卤地菊适量取汁加相当药液1/4的食醋，漱口或外用涂假膜处，每日3～4次）；化痰利咽药如牛蒡子、浙贝母、马勃、苦桔梗、射干、莱菔子、竹沥汁、猴枣散、万年青根；养阴清肺药如沙参、天冬、天花粉、石斛、知母等均可选用。

3. 常用外治方剂，吹喉可用冰硼散（红肿时）、锡类散（溃烂时）。每日3～4次。

4. 常用内服方剂，如除瘟化毒汤（清热解毒利咽），黄连解毒汤（泻火清热解毒），神仙活命汤（清热解毒，化痰利咽），桔梗汤（清热利咽），加味养阴清肺汤（养阴解毒）等。

（十四）脊髓灰质炎

【基本方一】粉葛根6g，黄芩6g，忍冬花/藤各15g，薏苡仁18g，羌活3g，板蓝根9g，适用于前驱期及瘫痪前期。

【加减】

1. 湿偏重（呕吐、脘痞、腹泻），去忍冬花，加藿香5g，厚朴5g，苍术5g。

2. 热偏重（高热，汗多，口渴，苔黄燥），加生石膏18g，知母9g。

3. 肢体酸痛，项强，加防己 9g，蚕沙 9g，海桐皮 9g。

4. 上肢痛，加桑枝 9g。

5. 下肢痛，加川牛膝 6g。

6. 伴神昏、抽搐，加双钩藤 6g，僵蚕 6g，石菖蒲 5g，另安宫牛黄丸 0.5～1 丸去壳研末炖化冲服，或紫雪丹（匀冲）0.9～1.5g。

【基本方二】苍术 6g，黄柏 6g，川牛膝 6g，防己 9g，薏苡仁 18g，蚕沙 9g，萆薢 9g，丝瓜络 15g，适应于瘫痪早期。

【加减】

1. 咳嗽痰多气促，加前胡 5g，杏仁 5g，浙贝母 9g。

2. 兼呕吐便溏，加藿香 6g，厚朴 5g，猪苓 9g，泽泻 9g。

3. 伴不时震颤、惊跳，加双钩藤 9g，地龙干 9g。

4. 兼口眼㖞斜，加白附子 3g，僵蚕 6g。

5. 湿热渐清，津气亏虚，去苍术、黄柏，加生地 18g，石斛 24g，黄芪 6g。

6. 形寒肢冷，阳虚见证，加淫羊藿 9g。有报道本品对脊髓灰质炎病毒有抑制效果，故有初起即应用者。

7. 本病瘫痪期阶段变化较多，除见上述证候外，还可产生多种危重证候，如呼吸急促、语音低微、吞咽不利、呛咳喑哑，以及气脱亡阳、邪陷心包等，临床当随症施治，必要时采用中西医结合治疗、针灸等综合处理。

【基本方三】桑寄生 9g，木瓜 6g，怀牛膝 9g，杜仲 9g，枸杞子 9g，川续断 9g，菟丝子 9g，萆薢 9g，适用于恢复期及后遗症期。

【加减】

1. 气虚，加黄芪 9g，党参 9g。

2. 血虚，加当归 6g，熟地 15g。

3. 痿软无力，加肉苁蓉 9g，锁阳 9g，宜去萆薢。

4. 肢体变形，在服用中药的同时，还可选用其他疗法如针灸、推拿、外治法（包括膏药、药酒等），以促使麻痹的恢复。

【外治法】

1. 膏药。制法：当归、生地各 30g，白芷 15g，乌头 15g，以桐油 500ml，煎至滴水成珠时，去渣，加入铅丹 90g，熬成黑膏状，离火放冷，加鹅不食草干粉 30g，肉桂、血竭各 15g，田三七 9g，摊成膏药，贴于穴位

（上肢贴肩髃、天宗穴；下肢贴环跳穴）。每贴用半个月。

2. 药酒。制法：鹅不食草60g，白酒500ml，密封泡2小时后即可用。每日3～5次，用此酒揉按患肢，每次15～30分钟。

以上二方可同时并用。

【单方验方】

1. 伸筋草、宽筋藤、鬼针草各15g，南五味子藤、大风艾、假烟叶各9g，茜草60g，水煎服，每日1剂，分3次服，5日为1个疗程，每疗程中最好有1次加猪脚同炖。另用潺槁根（樟科潺槁木姜）、荷叶、过塘藕、元宝草各等分研末，每次1.5g，与猪肉（其他肉类也可）50g蒸食，3日1次。同时配合针刺疗法。

2. 千斤拔21g，杜仲藤（夹竹桃科）15g，鸡血藤12g，独行千里（梧桐根刺果藤）6g，女贞子9g，五加皮4.5g，土党参9g，怀牛膝6g，续断6g，甘草3g，水煎服，每日1剂，分3次服。同时配合针刺疗法。

3. 板蓝根15g，忍冬藤30g，海金砂藤15g，地耳草15g，水煎服，适用于发热期。

4. 丁香蓼15g，豨莶草15g，仙茅根鲜全草15g（干品减半），加猪瘦肉60g，水煎服。外洗剂：丁香蓼60g，豨莶草30g，穿根藤30g，枫树叶30g。水煎沸后盛于盆内，先熏蒸，后入浴。适用于瘫痪期。

【按语】

1. 脊髓灰质炎，又名小儿麻痹症。在发病前期具有较强的传染性。其前期证候属于中医学中温热病，后期证候属于“痿证”“软脚瘟”的范畴。本病的病因病机主要是由于温热邪毒从口鼻侵入肺胃二经所致。其特点为：先见发热，然后出现肢体痿软，肌肉弛缓和萎缩，在后期则可见骨骼畸形。治疗方法，前驱期属外邪初袭，肺胃同病，治以疏表清热，清利湿邪；瘫痪前期为湿热邪毒郁蒸，外阻经脉，内遏清阳，治以清热化湿，宣气通络；瘫痪期多属湿热邪毒浸淫过久，气血受阻不能营养筋脉，以致筋脉弛缓，痿而不用，治以清化湿热，疏通经络为主，并可佐以益气养阴之品；恢复期及后遗症多邪去正亏，治当补益气血，滋填肝肾为主，但肝肾亏损，容易引起气滞血瘀，因此还要兼用一些活血祛瘀，搜风活络的药物，以增强疗效。

2. 疏表清热药如荆芥、桑叶、菊花，蝉蜕（用量要大，一次可用9～15g），薄荷、生栀（或用皮）、豆豉；利湿药如滑石、萆薢、茵陈、赤小豆、大豆卷、茯苓、车前草；解毒药如连翘、黄连、大青叶、草河车；疏通经络（疏风通络）药如海风藤、络石藤、地龙干、桂枝、秦艽、独活、桑寄生、木瓜；补益肝肾药如熟地、制首乌、巴戟天、补骨脂、女贞子、乌豆；活血祛瘀药如桃仁、红花、丹参、赤芍、川芎、地鳖虫、田七；搜风活络药如全蝎、蜈蚣、乌梢蛇、白花蛇等均可选用。

3. 常用方剂如加味葛根芩连汤（疏表清热，解毒息风），甘露消毒丹（化浊利湿，清热解毒），独活寄生汤（补气血，益肝肾，祛风湿，通络），补阳还五汤（益气，活血，通络），健步虎潜丸（滋阴清热，补益肝肾），加味活络二妙丸（清热化湿，活血通络），小活络丹（祛风，活络，止痛），加味金刚丸（补益肝肾，强壮筋骨）。

（十五）流行性乙型脑炎

【基本方一】藿香5g，银花9g，连翘9g，鲜竹叶15g，芦根30g，板蓝根30g，鸡苏散30g，适用于轻、中型病在卫分或卫气。

【加减】

1. 偏于湿重，加佩兰叶5g，川厚朴5g。如兼寒湿束表无汗苔白，再加香薷5g，豆豉9g。
2. 偏于热重，加生石膏18g，知母9g。
3. 高热烦扰，加生栀子9g，淡豆豉9g，枯芩6g。
4. 热甚便泄，加粉葛根6g，黄芩6g，黄连5g。
5. 呕吐频繁，加竹茹15g，煮半夏6g。
6. 大便秘结，加生大黄（后下）9g，元明粉（匀冲）6g。
7. 伴有嗜睡，加石菖蒲6g，鲜荷叶9g。
8. 兼有抽筋，加石膏24g，钩藤（后入）9g，僵蚕9g，地龙干4g。
9. 伴有神昏，加牛黄清心丸0.5～1丸，每日2次化服。

【基本方二】大青叶9g，生石膏24g，知母9g，银花9g，连翘9g，大生地18g，川黄连5g，板蓝根30g，菖蒲5g，适用于重型或极重型，病在气营。

【加减】

1. 偏热甚，加枯黄芩6g，生栀子9g，鲜竹叶15g。
2. 夹湿，加生薏苡仁30g，白蔻仁3g。

3. 伴抽筋，加羚羊角 0.9g 磨汁冲服（或羚羊角粉 0.9～1.5g 冲服，或以山羊角 15～30g 煎服），钩藤 9g，地龙干 4g。亦可用紫雪丹 0.9～1.5g 冲服，每日 2 次。

4. 伴神昏，加安宫牛黄丸 0.5～1 粒代服，每日 2 次。或紫雪丹 1.5g～3g，每日 2～3 次冲服。

【单方验方】

1. 控制高热、惊厥、昏迷。①复方板蓝根注射液：由连翘、板蓝根、银花、生地、竹叶、柴胡、大青叶、玄参制成，乙脑患儿均可用。②水牛角煎剂：水牛角切成薄片或锉末，水煎 2 小时，冷藏，凡乙脑患儿均可应用。③安宫注射液：由麝香、冰片、黄连、生栀子、黄芩、郁金等加工制成，适用于昏迷者。④人参注射液：以红人参加工制成，适用于心力衰竭者。⑤地龙注射液：以干地龙加工制成，适用于惊厥者。

2. 乙脑验方。①乙脑一方：银花、连翘、菊花、荷叶各 9g，生石膏 24g，薄荷、淡竹叶各 6g，六一散（包）12g，水煎服。②乙脑二方：银花、连翘、荷叶各 9g，生石膏 24g，淡竹叶 6g，知母、佩兰各 9g，芦根 30g，六一散（包）12g，水煎服。③乙脑三方：银花、连翘、荷叶、知母、佩兰、菖蒲、郁金、山栀子各 9g，生石膏 24g，淡竹叶 6g，茅根、芦根各 30g，益元散（包）12g。还可选加大青叶、板蓝根、钩藤、僵蚕、生地、玄参等，水煎服。④恢复期一方：忍冬藤、扁豆衣、丝瓜络、荷叶各 9g，淡竹叶 6g，西瓜翠衣 30g，水煎服。⑤恢复期二方：乙脑三方加玄参、生地黄各 9g。

以上二方，轻、中型用乙脑一方或乙脑二方，疗程 3～7 日。每日 1 剂，分 4 次服，以后可予恢复期一方。重型用乙脑二方或乙脑三方，疗程为 7～10 日，用量和服法同上。

3. 于 1940 年夏间，吾乡附近乙脑流行，对于较重患儿，率以下方治之，痊愈者达 10 余人，疗效满意。处方：乌犀角 0.6g 磨汁冲服（以厚支磨取），或以犀角粉（布包先煎）0.9～1.5g（犀角已禁用，现多用水牛角代），滁菊 5g，当归 3g，黄连 5g，龙胆草 6g，大生地 18g，牛黄清心丸 0.5～1 丸化服，每日 1 剂。另予天胡荽鲜品 120g 捣汁，鲜竹沥汁 18g，生姜汁 1～2 滴（舌绛干者不用）混合后，再以淡茶叶汤分冲频频灌服代茶，疗程为 5～7 日。

【按语】

1. 本病中医认为属于“暑湿”的范畴。病因系卫气不固，暑湿疫毒之邪乘虚侵袭而发病。起先多见卫气同病，或气营两燔的证候，如逆传心包则很快出现昏迷、惊厥等症。同时暑必夹湿，所以在治法上，以辛凉清透，清热解毒，芳香化湿为先。如热毒内陷，出现昏迷、惊厥则着重清营透热，芳香开窍，平肝息风。且急性热病，易耗津液，故随时应注意养阴存液。

2. 辛凉透邪药如桑叶、菊花、扁豆花、西瓜翠衣；清热解毒药如紫花地丁、草牛黄、蒲公英、草河车、野菊花、伸筋草；清营透热药如水牛角、鲜竹心、连翘心、莲子心、牡丹皮、赤芍；开窍豁痰药如胆星、远志、土牛黄、猴枣散；镇痉息风药如蝉蜕、天麻、白芍、活蚯蚓（取活蚯蚓六七个，刮腹洗净，开水炖服较佳）、全蝎、蜈蚣；养阴增液药如天花粉、北沙参、麦冬、鲜石斛、西瓜汁等均可选用。

3. 常用方剂如加减银翘散（透邪清热解毒），白虎汤（清热生津），清瘟败毒饮（清热解毒，泻火凉血），化斑汤（清热凉血），清营汤（清热解毒，凉营清心），大定风珠汤（育阴潜阳，息风镇痉），钩藤熄风汤（镇痉平肝息风）。

4. 在中西医团结合作下，经过实践证明，对于本病的认识有所提高，因而在治疗方法上，也不断有所改进。中西医结合治疗，对于控制病情，以及减少后遗症的发生，都比单纯一种疗法为优越。经过治疗后，若不能及时恢复，出现肢体瘫痪，则可参照小儿麻痹一节对麻痹期的处理方法处理之。

（十六）流行性脑脊髓膜炎

【基本方】粉葛根 6g，黄芩 6g，银花 9g，连翘 9g，板蓝根 15g，杭菊 5g。

【加减】

1. 初期上呼吸道感染征象，加牛蒡子 6g，薄荷 5g，桑叶 5g。

2. 伴高热烦渴，加鲜竹叶 15g，石膏 24g。

3. 伴呕吐频繁，加新竹茹 15g，黄连 3g，厚朴 5g。

4. 兼大便秘结，加生大黄（后入）6～9g，枳实 5g。

5. 伴头痛剧烈，加龙胆草 5g，钩藤 6g。

6. 伴高热、抽搐，加生石膏 24g，羚羊角骨（先煎）0.9g，僵蚕 6g，地龙干 9g。

7. 皮肤斑疹多，加大青叶 9g，生地黄 15g，紫草根 9g。

8. 昏迷痰多，加菖蒲 5g，郁金 5g，天竺黄 6～9g，局方至宝丹 0.5～1

粒去壳另炖冲服或鼻饲。或用安宫牛黄注射液（醒脑静）每次 2ml 肌内注射，每日 2～3 次。

【按语】

1. 本病属于中医学的“春温”“风温”等温病范畴。病原是一种较为剧烈的疫疠。以发病急骤、传变迅速为其特点，其病理变化往往从卫分迅速蔓延气分，直入营血，内陷厥阴，逆传心包。如正不胜邪可出现内闭外脱的现象，治疗以清热解毒为基本方法，同时根据邪的深浅，适当结合清营、凉血、化痰、宣窍、镇痉、息风等法。

2. 清热解毒药如鲜竹叶、芦根、茅根、生栀、草河车、紫背天葵；清营凉血药如知母、玄参、水牛角、牡丹皮、赤芍；化痰宣窍药如川贝母、胆星、竹沥汁；镇痉息风药如生石决明、生牡蛎、白蒺藜、天麻、山羊角、紫雪丹等均可选用。

3. 常用方药如栀子豉汤（透邪清热除烦），白虎汤（清热泻火，生津除烦），清瘟败毒饮（清热解毒，泻火凉血），清营汤（清热解毒，凉营清心），加味钩藤饮（清热解毒，凉血息风），参附龙牡救逆汤（温阳救脱），加味生脉散（养阴救脱）等。

4. 对于病重和出现昏迷状态者，急需中西医结合及时抢救。

（十七）伤寒

【基本方一】藿香 5g，佩兰 5g，杏仁 5g，蔻仁 3g，生薏苡仁 18g，法半夏 5g，川厚朴 5g，适用于湿遏卫气证。

【加减】

1. 偏于湿重，加苍术 5g，陈皮 3g。

2. 偏于热重，加青蒿 5g，黄芩 6g，淡竹叶 9g。

3. 烦扰不寐，加生栀子 6g，淡豆豉 6g。

4. 高热烦渴，去法半夏、川厚朴，加芦根 24g，竹叶 9g，石膏 24g。

5. 咳嗽痰多（并发气管炎），加前胡 5g，桑白皮 9g，浙贝母 9g。

6. 大便秘结，加瓜蒌仁 18g，冬瓜仁 24g，无效者可加用生大黄（后入）3～9g。

7. 小便短黄，加滑石 18g，通草 3g。

8. 伴嗜睡，加菖蒲 5g，郁金 6g。

【基本方二】大青 9g，银花 9g，连翘 9g，鲜竹芯 6g，玄参 9g，生地 15g，麦冬 9g，适用于热入营血证。

【加减】

1. 高热汗出，大烦大渴，加石膏 24g，天花粉 9g，活芦根 30g。

2. 高热、谵语、神昏，轻者加菖蒲 5g，郁金 6g，鲜荷叶 9g；重者加犀角骨（先煎）0.9 ~ 1.5g（犀角已禁用，现多用水牛角代），紫雪丹 0.9 ~ 1.5g 冲服，每日 2 次。

3. 兼有鼻衄，加茅根 30g，藕节 18g。

4. 大便出血，加槐花 9g，地榆 15g。

5. 大便秘结，加川大黄（后下）6 ~ 9g。

根据临床经验对伤寒病第二周末和第三周以后可以大胆用大黄，有便秘三五日以至十余日者，此时患者高热昏谵、腹满、口渴，用之更佳。第一天用 6 ~ 9g 常不得泻，此或因肠肌麻痹之故，第二天再用之，乃泻二三次或五六次，病势顿觉轻快，热退神情，胃口渐复，病程乃大为缩短。

【单方验方】

各地应用中草药治疗伤寒的单味药或小复方，多具有清热解毒化湿等作用，具有不同程度的抑菌作用。

1. 七寸金（地耳草）30 ~ 60g，水煎服，每日 1 剂，分 3 次服，10 日为 1 个疗程。

2. 鲜白花蛇舌草 60g（干品用 30g），水煎代茶。

3. 鲜崩大碗（积雪草）60g，鲜鸭跖草 30g，水煎服，每日 1 ~ 2 剂。

4. 半枝莲、鸭跖草、地锦草各 15g，银花 9g，板蓝根 15g，一枝黄花 9g，水煎服。

【按语】

1. 本病相当于中医学所称的“湿温”。多因脾胃功能低下，饮食不洁，感受湿热疫气，留滞三焦，使气机不化，以致病情缠绵。由于湿热偏盛，临床可表现为湿重于热或热重于湿或湿热并重的不同证候。如湿热互结，蕴蒸日久，则化燥伤阴，甚至转入营血分，出现昏迷、谵语、惊厥或便血等重症。治法以清热化湿为基本原则。初期邪在卫气，湿邪偏重，蕴而生热，治以清宣化湿为主，以使湿开热退；中期卫分之邪已解，湿热逗留气分，治疗须分清湿热之孰轻孰重，湿重于热以化湿为主，热重于湿以清热为主；后期湿热化燥化火，伤阴耗津，治以清热泻火、养阴生津为基本法则。腑实燥结者治以通腑泄热；如热邪深入营血，灼伤血络而致大便下血者，治宜凉血止血。若下血过多，气随血脱者，则须即予补气固脱之法以救其急；待脱固厥止，再予涩肠止血之法以治下血。至于热闭心包，引动肝风兼证，则治法与一般温病相同。

2. 清热药如鲜竹叶、连翘、知母、寒水石、苦参；化湿药（包括利湿药）如茵陈、赤豆、豆卷、赤苓、猪苓、泽泻、蔻花、朴花、青皮、砂仁；养阴生津药如天冬、沙参、石斛、粳米；益气药如太子参、党参、白术、黄芪、怀山药；凉血息风药如丹参、牡丹皮、马齿苋、黄连、水牛角、神犀丹（犀角已禁用，现多用水牛角代）、安宫牛黄丸。止血药如侧柏叶、紫珠草、阿胶、赤石脂、田七、仙鹤草等均可选用。

3. 常用方剂如甘露消毒丹（清化湿热解毒，宣通气机），三仁汤、藿朴夏苓汤（宣通气机，清化湿热），连朴饮（清热化湿，调理胃肠），苍术白虎汤（清热化湿），竹叶石膏汤（清养气阴），清营汤（清热凉营），犀角地黄汤（凉血止血。犀角已禁用，现多用水牛角代），独参汤（益气固脱），黄土汤（温阳，健脾，止血），槐花散（清大肠湿热，止血）等。

4. 小儿伤寒临床多不典型，症状较轻，热度多突然上升而表现为弛张热，3～4 岁者发热持续约 2 周，5～10 岁者发热约 20 余天，11 岁以上者发热多延长至 4 周，且小儿伤寒以合并支气管炎为多，肠出血极少，但再发率较高。

（十八）肺结核

【基本方】北沙参 8g，麦冬 8g，百合 15g，百部 9g，川贝母 6g，夏枯草 9g，鱼腥草 30g。

【加减】

1. 咳嗽，加蜜紫菀 9g，蜜款冬 9g，白茅根 6g。
2. 咯血，加仙鹤草 9g，藕节 18g，丝瓜络 9g。
3. 潮热，加秦艽 5g，鳖甲 15g，银柴胡 5g，地骨皮 9g。
4. 盗汗，加浮小麦 30g，生牡蛎 30g，生龙骨 18g。
5. 痰黄稠，加鲜苇茎 18g，薏苡仁 18g，冬瓜仁 18g，瓜蒌皮 12g。
6. 胸痛，加黄郁金 6g，或瓜蒌 15g，薤白 6g。

7. 自汗多，加黄芪 6g，白术 5g，五味子 3g。

8. 纳差，加生麦谷芽（各半）12g，鸡内金一具。

9. 潮热烦渴，去夏枯草，鱼腥草，加玄参 9g，生地 12g，知母 9g，桔芩 6g，地骨皮 12g。

10. 食少便溏，去麦冬，鱼腥草，加莲子肉 9g，芡实 15g，生怀山药 15g，茯苓 9g，鸡内金一具。

【单方验方】

1. 抗痨丸。十大功劳叶 15g，铁包金 9g，穿破石 9g，穿心莲 6g，牛大力 6g，水煎服。

2. 百部 18g，黄芩、丹参各 9g，煎服。或经加工制成片剂（0.5g/ 片），名“芩参丹”，每日 2 次，每次 5 片，吞服或研末开水送服。

3. 仙鹤草、鱼腥草、平地木各 30g，十大功劳叶、山海螺各 15g，水煎服。白天及临睡各空腹服 1 次。

4. 鲜草薢、夏枯草各 30g，水煎，每日分 3 次服。

5. 用生牡蛎 30g，浮小麦 30g，穞豆 15g，加水 300ml 煎至 150ml，早、晚分 2 次服，一般服 3 ~ 5 剂盗汗即止，适用于盗汗。

6. 用鲜盆豆升草（八宝杏仁草）30g，以开水适量炖服，对咯血效果良好，一般 3 ~ 5 剂咯血即止。如血量多可加田七末、白及粉各 0.6 ~ 0.9g，药汁送服，每日 2 次。

【按语】

1. 本病中医学称为“肺痨”或“痨瘵”，稍大小儿称“童痨”等。病因为素体虚弱，气血不足，感染“痨虫”所致。病变主要在肺，痨虫蚀肺，再耗阴血，肺阴不足，虚火内蒸，故发咳嗽、咳血、潮热、盗汗、逐渐消瘦等。久之肺病累及脾肾，导致气阴两虚，则见气短、乏力、食少、便溏等证。治法以养阴清肺攻邪（杀痨虫）为主，但在中、后期则应根据具体情况，可以参用健脾益肾等治法。

2. 养阴清肺药如天冬、玉竹、海蛏、龟甲、冬虫夏草、海石、白芍、山海螺、枇杷叶、桑白皮；退热药如鲜草薢、十大功劳叶、白薇、胡连、牡丹皮、石斛；凉血止血药如荷叶、侧柏叶、旱莲叶、田七、白及、茅根、花蕊石、阿胶、桃仁；健脾补虚药如党参、黄精、紫河车、山萸肉、熟地、丹参、银杏等均可选用。

3. 常用方剂如月华丸（滋阴润肺，止咳杀虫），百合固金汤（滋阴清火，润肺化痰），清骨散（养阴清热），秦艽鳖甲汤（滋阴退热），沙参麦冬汤（清养肺胃，生津润燥），清气化痰汤（清热化痰，下气止咳），补肺阿胶汤（养阴补肺，宁肺止咳）。

4. 据报道，抗结核分枝杆菌的中草药有百部、黄连、黄柏、猫爪草、夏枯草、苦参、银花、连翘、紫花地丁、大叶楼、地骨皮、黄精、玉竹、白及、远志、紫菀、款冬、全蝎、蜈蚣、海浮石、公丁香、两面针、地榆、射干、白芷、升麻、枳实、茵陈、冬虫夏草、大枫子、鸭嘴草、铁包金、穿破石、丹参、银杏。

（十九）钩端螺旋体病

【基本方】银花 9g，连翘 9g，黄芩 6g，生栀子 9g，芦根 18g，茅根 30g，藿香 6g，淡竹叶 9g。

【加减】

1. 夹湿，加佩兰叶 6g，川厚朴 5g，绵茵陈 9g。

2. 热重，加大青叶 9g，石膏 30g，淡竹叶改鲜竹沥 15g。

3. 咳嗽，加紫菀 9g，川贝母 9g，瓜蒌皮 12g。

4. 恶心呕吐，加竹茹 15g，姜半夏 5g，盐枳壳 5g。

5. 小腿肌痛甚者，加木瓜 6g，蚕沙 9g。

6. 伴有咯血，去藿香，加藕节 16g，白及 9g，侧柏叶 9g。无效者加田七粉 0.6 ~ 1.2g，冲服，每日 2 次。如大量咯血是病重的表现，应及早采取中西医结合治疗。

7. 淋巴腺肿，加夏枯草 15g，蒲公英 15g。

8. 黄疸明显，去藿香，加茵陈 18g，大黄（后下）6 ~ 9g，赤茯苓 30g。

9. 黄疸尿闭，加鲜车前草 30g（或车前子 18g），崩大碗（积雪草）、鲜白茅根加到 60g，川通叶 5g。

10. 黄疸出血（皮下出血、呕血、尿血、便血等），去藿香、淡竹叶，加犀角屑（先煎）（犀角已禁用，现多用水牛角代）0.9 ~ 1.5g，生地 15g，牡丹皮 6g，赤芍 9g，茵陈 15g，大黄（后下）9g。

11. 伴高热、神昏、抽搐，去藿香，淡竹叶改用鲜竹沥 15g，加犀角骨（布包先煎）（犀角已禁用，现多用水牛角代）0.9 ~ 1.5g，生地 15g，地龙

9g，钩藤 6g，紫雪丹（冲服）0.9～1.5g，每日 2 次，或安宫牛黄丸 0.5～1 丸化服，每日 2 次，鼻饲。或醒脑静注射液每次 2ml（肌内注射），每日 2 次。

【单方验方】

1. 胆木（山熊胆）30g，水煎服，有出血倾向者加紫珠草（干品）30g 合煎 2 次分服。还有将熊胆木制成注射液（每毫升含胆木乙醇提取物 3g）每 8 小时肌内注射 1 次，每次 2～3ml，用于体温下降后 2～3 日，小儿剂量酌减。

2. 土茯苓（仙遗粮）60g，甘草 9g，水煎服，每日 2 次，一般 5～7 日为 1 个疗程。

3. 千里光（黄花草）全草 30～60g，水煎服。

4. 穿心莲片（一见喜）0.4～1.2 片，小儿剂量酌减。

5. 银花藤 15g，黄菊花 15g，大青叶 15g，苏叶 9g，每日 1 剂，煎 2 次分服，适用于本病无感冒型。

6. 大青 30g，板蓝根 30g，石膏 30～60g，薄荷 15g，每日 1 剂，煎 2 次，混合分 3 次服，适用于本病高热兼有脑炎症状者，小儿剂量酌减。

7. 土茯苓 30～60g，车前草 30g，茵陈 30g，每日 1 剂，煎 2 次，混合分 2～3 次服，适用于本病湿热型兼有黄疸者，小儿剂量酌减。

【按语】

1. 本病中医学属于“暑温”“湿温”“黄疸（阳黄）”等范畴。因接触或饮用“疫水”而发病。以发热头痛、小腿肌痛、皮黄、出血等为主症。多发生于 6—11 月的收稻季节，故民间俗称“稻瘟”“打谷黄”“稻热病”“秋收热”。初起因湿遏卫分，邪正交争，湿郁成热，湿热蕴蒸使胆汁外溢而全身发黄；如湿热化燥上灼肺络则剧咳咯血，甚至热邪入营入血，但犯肝心，出现痉厥昏谵等症。治法初起以化湿、清热、解毒为主，并视热与湿之轻重用药，见黄疸可以退黄，出血则加凉血止血药，但不宜用过于滋阴黏腻之剂。至于肝风内动、邪入心包可按温病的治疗法则辨证施治。

2. 化湿祛暑药如香薷、荷叶、扁豆花、滑石、薏苡仁、豆卷、朴花、蔻仁、西瓜翠衣、赤小豆；清热解毒药如青蒿、知母、天花粉、黄连、一枝黄花、野菊花、紫花地丁、甘草；退黄药如黄柏、垂盆草、田基黄（地耳草）、白英、鸡骨草、黄疸草；凉血止血药如水牛角、旱莲叶、茜草根、藕片、鲜藕汁、西瓜汁等均可选用。

3. 常用方如银翘散（辛凉透表，清热解毒），白虎汤（清热生津），甘露消毒丹（利湿化浊，清热解毒），茵陈蒿汤（清化湿热），黄连解毒汤（泻火解毒），犀角地黄汤（解毒凉血止血。犀角已禁用，现多用水牛角代），四生丸（凉血止血），解毒止血散（泻火解毒止血），竹叶石膏汤（清热生津，益气和胃）等。